給食経営管理

第3版

編集 八倉巻和子

執筆 八倉巻和子
相川りゑ子
彦坂令子
和田淑子
鎌田久子
山形純子

Administration

Nutrition

Food **S**ervice

Assessment

Management

医歯薬出版株式会社

●執筆者

八倉巻和子　やぐらまきかずこ　大妻女子大学名誉教授

相川りゑ子　あいかわりゑこ　大妻女子大学短期大学部教授

彦坂令子　ひこさかれいこ　大妻女子大学教授

和田淑子　わだよしこ　関東学院大学名誉教授

鎌田久子　かまたひさこ　大妻女子大学短期大学部准教授

山形純子　やまがたじゅんこ　大妻女子大学専任講師

第3版の序

　現在，超高齢社会において，各種疾患の増加や生活活動レベルの機能低下，フレイル等，健康課題が問題とされている．また，食生活の多様化に伴う栄養素等の摂取不足や摂取過剰など様々な課題があり，こうした社会状況の中，管理栄養士・栄養士に求められる役割は期待され，さらにその質の向上も求められている．社会変化に対応した，管理栄養士・栄養士に必要な知識・能力を習得するため，養成施設の教育内容の充実を図ることは必須である．

　21世紀に活躍する管理栄養士・栄養士の在り方が検討され，2000年の栄養士法改正により，管理栄養士・栄養士の業務が明確化された．

　従来の「給食管理」は，管理栄養士養成においては「給食経営管理論」，栄養士養成においては「給食の運営」とあらためられ，その教育内容が具体的に示された．

　令和元（2019）年，管理栄養士・栄養士養成におけるカリキュラムの編成や評価を行う上で，その参考とする栄養学教育モデル・コア・カリキュラムが改定され，基礎的知識及び技能について，コアカリキュラムの学修目標を包括するとともに，各養成施設において特色ある独自のカリキュラムを構築することが期待されている．栄養士養成においては，食の管理を中心とした栄養・食事管理としての給食業務を行うために必要な食事の計画や調理を含めた給食サービスに関する技術の習得，また管理栄養士養成においては給食の運営や関連の資源を総合的に管理できる能力，給食経営システム，組織管理などのマネジメントの基本的な考え方や方法を習得することが望まれる．

　このような背景を踏まえ，この教科に課せられた履修内容を見直し，給食経営管理論にも応えられるような内容も含めたつもりであるが，諸所不十分な点もあるかと思われる．

　ご専門の方々のご叱責とご指導をいただければ幸いである．

令和元年12月

編著者　八倉巻和子
著者　　彦坂令子

第2版の序

　平成10年から21世紀に活躍する管理栄養士・栄養士のあり方が検討され，引き続いて栄養改善法の一部改正，そして平成12年には管理栄養士・栄養士のカリキュラム改正が提示された．

　とりわけ「給食管理」については，栄養士養成では「給食の運営」と改められ，教育目標も“給食業務を行うために必要な食事の計画や調理を含めた給食サービス提供に関する技術を修得する調理等，給食計画論，給食実務論を含むものとする．また，校外実習1単位以上を含むもの”とされ，校内・校外での実習が課せられることとなった．

　また，管理栄養士養成については，「給食経営管理論」と改められ，“特定多数人に対して継続的に食事を供給する施設における利用者の身体の状況，栄養状態，利用の状況などに応じた特別の配慮を必要とする給食管理及びこれらの施設に対する栄養改善上必要な栄養指導等”を行うため，教育目標は“給食運営や関連の資源（食品の流通・開発，給食組織・経費等）を総合的に判断し，栄養・安全・経済面から総合的に管理できる能力を養う．マーケティングの原理や応用を理解し，組織管理などのマネージメントの基本的な考え方や方法を修得する”ことが示された．

　管理栄養士は，栄養士の免許を取得したうえで国家試験に合格したものであるから，給食の運営について実践の立場から理解し，かつ給食経営の面からも実践的な管理能力を備えなければならない．

　本書はこのような背景を踏まえ，この教科に課せられた履修内容を大幅に見直した．また「給食経営管理論」は国家試験の専門科目でもあり，これにも応えられる内容をも含めるよう努力したつもりであるが，平成14年度からの施行に間に合わせるため，所々に不十分な点もあろうかと思われる．

　ご専門の方々のご叱責とご指導をいただければ幸いである．

令和14年3月

編著者　八倉巻和子

序

　給食管理という教科目は，現在の栄養士・管理栄養士養成においては必須専門科目として位置づけられている．

　昭和22年に栄養士法が制定され，栄養士とは栄養指導を業とするものであることが明記され，また昭和27年には栄養改善法が制定されて集団給食施設における栄養士・管理栄養士の配置について明記された．以来，50年余，それぞれの集団給食施設ごとに給食の実践的成果をあげ，国民の家庭における食生活をも改善しつつ今日に至っている．

　この間，国民の食生活は飽食の時代とよばれるほどに豊かになり，また多様化，個性化してきた．給食についても個人の嗜好性を重視した選択性が求められるようになってきた．しかし，食の自由な選択は，反面，粗食・過食・偏食その他の誤った食生活を招き，肥満・高脂血症・高血圧などの疾患を多発させるに至った．公衆衛生審議会は，これらの予防対策をより具体的に，実践的に行うために，従来の成人病という概念に変えて生活習慣病という概念を導入し，年齢ステージごとに，生涯健康を目標とした食生活教育の必要性を示すとともに，とくに食習慣形成の時期にある子どもたちに適切な食教育を行うことの重要性についても示した．

　時を同じくして，文部省の中央審議会からは，精神的に荒廃した子どもたちの生活のあり方が問われ，家庭におけるインスタント食品の多用，スナック菓子の多食など，健康管理の行き届かない子どもたちの生活指導の中心に食生活指導を位置づけ，栄養士は給食業務のほかに教室において子どもたちに食教育・栄養教育を行うことが求められるようになった．

　今日では，栄養士・管理栄養士とも，複雑な社会が生み出す多様な問題に対して，食の実践的教育を行う専門家としての役割を果たすこと，すなわち，特定多数人に対してばかりでなく，不特定多数の人々の健康の維持・増進，疾病予防，治療，改善など，多様な領域にも対応する役割を果たすことが求められてきている．多様な領域に対応するということは，複雑な要因が複雑に織りなす条件に応ずるということであり，その際の対応は，より高度化，より専門化，より情報化された科学に裏づけされたものでなければならない．

　昭和44年（1969年），恩師・前川當子先生は，本書の前身である「給食管理」の序において「青少年の体位の向上と平均寿命の伸長を押し進めたのは各給食施設における給食の実践と，地域・組織を通じての栄養指導によることが大きい．そしてこれからの日本においては労働年齢の延長と成人病予防，青少年の体力の増強がいっそう要請され，栄養管理を業とするものの仕事はより高度化

が求められている．給食管理の理論と実習をできるだけ有効に使って学生の実力を養成し，実践の場において直ちに役立つよう，あるいは将来の飛躍に備えての基礎学力と人間性の充実，啓発に役立てたい」と記された．

　これは今から 30 年前のものであるが，今日でも先生のお言葉のとおりであり，学生に対しての指導のあり方，また「給食」の将来的なあり方，考え方とも，今日においてもなお変わっていないといってよい．

　楽しく食べられる給食は，栄養がある食事というだけではなく，心温まる食事サービスでなければならず，その豊かな内容と楽しく食べられる場の創造もまた求められている．

　本書が前川先生のご遺志を引き継ぐものであるとともに，給食管理など，栄養業務に携わるであろう学生にとって，もっとも基本となる書になることを願ってやまない．

　なお，本書の執筆に際して，給食業務の現場からご協力いただいた仲山良子，福川裕子，中西靖子，高橋樹世，白田久美子，広瀬祐子，森岡加代の各氏に深甚なる謝意を表します．また，本書の企画から上梓に至るまで一貫して多大なご努力をいただいた医歯薬出版株式会社の方がたに御礼申し上げます．

平成 12 年 3 月

編著者　八倉巻和子

給食経営管理

Administration
Nutrition
Food Service
Assessment
Management

もくじ

第1章 給食管理へのアプローチ

第2章 給食管理の業務と運営

給食経営管理

Administration
Nutrition
Food Service
Assessment
Management

8 事務管理

9 経営管理

10 給食評価

第3章 食教育・栄養教育

1 食教育・栄養教育の意義

2 食教育・栄養教育の進め方

第4章 給食管理の校内実習

1 給食管理の校内実習の目的

2 2単位実習と1単位実習

3 給食管理の校内実習

第5章 各種の給食管理

1 会社・事業所給食

2 学校給食

3 病院給食

給食経営管理

Administration
Nutrition
Food Service
Assessment
Management

6 自衛隊給食

第6章 給食管理などの臨地・校外実習

1 臨地・校外実習の目的と内容

2 臨地・校外実習の心得と反省・評価

3 臨地・校外実習の見直し

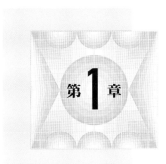

第1章 給食管理へのアプローチ

1 給食の意義

1-食事サービスとしての給食と給食施設

「給食」とは，対象である多数人の条件に応じて食事を提供する「食事サービス food service」を意味している.

従来，給食という言葉には「食事を支給する，与える」というイメージが強く，押しつけられる，強制される，コントロールされているなどと受け止められることが多かった．しかし給食は「人」を対象としているのであるから，一方的に与えるものではなく，食べる側，つくる側，サービスする側の相互の関係を重視したものでなければならない.

給食を food service として考えるとき，物的サービスとともに心的サービス，さらに教育的サービスを含むことになる（**図 1-1**）.

健康増進法施行規則第 5 条では，特定給食施設を「継続的に 1 回 100 食以上又は 1 日 250 食以上の食事を供給する施設」とし，健康増進法第 21 条において，こうした施設の設置者は，給食を受ける人の健康管理をするために栄養士または管理栄養士を置くように努めなければならないことを規定している.

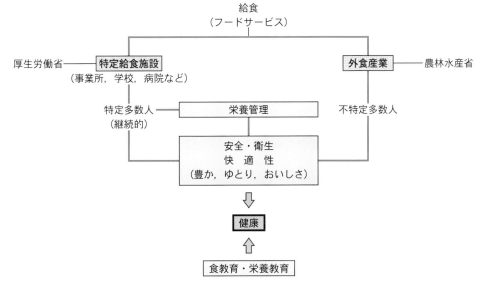

図 1-1　給食の目標

2-食生活環境の変化

　人々が食事をとる場は給食施設ばかりではない．むしろ多くの人々は不特定な場所で外食をしている．また，最近では，家庭の食事さえ市販惣菜や調理済み食品，持ち帰り弁当などをスーパーやコンビニエンスストア，惣菜店などから購入することが多くなってきており，食品の買い物や調理などの食事づくりの頻度が低い現状となっている．

　人々の栄養摂取状態を把握するためには外食を抜きにすることは考えられなくなってきている．給食における食事の提供だけでなく，これら外食を含めた食事のチェックも十分考慮する必要がある．

　平成29年の厚生労働省の国民・栄養調査によると食塩摂取量は，平均9.9 gであり，男性10.8 g，女性9.1 gである．この10年間で，いずれも減少している．成人の野菜摂取量の平均値は288.2 gであり，どの世代でも，目標とする350 gには達していない状況である．このような人々の食生活の現状を常に把握し，健康の保持増進に向けた食生活改善を進め

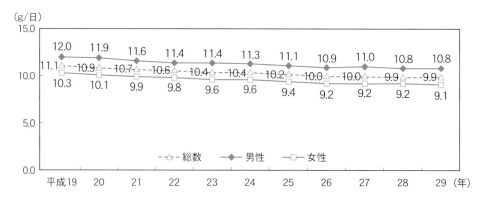

図1-2　食塩摂取量の平均値の年次推移（20歳以上）（平成19～29年）

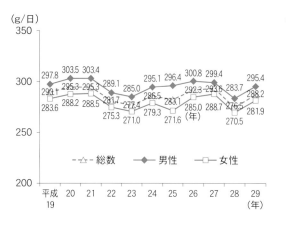

図1-3　野菜摂取量の平均値の年次推移
（20歳以上）（平成19～29年）

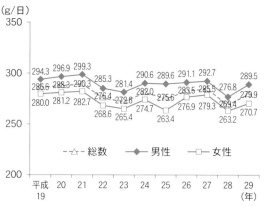

図1-4　年齢調整した，野菜摂取量の平均値の年次推移
（20歳以上）（平成19～29年）

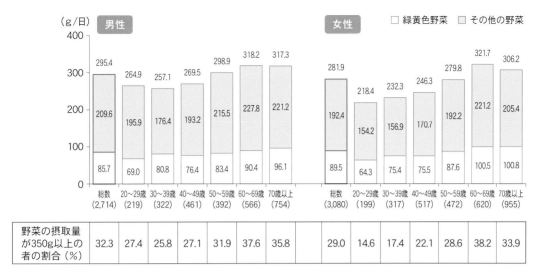

図 1-5　野菜摂取量の平均値（20 歳以上，性・年齢階級別）

ることが重要である（**図 1-2～5**）．

3-食習慣改善の重要性

　　今日，食事をめぐる問題として，食生活の乱れから起こる慢性疾患の発病がある．

　　平成 8 年 12 月，公衆衛生審議会は「生活習慣に着目した疾病対策の基本方針について」のなかで，今までの加齢に伴う疾患という観点からの「成人病」という呼称を「生活習慣病」とし，生活習慣の観点から疾病対策を講じるように提言した．

　　生活習慣病とは「食習慣，運動習慣，休養，喫煙，飲酒などの生活習慣がその発病，進行に関与する疾患である」とされている．

　　これは，著しく物質的に豊かになった食生活が，一方では慢性疾患（生活習慣病）の成因や誘因になっているということであり，人生 80 年時代を迎えた高齢社会のなかでいっそう深刻な社会的問題になっている．このことはまた，医療費の増大，リハビリやケア施設の問題，さらに年少からの生活習慣病の発病などとも関連して，個人の問題として片づけられない状態になっている．

　　しかし，生活習慣は個人の努力によって改善できるものであり，生活習慣病の予防，発病の遅延は可能であることが示されていることから，社会的・環境的に，よりよい生活習慣の形成をサポートする必要がある．

4-給食と食教育・栄養教育

　　厚生省による「21 世紀管理栄養士等あり方検討委員会」は平成 9 年 8 月より「新しい時代が求める栄養士像」について検討を重ね，平成 10 年 6 月報告書を出した．検討されたお

もな内容は，社会的ニーズに応える管理栄養士の質的向上と，臨床や福祉関係における知識，技術の高度化・専門化を求めたものである．

現在，管理栄養士と栄養士の法的な規定は栄養士法にあり，栄養士は「都道府県知事の免許を受けて栄養士の名称を用いて栄養指導を業とする者」，管理栄養士は厚生労働大臣の免許を受けて，管理栄養士の名称を用いて，

① 傷病者に対する療養のため必要な栄養の指導

② 高度の専門的知識及び技術を要する健康の保持増進のための栄養の指導

③ 特定多数人に対して継続的に食事を供給する施設における特別の配慮を必要とする給食管理及びこれらの施設に対する栄養改善上必要な指導

等を行うことを業とする者とされている．そして，栄養士養成の目的としては，従来どおり給食を管理する能力，物を管理できる能力を養うことに主点を置き，管理栄養士養成の目的としては，人の指導ができる人材の育成をめざすとしている．

しかし，給食は人の摂食行動の一部をなすものであり，適切な給食管理のためには総体的に人をとらえることが必要である．

給食を通して正しい食習慣の形成に寄与すること，またその人の食習慣の見直しをはかることは，もっとも具体的・実践的な食教育・栄養教育であり，また生涯に及ぶ基本的な食習慣の形成に効果を上げるものである．とりわけ発育期の子どもに対する給食を通しての食教育，すなわち幼児期，学童期における「学習のなかで位置づけられる食教育」も，家庭での食習慣の形成と同時に，効果的な方法である．

これらの観点から，給食としての食事サービスは，単に物の管理にとどまらず，人を対象とした食教育・栄養教育の実践であるといえる．

5-環境の変化と食事条件

人の食事条件は環境の変化に伴って変わってくる．食料が不足する時代には，食料をどう入手するか，そして得られた食料をいかに無駄なく料理するか，そして残さず大切に食べるかをだれもが考え工夫してきた．

しかし今日のように，食料が豊富になり，だれもが容易に入手できるようになると，しだいに贅沢志向になる一方で，食への欲望を断って無気力な食行動を示す人も出てきている．このように近年，一方では過食，一方では拒食という二極の食行動現象がみられている．また，それらの中間において，欠食，夜食，外食など，問題となる食行動も多くみられている．

そして，一食くらい食べなくても平気であるとか，少し多めに食べても後で減らせば大丈夫であるなどの誤った食生活の積み重ねが，やがてその人の食事の習い性となり，食習慣として定着していく．

現代のあわただしい一日の生活のなかで，食事についてどれほどのゆとり（時間，場所，内容）が確保されているか，一人ひとり改めて考えてみる必要があろう．ときには自身の食事のあり方を見直していかなければならない．しかし，何を見本としてチェックすべきかがわかっていないのが今日の多くの人々である．だからといって，これらの誤った食習慣が直ちに疾病として現れるわけではないために，多くの場合，本人の自覚はきわめて稀薄である．

　このように現代では，自分自身の食生活をみずからコントロールできないままに，摂食については他人任せの受け身である傾向が多く見受けられている．

　それゆえ，給食においては，物質面だけのサービスから，個々人を対象とした物心両面からのサービスをすることが必要となってきている．物心両面からの食事サービスを通して個々人が，自分にとって必要な食品を選択し，自分にとって好ましい食事を用意できる能力，すなわち食管理の能力を育てることができるならば，自立した食生活を営むことができるのである．

　このように，適切に管理された給食は個々人の食生活の物差しとなり，給食を通しての食教育・栄養教育は，こうした人々にもっとも具体的で身近な指導教材を提供することになる．

② 給食の沿革

1-江戸時代以前

　給食を食事サービスとして考えたとき，まずは不特定多数人に対する外食があげられる．日本の食物史のなかで外食が盛んになり，外食の提供を生業（職業）とする人々が多く出てきたのは江戸時代に入ってからである．

　食物史によれば，日本人の食生活，とりわけ庶民のそれは貧しく，近世に至るまでは富める者は食べたいときに食べ，貧しい人々は食物を得たときに食べるという状態が続いた．時代や地域によっては，農民は生産した米をほとんど税として納めたということもあり，自分たちは米を竹筒に入れて，その音を聞きながら死の床に着いたという悲惨な話さえ残っている．

　庶民が自分の食物を外食の形で盛んに選べるようになったのは，江戸時代後半になってからである．とくに江戸時代中期以降は庶民が財力をもち，庶民文化の時代となった．外食の一つの形である屋台での食事も江戸時代から始まり，江戸庶民の生活を楽しませた．落語の「ときそば」はそうした庶民の風情をよく表している．そば屋，すし屋，うなぎ屋，天ぷら屋などには，江戸時代から続いているものもある．

　給食についての流れをみると，わが国における始まりは，飢饉や災害などの非常時に慈善的に行われた「炊き出し」であったと考えられる．古くは，一遍上人の生涯を描いた絵巻のなかに，弘安年間ごろ，多数の人々に飯菜を施した様子がある．ただしこのころは，粥や雑炊など，腹の足しになる程度のものであった．

　江戸時代などにおいては，城や寺院などの建設や河川改修などの大規模工事の際には普請小屋が設けられ，炊き出しや共同炊事が行われた．これらの工事に従事した人夫たちのほとんどは単身者であり，自分で火をおこすところから始める食事づくりは困難をきわめた．そのため，江戸時代には，これらの補食などのために発達したものとしての「煮売り」が存在した．

　また，医療の面に関しては，在宅での治療が中心であったわが国において，享保７年（1722年）江戸幕府により貧困者の治療を目的に小石川養生所が開設され，収容者に対して食事の提供が行われたが，これがわが国における病院給食の始まりであるとされている．

2-明治以後

　明治維新以後，紡績工場などが設立されてから，工具に対する給食が行われるようになった．また，山形県の小学校では貧困児童に対しての昼食給食も実施されている．その後，病院でも給食が始まるが，最大の給食は軍隊の食事であった．そのほか，農繁期における大量炊事も給食と考えることができる．

　大正時代に入ると，文部省は小学校での給食を，単に慈善事業としてではなく，栄養補給の立場から実施するように通知を出し，学童の体位に関心が払われるようになった．

　昭和初期，わが国は経済不況にみまわれ，国として初めて学校給食に対し助成を行う対策がとられた．しかし，太平洋戦争が勃発し，戦況が深刻化すると学校給食は中止の状態となり，一方で，必要に迫られた工場給食が実施された．

3-戦後

　戦後，学校給食は文部・厚生・農林の三省次官通達によって再開されたが，物資は乏しく，連合軍，ララ（Licensed Agency for Relief Asia；アジア救済連盟），ユニセフ（United Nations Children's Fund；国際連合児童基金）などから支援を受けて，大都市では「パン＋ミルク＋おかず」の完全給食が始められた．

　また，新憲法のもと，国民の健康や福祉に対する考え方は戦前とは大きく変わり，栄養士法，食品衛生法，児童福祉法，栄養改善法，学校給食法などが昭和20年代に次々と制定され，給食をとりまく法律的な環境も整備されて，現在の給食の基礎ができあがっていった．その後，昭和30年代の高度経済成長期，昭和48年のオイルショックなどを経て，飽食の時代に至っている．

　移り変わる国の経済水準や食糧政策，それに伴う食生活の変化や疾病の問題などとの関わりのなかで，給食の役割も時代とともに変わり続けてきた．さらに21世紀を迎え，給食についてもまた高齢社会，環境問題，国際化への対応など，多くの問題を見据えたうえで，不特定多数に提供される外食なども巻き込んだfood serviceとしてどのように歩みを進めていくべきかを模索していかなければならない．

　表1-1に明治以後における給食を中心にした歴史を示す．

③ 給食と行政体系

　給食施設に対して直接的に指導を行うのは保健所であるが，その行政管轄は給食施設の種類によって異なる．したがって，給食施設の運営を適切に行うには行政組織との関係を理解することが大切である（図1-6）．

　栄養士・管理栄養士はこのような行政体系のなかで，適切な給食を提供し，喫食者の健康管理や食教育・栄養教育を進めるなど，栄養・給食に関するすべての管理を総合的に行っていかなければならない．

　ここでは，各給食施設における給食の目的，栄養士・管理栄養士の役割などについて概略を述べ，詳細は第5章において記す．

表1-1　明治以後のわが国における給食関連年表

西暦	和暦	給食に関するおもな出来事	おもな栄養行政，時代背景など
1872	明治5	群馬県富岡工場で工員に給食を実施．	
1889	明治22	山形県鶴岡町（現・鶴岡市）の私立忠愛小学校で貧困家庭の児童に無料の給食を実施（学校給食の始まり）．	
1902	明治35	東京築地に聖路加病院が開設され病院給食を開始．	
1907	明治40	広島県および秋田県の一部で貧困家庭の児童に学校給食を開始．	
1911	明治44	岩手県，岡山県，静岡県の一部でも学校給食を実施．	
1914	大正3		佐伯矩，栄養研究所を創設．
1917	大正6	石川島重工業で従業員に給食を開始．	
1919	大正8	東京府で，パンによる学校給食を開始．	
1920	大正9	慶應義塾大学で直営給食を開始（病院給食の基礎形態確立の兆し）．	
1924	大正13	東京市万年小学校ほか7校において貧困栄養不良児に給食を実施．	慶應義塾大学医学部に食養研究所を創設し，治療食の研究に着手．
1925	大正14		佐伯栄養学校の創立．
1926	大正15	千葉医科大学，日本赤十字社病院が栄養士を給食主任として採用．	
1927	昭和2		大阪衛生試験所などに栄養研究部を設置．
1928	昭和3	愛媛県警察部工事課に栄養技手の職を設け工場給食の管理行政を開始．	
1930	昭和5	佐伯矩，毎回完全食単位式献立法を提唱．	
1932	昭和7	学校給食臨時措置令，学校給食臨時施設法（訓令）により，国庫補助による貧困児童救済のための学校給食を実施．	
1934	昭和9	東北地方の冷害の救済事業としての土木事業が行われた折，「共同炊事」を奨励し，栄養士が開設を指導．	
1937	昭和12		保健所法を制定．日本初の保健所（千葉県木更津保健所）に栄養士を配置．
1938	昭和13		厚生省の発足．衛生局指導課に栄養係を設置．公衆衛生院の設立．
1939	昭和14	栄養給食所90カ所，栄養食共同炊事場208カ所，栄養食関係農繁期臨時共同炊事場216カ所を全国に設置．	米穀配給統制法を制定．
1940	昭和15	学校給食奨励規定の通知により，栄養的な学校給食を実施．	戦時体制の強化．米穀供出制度を制定．
1941	昭和16		12月8日，太平洋戦争が勃発．
1944	昭和19	6大都市の小学校児童に米とみその給食を実施．	戦況の悪化により国内における食糧不足が顕著となる．
1945	昭和20		8月14日，ポツダム宣言を受諾．
1946	昭和21	東京，神奈川，千葉の3都県において試験給食を開始．	厚生省に栄養課を新設．食糧不足による主食代替食の配給を実施．
1947	昭和22	戦争で中断された学校給食をララの援助食料によって再開．おかずのみから開始．	保健所法，栄養士法を新制定．児童福祉法，食品衛生法を制定．戦後の第一次ベビーブーム．
1949	昭和24	ユニセフからミルクの寄贈を受け，ユニセフ給食を開始．	結核患者栄養基準を明示．第1回栄養士国家試験の実施．
1950	昭和25	8大都市の児童に対し，アメリカから援助された小麦粉を使用したパンによる完全給食を実施．病院完全給食に対して保険点数加算を実施．	第1回日本食品標準成分表を発表．朝鮮戦争の勃発．文部省に学校給食課を新設．
1951	昭和26	小学校における完全給食を全国の市街地にも拡大．病院給食の完全給食承認基準を明示．	国立病院業務基準が定まり，栄養士主任制度による給食となる．

西暦	和暦	給食に関するおもな出来事	おもな栄養行政，時代背景など
1952	昭和 27		栄養改善法を制定．
1954	昭和 29	学校給食法，同施行令，同施行規則，学校給食実施基準を制定．国立病院における完全給食の基準を制定．	改訂日本食品標準成分表を発表．
1956	昭和 31	中学校，夜間定時制高校において給食を実施．児童福祉施設において給食業務要綱に定められた給食を実施．	
1957	昭和 32	盲学校，ろう学校及び養護学校の幼稚部及び高等部における学校給食に関する法律を制定．	
1958	昭和 33	社会保険における病院の完全給食制度を基準給食制度に改編．	調理師法を制定．
1961	昭和 36	病院給食特別食加算制度を実施．	
1962	昭和 37		栄養士法の一部改正により管理栄養士制度が発足．
1963	昭和 38		老人福祉法を制定． 三訂日本食品標準成分表を発表．
1964	昭和 39	学校給食共同調理場設置，学校栄養職員の配置に国庫補助．	東京オリンピックの開催．
1965	昭和 40		母子保健法を制定．
1968	昭和 43	小学校学習指導要領の改正により学校給食が特別活動のなかの学級指導となる．	
1969	昭和 44	中学校指導要領の改正により学校給食が特別活動のなかの学級指導となる．	日本人の栄養所要量を発表．
1970	昭和 45	学校給食における米飯給食の実験を開始，および給食パンを多様化．	
1971	昭和 46	学校給食実施基準，夜間学校給食実施基準の改正に伴い，学校給食の標準食品構成表を明示．	
1972	昭和 47		日本フランチャイズチェーン協会の設立．
1973	昭和 48	病院給食一般食について栄養基準を答申．	オイルショックによる経済不況．健康増進センターについて厚生省より通達．
1974	昭和 49	学校給食法の一部改正により栄養士を学校栄養職員と明記，県費負担職員となる．	栄養士養成カリキュラムに公衆栄養の科目を導入．日本給食サービス協会の設立．
1975	昭和 50	病院給食一般食についてエネルギー所要量および栄養比率を明示．	改定日本人の栄養所要量を発表．
1976	昭和 51	学校給食法施行規則などの追加改定により学校給食に米飯，米加工品を正式に導入．	学校給食 30 周年記念大会
1978	昭和 53	成人病予防対策費に国庫補助（健康診断，健康相談，食生活改善のための指導など）． 病院の栄養食事指導加算，医療食加算を新設．	
1979	昭和 54		改定日本人の栄養所要量を発表．
1980	昭和 55	病院一般食の給与栄養量を改正．	
1981	昭和 57		四訂日本食品標準成分表を発表． 厚生省栄養課を健康増進・栄養課に改組．
1984	昭和 59		第三次改定日本人の栄養所要量を発表．
1985	昭和 60	栄養改善法の一部改正により集団給食施設への管理栄養士の必置を規定．	栄養士法の一部改正により管理栄養士の国家試験制度を制定． 健康づくりのための食生活指針を策定．
1986	昭和 61	学校給食の食事内容について，および学校栄養職員の業務内容についてを通知．	
1987	昭和 62		管理栄養士国家試験の実施．
1988	昭和 63	余剰教室をランチルームに改修する事業についての補助金を予算化．	アクティブ 80 ヘルスプランを策定．
1989	平成元	学校給食が特別活動のなかの学級活動に位置づけられる．	第四次改定日本人の栄養所要量を発表．
1991	平成 3	埼玉県庄和町の学校給食廃止運動を機に学校給食の是非論が起こる．給食用特殊料理部門審査の新設．	
1993	平成 5		冷夏のために米が大不作．

西暦	和暦	給食に関するおもな出来事	おもな栄養行政，時代背景など
1994	平成6	健康保険法等の一部改正により基準給食制度が入院時食事療法制度に改編され，入院時食事費の一部負担とともに，特別管理加算，選択メニュー加算，食堂加算などを新設．	保健所法を地域保険法に改編．第五次改定日本人の栄養所要量を発表．
1995	平成7	入院時食事療法の一般食の栄養所要量を改定．	阪神・淡路大震災．
1996	平成8	腸管出血性大腸菌O157などの危機管理対策としてHACCP方式の導入，衛生管理マニュアルの作成など，衛生管理の徹底を推進．	腸管出血性大腸菌O157による食中毒が学校給食を中心に多発．成人病に代わる生活習慣病の概念を厚生省が提唱．
1997	平成9		五訂日本食品標準成分表（新規食品編）を発表．
1998	平成10	小中学校の栄養士が授業を担当（特別非常勤講師制度）．	厚生省が環境ホルモンの実態調査を開始．
1999	平成11	学校給食法の改正により経費補助を規定．	第六次改定日本人の栄養所要量を発表．
2000	平成12	栄養士法を一部改正（施行は平成14年）．	「健康日本21」を策定．五訂日本食品標準成分表．
2002	平成14	健康増進法制定（施行は平成15年）．	
2004	平成16	高病原性鶏インフルエンザが発生し，鶏卵価格が高騰．	
2005	平成17	栄養教諭制度スタート	日本人の食事摂取基準（2005年版）を発表．五訂増補日本食品標準成分表．
2006	平成18	介護保険法を一部改正．入院時食事療養の実施上の留意事項について改正．	
2008	平成20		「学校のアレルギー疾患に対する取り組みガイドライン」を提案．
2010	平成22		「医療スタッフの共同・連携によるチーム医療の推進について」通達．
2013	平成25		健康づくりのための身体活動基準2013を策定．日本人の食事摂取基準（2015年版）を発表．「健康日本21（第二次）」告示．
2014	平成26		健康づくりのための睡眠指針2014を策定．「今度の学校給食における食物アレルギー対応について」通知．
2015	平成27		日本食品標準成分表2015年版（七訂）．

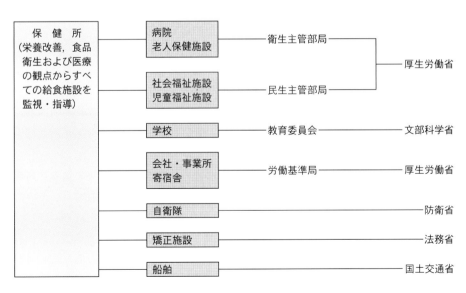

図1-6　特定給食施設と行政指導の組織

1-会社・事業所給食

　　会社・事業所給食とは，会社・事業所や工場，それに付属する寄宿舎などにおいて提供される給食のことである．従業員が健康で，職場において能力を十分に発揮するよう，会社・事業所の生産性の向上を目的としつつ，従業員の福利厚生の一環として行われるものである．

　　会社・事業所給食の対象者の性・年齢はさまざまで，一般には昼１食の給食が多いが，施設によっては朝・夕の２食，寄宿舎では３食の給食も行われている．また，食事内容としては，以前は定食式のものや弁当形式のものがほとんどであったが，近年では複数定食やカフェテリア方式にするなど，選択メニューを取り入れる施設も多い．

　　会社・事業所給食の場合，学校や病院などの給食に比べて喫食が義務づけられていないため，継続性が少ないという特徴がある．これに加えて，不規則な生活，多様化する食事，精神的ストレスなどにより，対象者は必ずしも健康な状態にあるとはいえない．

　　昭和63年5月，労働安全衛生法第69条において「事業者は労働者に対する健康教育及び健康相談その他の労働者の健康の保持増進を図るため必要な措置を継続的かつ計画的に講ずるように努めなければならない」旨が制定された．これを受けて会社・事業所給食では，栄養的配慮はもちろんのこと，集団のなかの個人に対応できる健康管理と栄養教育を行うTHP（total health promotion plan）を展開し，食事の時間が「心の栄養」ともなる魅力的で快適な食環境を提供できるように努めている．

　　現在，会社・事業所給食の多くは直営給食よりも委託給食である場合が多いが，委託給食では利潤追求が重視される結果，食事内容が問題になる場合がある．

　　いずれにしろ，従業員一人ひとりの健康が適切に管理され，はつらつと仕事に励むことが，ひいては生産性の向上，会社・事業所全体の成長につながるのである．

2-学校給食

　　学校給食は，学校給食法に基づいて小・中学校の義務教育，夜間課程を置く高等学校，盲学校，ろう学校，養護学校などにおいて行われる．対象者は成長期にある児童・生徒であり，「心身の健全な発育に資し，かつ，国民の食生活の改善に寄与すること」を目的としている．そして，学校給食を管理する栄養士はその都道府県の教育委員会に所属し，献立作成，食品の購入，調理の指導などを行っている．

　　学校給食の実施方法には，各校で調理を行う各校調理方式と，調理を共同調理場で行い各校に配食する共同調理方式とがあるが，給食管理を十分に遂行するためには１校に１人の栄養士を置く各校調理方式が望ましい．

　　学校給食の対象者である児童・生徒は，心身の発育の著しい時期にあると同時に，食習慣を確立する時期にあることも忘れてはならない．したがって学校給食においては，他の施設での給食と異なり，食事を通しての教育的意義が重視されている．多くの食品による，栄養バランスのとれた豊かな食事内容を体験させることにより，食生活に対する正しい理解を深めるように，またみずから健康について考えられるように教育する必要がある．

　　近年，社会の変化に伴い，心の問題をもつ子どもたちが増え，家庭のあり方が問い直されているが，そのなかで，とくに家族との食事の重要性が見直されている．食事を通して

人との関わりの大切さを学べるよう，学校給食を心の教育につなげていく必要がある．

3-病院給食

　病院給食は，入院している患者を対象者とし，治療の一環として疾病の改善・回復などを目的に行われる．患者の疾病，症状，性，年齢などはさまざまであり，それに見合った食事の提供が必要である．

　病院における給食管理は，栄養士の専門領域として歴史も古く，また治療の一分野を担う業務として重視され，コ・メディカルの一員としての実績も大きい．

　昭和33年に基準給食が承認されて以来，直営方式で行われてきた病院給食も，昭和61年の委託方式の許可によってその質の見直しが行われ始め，さらに平成6年に基準給食制度が入院時食事療養制度に改編され，厳しい食事制限の場合であっても「アメニティーの向上」が強く求められるようになってきている．ただし，あくまでも適切な治療食の提供が基本目標であることに変わりはない．

　これと同時に，患者の疾病に対する不安感を取り除く心のケアに努めること，治療についての患者の理解を促すこと，退院後の栄養・食事管理がきちんとできるよう，患者家族も含めて指導していくことも病院栄養士の重要な業務となっている．

4-老人福祉施設給食

　福祉施設には，成人を対象とし，主として身体的，精神的，家庭的，社会的に恵まれない人々が生活，利用する社会福祉施設（老人福祉施設，身体障害者更生援護施設，知的障害者援護施設など）と，18歳未満の児童を対象とした児童福祉施設がある．

　ここでは，高齢社会を迎えたわが国の現状を踏まえて老人福祉施設の給食について述べる．

　老人福祉施設には，老人デイサービスセンター，老人短期入所施設，養護老人ホーム，特別養護老人ホーム，軽費老人ホームなどがあり，各施設の特性に合った食事の提供を行うことになる．給食を実施している老人福祉施設における対象者は65歳以上の高齢者であるから，一般的な老年期の身体的・精神的特徴を理解したうえで，多様な個人の生活歴，食習慣，身体状況，精神状態などに対応していくことが必要である．

　養護老人ホーム，特別養護老人ホームの場合は，とくに身体的・精神的に問題を抱える高齢者が多いので，栄養面での特別な配慮が必要であり，医師その他のスタッフとの連携を密にしなければならない．

　今後さらに高齢社会が進行するにつれ，老人福祉施設の需要が高まる．そして，ここでの給食を担う栄養士の役割は大きく，活躍が求められている．

5-児童福祉施設給食

　児童福祉施設とは児童福祉法に基づいて設置された福祉施設であり，乳児院，保育所，盲・ろうあ児施設，知的障害児施設などがこれに当たる．それぞれの施設ごとに入所者の条件は異なり，家庭環境に問題のある，あるいは精神的・身体的障害をもつ児童が対象となる．

　これらの施設が入所施設か通所施設かによって提供される食事回数に違いはあるが，基

本的には対象者をよく理解して，その心身の健康な発育と，よりよい食習慣の形成を目指し，適切な栄養を満たした豊かな食事を提供するとともに，給食を通しての食教育・栄養教育を行う．

また，入所者には，家庭に恵まれなかったり，心身の両面で問題を抱えている場合も多いことから，できるだけ家庭的な温かい雰囲気での食生活を体験させ，偏食や拒食を矯正するなど，食事のルールを守らせ，社会への適応性を養わせることも大切である．

6-自衛隊給食

自衛隊給食は「防衛庁職員の給与等に関する法律」に基づき，現物給与の一環として支給されるものである．対象者は健康な青年である．

給食の場は，駐屯地あるいは野外となり，食事の形態はそのときの状況に応じたものとなる．したがって，食堂で喫食する以外は，調理済み食品の携行食品であったり，現地で食材料や食事を調達する場合もある．駐屯地では1日3食の完全給食を実施している．

自衛隊給食では，必要な栄養を補充することにより，隊員の体力を増強して人的戦闘力の発揮に寄与することが目的である．そのためには常に隊員の体力を整える栄養管理が必要であり，また対象者に食生活と健康との関連についての理解を促す指導も必要である．

④ 関連法規

1-給食に関連する基本的な法規

現在，それぞれの給食施設は関連の法規に基づいて運営されている．したがって栄養士・管理栄養士はその法的裏づけをよく理解して施設の運営を円滑に行うとともに，喫食者の健康の維持・増進または改善などに努めなければならない．

基本的な法規としては，栄養士法，健康増進法，調理師法，さらに食品衛生法をあげることができる（重要条文は巻末参照のこと）．

1）栄養士法

栄養士法（昭和22年12月29日法律第245号，）は，栄養士・管理栄養士の身分を規定したものである．第1条に栄養士・管理栄養士の定義を，第2条から第5条には栄養士並びに管理栄養士の免許の登録および免許証の交付や取り消しなど，そして，管理栄養士国家試験に関する事項を規定している．

そのほか，栄養士・管理栄養士の名称の使用制限や罰則などについて規定している．

2）健康増進法

健康増進法（平成14年8月2日法律第103号）は，健康日本21推進のため公布され平成15年度から施行される．第1条において「国民の健康の増進の総合的な推進に関し基本的な事項を定めるとともに，国民の栄養の改善その他の国民の健康の増進を図るための措置を講じ，もって国民保健の向上を図ることを目的とする」（抜粋）と規定している．

また，第2条に「国民の責務」，第3条に「国及び地方公共団体の責務」が示され，国民

自らが健康の増進に努めることと，国および地方公共団体が必要な技術的援助を与えることに努めることが謳われている．第5条には関係者の協力が示され，国，都道府県，市町村，健康増進事業実施者，医療機関等が，国民の健康増進の総合的な推進を図るため，相互に連携を図りながら協力するよう努めなければならないとしている．さらに第10条から第24条には，国民健康・栄養調査等・保健指導等・特定給食施設等について規定し，管理栄養士ならびに栄養士の活動内容を示している．第26条から第33条には特別用途表示および栄養表示基準について規定している．

3）調理師法

給食施設においては，栄養士と調理師は密接不可分な関係にあり，調理師法（昭和33年5月10日法律第147号，最終改正：平成13年6月29日法律第87号）により調理師の身分などについて規定している．

4）食品衛生法

食品衛生法（昭和22年12月24日法律第233号,）は「飲食に起因する衛生上の危害の発生を防止すること」を目的としており，適切な衛生管理を必要とする給食の運営に関して重要な法律である．

食品の取り扱い，施設設備，給水および汚物処理，従業員の衛生に関わる項目などについて規定しており，熟知しておかなければならない．

2-栄養士・管理栄養士の配置に関わる法規

各給食施設における栄養士・管理栄養士の配置については，法令により必置義務が規定されている施設と努力規定にされている施設とに分けられるが，これに関わるおもな法規は以下に示すとおりである（重要条文は巻末参照のこと）．

① 会社・事業所（寄宿舎）……労働安全衛生規則（第632条),事業附属寄宿舎規程（第26条）．

② 学校……学校給食法（5条3）．

③ 会福祉施設

　a．知的障害者援護施設……知的障害者援護施設の設備及び運営に関する基準（第11条）．

　b．養護老人ホーム・特別養護老人ホーム……養護老人ホーム及び特別養護老人ホームの設備及び運営に関する基準．

　c．軽費老人ホーム……軽費老人ホームの施設及び運営について．

④ 児童福祉施設

　a．乳児院……児童福祉施設の設備及び運営に関する基準（第21条）．

　b．児童養護施設……児童福祉施設の設備及び運営に関する基準（第42条）．

　c．福祉型障害型入所施設……児童福祉施設の設備及び運営に関する基準（第49条）．

　d．医療型障害児入所施設……児童福祉施設の設備及び運営に関する基準（第58条）．

　e．福祉型児童発達支援センター……児童福祉施設の設備及び運営に関する基準（第63条）．

　　　ｆ．医療型児童発達支援センター……児童福祉施設の設備及び運営に関する基準（第69条）．

　　　ｇ．情緒障害児短期治療施設……児童福祉施設の設備及び運営に関する基準（第73条）．

　　　ｈ．児童自立支援施設……児童福祉施設の設備及び運営に関する基準（第80条）．

　⑤　病院……医療法施行規則（第19条）．

　⑥　保健所……健康増進法（第19条），地域保健法施行令（第5条）．

　⑦　栄養士養成施設……栄養士養成施設指導要領について（第5条），管理栄養士学校指定規則（第2条）．

　⑧　調理師養成施設……調理師養成施設指導要領．

3-栄養士・管理栄養士の業務要領に関わる法規

　各給食施設における栄養士・管理栄養士の業務内容を規定しているおもな法規を以下に示す．

（1）会社・事業所給食に関する法規

　①　労働安全衛生法（第66条）．

　②　労働基準法（第95条）．

　③　労働安全衛生規則（第47条，第629〜632条）．

　④　事業附属寄宿舎規程（第24〜26条，第31条）．

（2）学校給食に関する法規

　①　学校給食法（第1〜3条）．

　②　学校給食法施行規則（第1条）．

　③　学校給食実施基準（第1〜4条）．

　④　学校給食実施基準の施行について．

　⑤　夜間課程を置く高等学校における学校給食に関する法律．

　⑥　夜間学校給食実施基準．

　⑦　盲学校，ろう学校及び養護学校の幼稚部及び高等部における学校給食に関する法律（第1〜2条）．

（3）病院給食に関する法規

　①　医療法（第21条）．

　②　医療法施行規則（第19〜20条）．

　③　健康保険法の規定による療養に関する費用の額の算定方法．

　④　診療報酬の算定方法の制定等に伴う実施上の留意事項について．

　⑤　入院時食事療養費及び入院時生活療養費に係る生活療養費の実施上の留意事項について．

　⑥　病院，診療所等の業務委託について．

（4）社会福祉施設給食に関する法規

　①　老人福祉法（第5条3，第8条，第20条2〜7）．

　②　精神薄弱者援護施設の設備及び運営に関する基準（第11条，第16条，第18条，第21条）．

③ 養護老人ホーム及び特別養護老人ホームの設備及び運営に関する基準(第2条, 第12条, 第14〜16条, 第19条).

④ 軽費老人ホームの施設及び運営について.

⑤ 身体障害者更生施設等の設備及び運営について.

⑥ 救護施設, 更生施設, 授産施設及び宿所提供施設の設備及び運営に関する最低基準(第11条, 第13〜15条, 第19条).

(5) 児童福祉施設給食に関する法規

① 児童福祉法(第4条, 第7条, 第18条3, 第36〜44条).

② 児童福祉施設の設備及び運営に関する基準(第10〜12条, 第21条, 第42条, 第61条, 第65条, 第69条, 第75条, 第80条).

③ 児童福祉施設における給食業務の指導について.

(6) 自衛隊給食に関する法規

① 防衛庁職員の給与等に関する法律(第20条).

② 防衛庁職員の健康管理に関する訓令(第1条, 第22条).

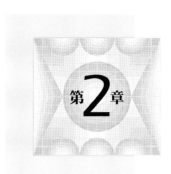

第2章 給食管理の業務と運営

1 給食の目的

1-給食の目的

　　給食の目的は，栄養的に満たされた食事を供給することにより，各給食施設の喫食者の健康の維持・増進，健全な発育，疾病の予防，治療・治癒，生活の質（QOL）の向上などに寄与することである.

　　この給食の目的を確実に達成するためには，給食管理の業務に必要な「人・物・金」を有効に活用しなければならない. 栄養士には，人材（調理従業員など）物（調理施設・設備，調理器具，食材料など）費用（食材料費，施設費，人件費など）を有効に活用して，最大の給食効果を上げる責務がある.

2-マネジメントサイクル

　　給食管理の業務を目的に沿って効率よく運営していくためには，まず給食についての「計画」を立て，その計画に基づいて給食を「実施」し，最後に実施結果の良否について「評価」し，次の計画に生かすという一連のプロセスにしたがって進めることが必要である. すなわち「計画 plan →実施 do →評価 check →活動・処置 act」という繰り返しによって業務の調整が進められ，この循環のプロセスを一般にマネジメントサイクル（management cycle）という（図2-1）.

　　この4つのプロセスを給食管理業務に具体的に当てはめると以下のようになる.

　　① 計画（plan）：各給食施設での給食の目標，方針，計画を立てる. 給食の目標設定，栄養計画，献立計画，食材料購入計画，調理作業計画，施設・設備計画などがあげら

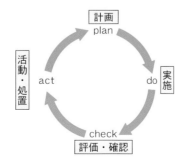

図2-1　マネジメントサイクル

れる.

② 実施（do）：計画に基づいて給食を実施する. 食材料の発注, 調理, 盛りつけ, 配食,
洗浄・後片づけ, 施設・設備の整備・点検などがあげられる.

③ 評価（check）：給食の実施結果を評価・反省する. 喫食状況, 残食状況, 嗜好などの
調査, 諸経費の算定および予算の関係とのチェック, 調理作業の分析, 衛生状況のチ
ェックなどがあげられる.

④ 活動（act）：評価し, 検討した結果を修正し改善に向けて活動することで, 次の計画
につなげる必要がある.

これら給食管理の業務を運営していくうえで中心的役割を果たすのが栄養士である. そ
のため, 栄養士は栄養学的専門分野の知識と経験をもつことはもちろん, 幅広い視野と寛
容な心をもってスタッフを指揮・監督し, 統制できる能力を身につける必要がある.

② 栄養管理

1-栄養管理とは

栄養管理とは, 各給食施設の目的にしたがって, 喫食者の栄養特性に適した給与栄養目
標量を設定し, 摂取させる栄養素をバランスよく組み合わせた食品構成を作成し, それを
もとに献立を立案・作成し, 調理および供食を実施し, その効果の評価・判定を行い, 食
教育・栄養教育を実施するという一連の管理業務をいう.

各給食施設によって栄養管理の目的や方法が異なるので, 喫食者の栄養特性などを十分
に把握することが必要である.

2-日本人の食事摂取基準

食事摂取基準は, 国の健康増進や栄養改善施策等の基本となり, 国民に対する食生活指
導や特定給食施設の栄養・食事計画, 学校教育における食育など各方面に利用される.

1）日本人の食事摂取基準

「日本人の食事摂取基準」は, 健康な個人または集団を対象として, 国民の健康の維持・
増進, エネルギー・栄養素欠乏症の予防, 生活習慣病の予防, 過剰摂取による健康障害の
予防を目的とし, 1日当たりのエネルギーおよび各栄養素摂取量の基準を示したものであ
る. 2020年版は, 2020年4月から2025年3月の5年間使用される.

エネルギーについては1種類, 各栄養素については5種類の指標となる数値がそれぞれ
設定されている（**図2-2**）. 数値の意味を十分に理解したうえで運用することが大切である.

〔エネルギー〕

推定エネルギー必要量（EER）：エネルギーの不足のリスクおよび過剰のリスクの両者
が最小となるエネルギー摂取量である.

〔栄養素〕

推定平均必要量（EAR）：健康の維持・増進と欠乏症予防の観点から特定の集団を対象と
して測定された必要量から, 性・年齢階級別に日本人の必要量の平均値を推定したもので

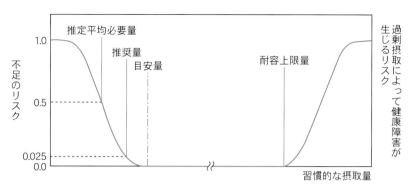

図2-2　食事摂取基準の各指標(推定平均必要量,推奨量,目安量,耐容上限量)を理解するための概念図

ある.その集団に属する人の50％が必要量を満たすと推定される1日の摂取量である.

　推奨量(RDA):ある性・年齢階級に属する人々の97〜98％が1日の必要量を満たすと推定される1日の摂取量である.原則として「推定平均必要量＋標準偏差の2倍(2SD)」である.

　目安量(AI):推定平均必要量・推奨量を算定するのに十分な科学的根拠が得られない場合,ある性・年齢階級に属する人々が良好な栄養状態を維持するのに十分な量である.

　耐容上限量(UL):ある性・年齢階級に属するほとんどすべての人々が過剰摂取による健康障害を起こすことのない栄養素摂取量の最大限の量である.

　目標量(DG):生活習慣病の一次予防のために,現在の日本人が当面の目標とすべき摂取量(またはその範囲)である.

　集団を対象として食事計画を立案する場合,集団を多数の特性の異なる「個人」が集まったものとしてとらえ,実態を十分把握した上でアセスメントを行うことが重要である.

2）栄養・食事計画

　給食施設においては,対象者の特性に応じた給与栄養目標量を設定する必要があり,日本人の食事摂取基準を活用した栄養・食事計画が必要である.

　特定給食施設等における栄養・食事計画の手順を示すと次のようである.

(1) エネルギーの給与栄養目標量を設定する.

　① 対象者の性・年齢・身体活動レベル・身体状況等を把握する(**図2-3**).

　② エネルギー量を決定する.

　　対象者の構成範囲が大きい場合,推定エネルギー必要量は1点の値でなければならないことから,施設の状況に応じて複数の食事の種類(エネルギーベース)を設定することが必要である.概ね±200 kcal〜最大限300 kcal程度が給与エネルギー量の許容される範囲と捉え,弾力的に運用することが大切である.

(2) 食事の種類ごとにたんぱく質,脂質,炭水化物の目標量を設定する.

(3) ビタミン・ミネラル等の設定

　① 各食事の種類(エネルギーベース)ごとで対象者における,各ビタミン・ミネラルの食事摂取基準値を確認し,栄養素ごとでの幅を設定する.

人員構成表

年度

年齢(歳)	性別	身体活動レベル 低い(Ⅰ)	ふつう(Ⅱ)	高い(Ⅲ)	総人員数(人)
18～29	男				
	女				
30～49	男				
	女				
50～64	男				
	女				

作成年月日：　　年　　月　　日　(作成者：　　　　　)

図 2-3　年齢・性別・身体活動レベル別人員構成表フォーマットの一例

② 少なくとも基準値の最も高い対象者が推定平均必要量を下回らないように留意する.

1日3食給食の施設では，朝・昼・夕食の配分比率に従って配分する．一般的には朝食20～35%，昼食･夕食は35～40%（2：3：3）が用いられるが，対象者の身体状況等により，適切な配分を検討する必要がある．昼食1食の場合，給食における給与栄養目標量は，各施設の対象特性に応じて栄養素の幅の設定を決定する必要がある.

給与栄養目標量は，食事を提供するための目安として算出された栄養量であり，給食利用者の身体状況等により現状の評価を行い，評価の結果から修正・変更を行い適切な栄養量の調整を行うことも必要となる.

3-食品群の分類

食品に含まれているおもな栄養素が類似している食品をグループ分けしたものを食品群といい，それぞれの食品群から適量を摂取すれば栄養バランスがとれるように考えられている.

3群，4群，6群，18群などいろいろな食品群があるが，栄養・食事計画や栄養指導・教育など考え方や使用目的により選択する必要がある.

4-食品成分表

食品成分表とは，各食品100g当たりに含まれるエネルギーおよび各栄養素量を示したものである．国民健康・栄養調査の実施，食料需給計画の策定など栄養行政に活用されるほか，個人や給食施設の献立作成や栄養管理に幅広く利用されている.

近年，食生活の多様化と食品の生産・流通の変化に伴う栄養成分値の変化がみられたため，収載食品や収載成分項目，栄養成分値の大幅な見直しを行い，平成12年に「五訂日本食品標準成分表」が公表された.

さらに，文部科学省科学技術・学術政策局政策課資源室は，平成27年12月に「日本食品標準成分表2015年版（七訂）」をまとめた．主な変更点として，収載食品の一部見直しにより，食品数が，2191食品（313食品増）となった.

また，収載成分の充実のため，炭水化物成分表を新たに作成(854食品)，既存のアミノ酸成分表および脂肪酸成分表についても収載食品数を大幅に増加している．さらに，社会

のニーズに対応するため「そう菜」について成分値の計算方法を分かりやすく提示している.

5-食品構成

　　給与栄養目標量が設定されたならば,それを満たすためにはどの食品をどのくらいの量,摂取すればよいか,食品群別に示したものが食品構成である.

　　食品構成の作成に当たっては,栄養量,嗜好,給食費の予算などを考慮する.そのため,各施設ごとに独自の食品構成を作成することが望ましいが,既製のものを使用することもある.

1) 食品群別荷重平均食品成分表

　　食品構成の作成に当たっては,個々の食品の栄養価を計算するのでは煩雑になるので,食品群別に荷重平均の栄養成分値を示した荷重平均食品成分表を作成する.

　　食品群別荷重平均食品成分表は,食品群別に一定期間(年間のことが多い)内の各食品の純使用量を合計して,食品群別の合計量に対する各食品の使用比率(%)を求め,その比率を使用重量と考え,日本食品標準成分表2015年版(七訂)を用いて各栄養素量を算出し,合計したものである.

　　基本的には各給食施設ごとに作成することが望ましい.

2) 食品構成の作成手順

(1) 栄養比率の決定

　　各給食施設の給与栄養目標量を満たすために,下記の「栄養比率の目安」をもとにして,おおよその栄養比率を決める.この際,喫食者の栄養素の摂取バランスなどを考慮し,各施設の実情に即した栄養比率を検討する.

　　各ライフステージにおける栄養比率の目安を**表2-1**に示した.

(2) 食品群別の使用量の決定

　　これまでの食品使用量の平均値などを参考に,改良すべき点も含めて,食品群別の望ましい使用量を決定する.以下にその手順例を示す.

❶ 手順1

　　穀類エネルギー比をもとに,穀類から摂取するエネルギー量に相当する穀類の量を求める.穀類は主食の食品が中心になるので,喫食者の食習慣などを考慮して,米,パン,めん類の割合を決めてエネルギー量を算出する.このとき,穀類からのたんぱく質,脂質の摂取量も算出しておく.

表2-1　食事摂取基準（%エネルギー）

	幼児期		成長期	成人期			高齢期	
	1～2歳	3～5歳	6～17歳	18～29歳	30～49歳	50～64歳	65～74歳	75歳以上
たんぱく質エネルギー比率	13～20					14～20	15～20	
脂質エネルギー比率	20～30							
炭水化物エネルギー比率	50～65							

参考　日本人の食事摂取基準2020年版

表 2-2　食品構成表の作成手順例　　　　　　　　　　　　　（エネルギー 700 kcal, たんぱく質 26 g）

分類		算出例		食品群例	使用量 (g)	エネルギー (kcal)	たんぱく質 (g)	脂質 (g)
糖質源食品	60%	・穀類エネルギー比 ……50%とする	・総エネルギー比 50%のエネルギー量 $700\,\mathrm{kcal}\times\dfrac{50}{100}=350\,\mathrm{kcal}$ ①	精白米 パン めん類 その他				
				小　計		①	④	⑦
				じゃがいも 砂糖 緑黄色野菜 その他の野菜 果実類				
				小　計			⑤	⑧
たんぱく質源食品	15%	・動物性たんぱく質比 ……40%とする	・動物性たんぱく質比 40%のたんぱく質量 $26\,\mathrm{g}\times\dfrac{40}{100}=10.4\,\mathrm{g}$ ② *主菜になるたんぱく質食品の使用量は，これらの合計量の範囲内で決める	魚介類｛なま物 塩蔵・缶詰 水産練り製品　肉類｛なま物 その他の加工品　卵類 その他の乳類				
				小　計			②	
		$26-(②+④+⑤)=⑥$		豆・大豆製品 みそ				
				小　計			⑥	⑨
				計				
脂質	25%	・脂肪エネルギー比	・脂肪エネルギー比 25%の脂質重量 $700\,\mathrm{kcal}\times\dfrac{25}{100}\div9\,\mathrm{kcal}=19.4\,\mathrm{g}$ ③	植物油				⑩
			$③-(⑦+⑧+⑨)=⑩$					
・穀類エネルギー比　% ・たんぱく質エネルギー比　%		・脂肪エネルギー比　% ・動物性たんぱく質比　%		合　　計	700±10%	25±10%	③	

❷ 手順2

　はじめに動物性たんぱく質比から動物性たんぱく質の摂取量を求める．動物性たんぱく質は獣鳥肉類，魚介類，卵類，乳類の各動物性食品群から使用量を求める．動物性食品は主として主菜（おかず）の材料となる食品であるので，献立に変化をつけるためにも，偏らないように使用する．

　残りのたんぱく質の摂取量は植物性食品から求める．この際，穀類から摂取されるたんぱく質量を差し引き，残りの摂取量を豆類，いも類，野菜類，果実類，海藻類から求める．これらは主として副菜や主菜の付け合わせ，また汁物の材料になる食品である．なお，豆類についてはみそ使用量も考慮する（みそ汁1杯につき，みそ12 gが目安となる）．

　その他の植物性食品はビタミン，ミネラルの供給源でもあるので，ビタミン，ミネラルの摂取不足にならないよう，一般に奨励されている量や，1日に摂取可能な量などを参考にして使用量を決める（たとえば，野菜類については1日350 gを［緑黄色野菜120 g，その他の野菜230 g］，果実類は150 g〜250 gを目安にするなど）．

❸ 手順3

　脂肪エネルギー比から脂質の摂取エネルギー量を求める．この際，穀類，たんぱく質性食品などの脂質から摂取されるエネルギー量を差し引いて，残りを油脂類から求めるように

する．現代では脂質の過剰摂取が問題になっているので，油脂類の使いすぎには注意する．

　最後に，以上のエネルギー量を合計し，残りのエネルギー量を砂糖類から求める．

⑶ 食品構成表へのまとめ

　以上の⑴⑵の内容を食品構成表にまとめて栄養量を計算し，給食栄養量と比較して過不足が大きい場合（±10％以上）は調整する．なお，ビタミンについては，調理による損失を考慮する．

　表 2-2 に食品構成表の作成手順例を示す．

⑷ 食材料費の検討

　食品群別荷重平均単価表をもとにして食材料費を算出し，給食費の予算の枠内にあるかどうかを確かめる．この際，廃棄率のある食品群は総使用量に対する価格とする．

6-献立計画

　献立計画とは，それぞれの給食施設の栄養管理計画や食事内容の方針にしたがって作成された食品構成や献立作成基準に基づき，具体的な献立を計画することである．

　その献立を具体的に表したものが献立表である．献立表にはメニュー・献立（menu）とレシピ・作業指示書（recipe）がある．メニューは料理名のみを記載したもので，レシピは料理名，使用食品と使用量，栄養量，調理の指示事項（調味料の量や使い方，調理手順，その他）などを細かく記載したものである．

　献立作成基準は，施設の諸条件（給食システム・提供食数，価格等）を考慮して作成するもので，具体的な献立作成を行うために必要なものである．内容は，提供する料理区分（主食・主菜・副菜等）ごとの種類数とそれに対応したエネルギーや栄養素の範囲を示しておくことが望まれる．

1）献立の意義

　献立とは1食や1日，1週などにおける料理の組み合わせをいい，食材料を各料理の形に組み替えたものであるが，給食では，給与栄養目標量を充足するように作成した食品構成を基礎にして，喫食者の嗜好，経済性，施設・設備や調理作業者の能力などの諸条件を考慮して作成する．

　作成された献立にしたがって，食品購入から調理，供食などの計画が立てられ，調理が実施されることになる．

　この献立作成は給食施設で働く栄養士の中心的な業務であり，より適正な献立を作成できるかどうかにより栄養士の能力が評価される．

2）献立の種類

　献立を供食形式別に分類すると，定食方式献立，カフェテリア方式献立に分けられる．

⑴ 定食方式献立

　給与栄養目標量をもとに給食提供者側が「主食・汁物・主菜・副菜など」をそろえる献立で，単一献立と複数献立がある．この献立で必要な栄養量は確保できるが，単一献立の場合は喫食者の年齢，性別を考慮して，使用食品や料理の種類，調理方法などに変化をもたせることが大切である．

(2) カフェテリア方式献立

主食，主菜，副菜ごとに多数の単品料理を提供し，喫食者はそのなかから好きな料理を自由に選択できるようにした献立である．定食方式献立に比べ，料理ごとの喫食者数の予測がむずかしいという問題がある．

また，喫食者が選んだ料理の組み合わせが栄養的にもバランスのとれたものになるように，使用食品の種類や量，調理方法などを検討するとともに，喫食者に対し，献立（料理の組み合わせ）の指導を行うことが必要である．

3）献立作成の方法

(1) 献立作成上の留意点

献立作成においては以下の点などに留意する．

① 給与栄養目標量を満たし，さらに3食の栄養配分が適正であること．
② 喫食者の嗜好を考慮し，質・量ともに満足が得られること（そのためには嗜好調査，残菜・残食調査を定期的に実施すること）．
③ 食材料費，人件費，光熱・給水費などを含めて給食の予算内に納まること．
④ 給食施設・設備の状況および調理員の人数や調理技術に適していて，決められた時間内にできあがること．
⑤ 衛生的で，安全な作業ができること．
⑥ 喫食者が継続的であるので，季節感のある料理を取り入れたり，行事食にするなど，変化に富んだ食事内容にすること．

(2) 献立計画の立案

1日または1食の献立を作成するに当たり，食品購入や調理作業を計画的に進めて経費を合理的に運用し，また献立が単調にならないようにするためには，はじめに年間または月間，週間ごとの大まかな献立計画を立てると便利である．

年間計画では，過去1年間に実施された献立内容，喫食者の嗜好，食品の価格変動などを参考に，各施設ごとの年中行事による特別食（行事食）などを検討しておく．月間計画，週間計画では，同一の献立が重複しないように主食，主菜の使用食品の種類，料理様式（和・洋・中），調理方法（煮る，揚げる，焼くなど）の組み合わせを検討する．

(3) 予定献立表（レシピ）の作成

上記の献立計画をもとに，食品構成に見合う1食または1日の予定献立を作成する．予定献立表の形式には特定のものはないので，各施設ごとに使いやすいように必要な項目を設定する．一般には，a．実施年月日，b．献立作成者，c．食事の種類，d．食数（予定・実施），e．3食の区分，f．料理名，g．食品名，h．1人当たりの純使用量（または可食量，正味量）および使用量，i．総使用量（食品購入量），j．廃棄率（廃棄量），k．摂取栄養量，l．食品価格，などの項目が記載されている．

また，この記載に当たっては以下の点に留意する．

① 料理名は，主食，汁物，主菜，副菜の順に記載する．
② 食品名は，各料理ごと，調理手順にしたがって記載する．この場合，できるだけ食品成分表にある食品名を用いる．
③ 純使用量とは実際に喫食する量を示し，摂取栄養量の対象になる量である．

④ 廃棄率とは素材量に対する廃棄量の割合であるが,「日本食品標準成分表」にある廃棄率を基本にしてもよい.

⑤ 使用量とは純使用量に廃棄量を加えた量である.

⑥ 摂取栄養量とは,純使用量の各栄養量を「五訂増補日本食品標準成分表」をもとに算出したものである(だし汁やスープストックに使用する食品は栄養量計算には含めない).

⑦ 備考欄には調理作業上の注意点や盛りつけ方法などを箇条書きする.

⑧ 価格については,市場調査や食品購入業者に支払われた食材料単価の記録から正確に記入する.

(4) 実施献立表

予定献立表に基づいて調理を実施した際,変更(食品の種類や使用量の変更,調味料の増減,調理方法の変更など)が生じることがある.この変更に応じて訂正したものが実施献立表である.これが給食の記録となり,栄養出納表や栄養管理報告書の資料となる.

(5) サイクルメニュー方式の導入

最近では,献立作成を合理的に進めるために,一定期間(1サイクル)ごとの献立を作成し,これを繰り返し使用するサイクルメニュー方式が行われている.1サイクルの長さは旬間,1カ月など各施設の給食条件により異なるが,1サイクルの長いもののほうが喫食者を飽きさせない.

7-コンピュータ計画

各給食施設における栄養業務のうち,事務作業は量も多く,幅も広い.その作業を正確かつ迅速に処理するためにはコンピュータを積極的に利用する.栄養士にとって,コンピュータを有効利用し,事務作業を合理化することも必要かつ重要な能力である.

1) コンピュータの構成

多種多様なコンピュータが開発されているが,いずれもハード(ウェア)とソフト(ウェア)から構成される.

ハードとは,コンピュータを稼動させるシステムであり,図2-4 に示すように,おもに5つの部門から成っている.すなわち入力装置によりプログラムやデータを読み込み,制御装置のコントロールによって読み込んだデータを記憶装置に記憶し,プログラムにしたがって演算装置で計算し,その結果を出力装置(ディスプレイやプリンター)によって出力する.

ソフトとは,ハードを利用してデータ処理するときの手順を示すプログラムのことで,給食施設においてコンピュータを利用する場合,その施設の業務に応じた独自のソフトを作成することが望ましいが,最近では給食管理業務専用の市販ソフトも多く開発され,その内容も充実しているので,各施設での利用度が高い.

2) コンピュータと給食管理業務

コンピュータを利用して行っている給食管理業務の内容は各施設により異なるが,おもなものを以下に示す.

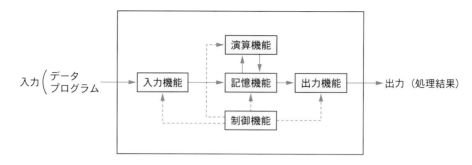

図2-4　コンピュータ（ハードウェア）の基本機能

① 栄養管理：人員構成表・給与栄養目標量算定表・食品構成表の作成,献立表（レシピ）の作成や変更,予定献立の栄養価計算,栄養出納表・栄養管理報告書の作成など.

② 食数・食品管理：食品の予定および食数表の作成,食数に伴う食材料購入計画および原価計算,発注伝票の作成,在庫管理（購入・在庫台帳の作成,出庫伝票の作成,その他）など.

③ 労務管理：勤務計画表・出勤状況表の作成,人件費計算など.

④ 経営管理：食材料費の算定,給食売上げの把握,期間（月間・年間）収支の把握および報告書の作成など.

⑤ 評価分析：喫食状況の把握,嗜好・残食調査など各種調査の集計・分析など.

⑥ 栄養教育：コンピュータ画像による指導,栄養教育媒体の作成など.

3）コンピュータと献立計画

献立作成に市販のソフトを利用している施設も多い.この市販献立ソフトには,使用食品と使用量を入力して献立の栄養量を計算するだけの簡単なものから,使用食品をもとに提供可能な料理の種類をできるだけ多く登録し,自由に組み合わせて献立作成できるものなど,多岐にわたっている.

また,献立作成に当たり,各施設の人員構成表や荷重平均食品成分表,食品構成表などについても,市販のソフトを利用する場合と施設独自のソフトを利用する場合がある.

③ 食品管理

1-食品管理とは

食品管理とは,献立計画に基づいて行う食品の発注・購入,その保管・貯蔵という一連の業務が円滑に流れるように管理することである.

料理の味の大半は素材となる食品によって決まるといってよく,喫食者に喜ばれる給食を実施するためには食品管理は重要である.そのためには,食品に関する知識とともに,保管の方法などについての専門的な知識が必要である.

給食施設で使用される食品の数は1年間におよそ 300～500 種類であるといわれる.これらの食品を衛生的に安全な状態で,必要時に必要量を適正な価格で購入するためには,

綿密な購入計画が要求される.

2-食品の分類

　　食材料となる多種多様の食品を適切に管理し使用するためには，それらの食品を管理上の観点から分類し，それぞれの特徴を十分に把握して対応する.

1）生鮮食品

　　生鮮食品（魚介類，獣鳥肉類，卵類，牛乳・乳製品，豆腐・豆腐加工品，野菜類，果実類など）は鮮度をもっとも大切にしたい食品であり，購入後すぐに使用しないと鮮度が落ち，食中毒やその他の事故を発生させる原因になる．また魚介類，野菜類，果物類などは季節，天候などの影響により価格の変動が大きく，需要・供給のバランスがくずれて価格が高騰することがある．さらに品質も多種多様であるため，料理に適したものを上手に選び，購入するための技術や方法が必要である．食品の価格については市場の価格動向を知り，参考にする.

2）短期保存できる食品

　　低温の貯蔵庫があれば短期間保存できる食品（卵，バター，マヨネーズ，佃煮類，葉菜類を除く野菜類など）は，ある程度まとめ買いをすることができる.

3）長期保存できる食品

　　一定期間貯蔵することができる食品で，保存食品ともいう．購入に際しては，食品庫の収容能力と購入資金を考えて計画的に購入する．また，これらの食品については規格，銘柄も多いので，それぞれの施設で必要と思われるものをよく検討して購入する．以下におもな保存食品をあげる.
　　① 穀類：米，小麦粉，めん類（乾燥）など.
　　② いも類とその加工品：片栗粉，はるさめなど.
　　③ 豆類：あずき，大豆など.
　　④ 乾物類：干ししいたけ，かんぴょう，海藻類など.
　　⑤ 油脂類：サラダ油，揚げ油など.
　　⑥ 調味料：しょうゆ，みそ，塩，砂糖，ソース，ケチャップ，酒類など.
　　⑦ 缶詰，びん詰など.
　　⑧ 漬物など.
　　⑨ 嗜好品類：茶，コーヒー，紅茶など.

4）冷凍食品

　　冷凍食品は，魚肉や野菜類などの素材食品，半加工食品，調理済み食品など，多種多様のものが出回っている．これらの価格は年間を通してほぼ安定しており，また前処理されているために廃棄部分がなく，下処理にかかる労力が節約できる．また，冷凍庫があれば2〜4週間分をまとめ買いすることができる．保存温度は−18℃以下とする.

3-食品の流通機構

　　流通とは生産と消費を結ぶことをいい，その経路を流通経路という．青果物，水産物，畜産物など，それぞれに流通経路がある．たとえば，青果物のおもな流通経路をみると「生産者→農協（出荷団体）→中央卸売市場（セリによる価格形成）→中卸売業者→小売業→消費者」となっているが，平成16年6月に卸売市場法が改正され，流通方法も種々工夫，合理化され，生産地から消費地まで低温で輸送することも行われて，変質，腐敗が少なくなり，鮮度のよい食品を入手できるようになった．給食施設では大量購入する場合が多く，どのような形で購入計画を進めたらよいか，十分に検討する．

4-食品の出回り期

　　最近では，周年消費形態として，一年中ほとんどの食品が市場に出回っている．野菜などはハウス栽培の技術などの発達によるものであるが，生鮮食品には出回りの時期がある．出回り期の食品は市場に大量に入るため価格も安く，栄養価も高く，食べてもおいしい．

　　とくに露地栽培の野菜類の最盛期は価格も安いので，市場の動向をよく把握して献立に取り入れることが必要である．

5-食品の購入計画

　　献立に基づいて食品の購入計画が立てられるが，購入先となる業者の選定および購入に際しての契約方式の選択なども，食品管理上の重要な業務である．

1）業者の選定

　　食品の購入計画に基づく購入方法は給食施設により異なる．中間卸売業者からの購入，共同購入，産地直結購入，小売り業者からの購入など，多くの方法がある．

　　業者の選定は購入方法によって異なるが，社会的に信頼の高いこと，納入能力があること，衛生管理が行き届いていることなどが業者選定の条件である．一業者のみの指定は避けたほうがよい．

2）契約方式

　　業者が決定したら契約を結ぶが，契約方法には次のものがある．

(1) 相見積り方式

　　複数の業者に，食品名，数量，価格についての見積書を提出させ，品質や価格を検討し，最低価格の見積書を提出した業者と契約を結ぶ．契約時の注意は，食品の規格，契約期間，支払い方法などについても明確にしておくことである．

(2) 入札方式

　　複数の業者に，品質，規格，数量などの条件を示し，指定の日時に業者を集めて公開入札を行い，最低価格で落札した業者と契約する．この方法はおもに保存できる食品の購入や，大量に購入する場合において行われる．

(3) 随意契約方式

　　特定の業者と契約を結ばず，必要に応じて担当者が市場に出向き，随時に業者と契約を

結ぶことである．購入担当者は市場の卸売り価格の動向を把握することが必要である．

3）購入方式

一括（共同）購入，分散購入，集中・分散併用など種々ある．また，購入・保管・配送を行うカミサリー方式もある．

6-食品の発注

発注とは，献立表に基づいて業者に食材料となる食品を注文することである．発注期間は，食品によって，2～3日分，1週間分，1カ月分などとする．

1）発注方法

発注方法には電話発注，ファクシミリ発注，店頭発注などがあり，電子メールによる発注もある．一般に，発注時には発注伝票を利用する．発注伝票は3枚複写とし，1枚は控えにし，2枚を業者に渡す．そして食品納入時，業者に2枚を提出させ，1枚は受領証，もう1枚を納品伝票とする．

発注伝票には，数量，規格，納入時間を必ず記入する．また，食品受領時には納入価格も確認する．なお，電話発注は発注ミスが生じやすいので，業者と再度確認することが大切である．

2）購入量の算出

食品には廃棄部（不可食部）のないものと，廃棄部のあるものとがある．

廃棄部のない食品は以下の式により購入量（発注量）を算出する．

$$1人当たり純使用量 \times 予定食数 = 購入量$$

廃棄部のある食品は下記の式のように純使用量に廃棄量を加算して使用量を算出し，購入量を算出する．

$$購入量 = \frac{献立作成時1人分使用量}{可食部率} \times 100 \times 予定食数$$

食品の廃棄部は，調理方法，食品の鮮度，季節などによって異なるので，それぞれの施設においてよく使用する食品の廃棄率を算出しておくと便利である．表2-3に廃棄率を発注換算係数表として一覧表にした例を示す．

なお，発注に際しては，食品倉庫の最大限度量（倉庫に入る最大量）と最小限度量（給食に支障きたす量）をよく検討し，常に一定量が在庫されているように計画的に購入する．

7-食品の検収

検収とは，業者が食品を納入する際，納品伝票と食品を，発注伝票の控えと照合しながら，食品の鮮度，重量，衛生状態などを栄養士または給食責任者複数人で業者立合いのもとチェックする大切な業務である．重量の不足や不良な食品があった場合は，その場で業者に対して返品や追加などの処置をとる．また，食中毒予防のために衛生上の問題がないよう十分に注意する．

検収に際しては，目で外観を確かめる，においをかぐ，触ってみる，食べて味を確かめるなどの方法で品質を確認するが，食品の正しい見分け方，鑑別方法を身につけなければ

表 2-3　発注換算係数表

廃棄率(%)	係数	廃棄率(%)	係数	廃棄率(%)	係数	廃棄率(%)	係数
1	1.01	26	1.35	51	2.04	76	4.17
2	1.02	27	1.37	52	2.08	77	4.35
3	1.03	28	1.39	53	2.13	78	4.55
4	1.04	29	1.41	54	2.17	79	4.76
5	1.05	30	1.43	55	2.22	80	5.00
6	1.06	31	1.45	56	2.27	81	5.26
7	1.08	32	1.47	57	2.33	82	5.56
8	1.09	33	1.49	58	2.38	83	5.88
9	1.10	34	1.52	59	2.44	84	6.25
10	1.11	35	1.54	60	2.50	85	6.67
11	1.12	36	1.56	61	2.56	86	7.14
12	1.14	37	1.59	82	2.63	87	7.69
13	1.15	38	1.61	63	2.70	88	8.33
14	1.16	39	1.64	64	2.78	89	9.09
15	1.18	40	1.67	65	2.86	90	10.00
16	1.19	41	1.69	66	2.94	91	11.11
17	1.20	42	1.72	67	3.03	92	12.50
18	1.22	43	1.75	68	3.13	93	14.28
19	1.23	44	1.79	69	3.23	94	16.67
20	1.25	45	1.82	70	3.33	95	20.00
21	1.27	46	1.85	71	3.45	96	25.00
22	1.28	47	1.89	72	3.57	97	33.33
23	1.30	48	1.92	73	3.70	98	50.00
24	1.32	49	1.96	74	3.85	99	100.00
25	1.33	50	2.00	75	4.00		

注）購入量＝献立作成時 1 人分使用量×係数×予定食数
　　係数＝1÷可食部率×100

ならない.

　　図 2-5 は検収記録票のフォーマットの一例である.

8-食品の保管

　　検収後の食品は，それぞれの食品に応じた保管方法により，使用するまで安全に保管する.

1）食品保管の方法

（1）常温保管

　　穀類，調味料，常温での保存が可能な野菜類，果物類，漬物などが対象となり，常温の食品庫で保管する.

（2）保冷保管　10±5℃

（3）冷蔵保管　0～5℃

　　生鮮食品や冷蔵保管を必要とする加工食品は冷蔵庫に入れ，10～0℃で保管する. 暑い時期は5℃以下に保つ.

（4）氷温保管

　　氷結点に近い低温（0～-3℃）で保管する.

検収記録票

検収年月日：　　　　年　　月　　日（　　曜日）

室温：　　　℃
湿度：　　　％

	施設長		衛生管理者		検収担当者	

納品時間	納入業者	品　　名	製　造 年月日	賞味期限	数量	鮮度・ 異物	包装	品温	概量
時　　分									
時　　分									
時　　分									
時　　分									
時　　分									
時　　分									
時　　分									
時　　分									

●報告事項／提案事項／注意事項

図 2-5　検収記録票フォーマットの一例

(5) 冷凍保管

　　冷凍食品および冷凍保管を必要とする食品は冷凍庫に入れ，−18℃以下で保管する．

　　T-TT（time-temperature tolerance, 時間・温度許容限度）理論によると，冷凍食品は低温保管するほど長期間の品質保持ができるとされ，それぞれの食品に適した温度・時間での管理が必要である．

2）食品保管上の注意

　　食品の保管に当たっては以下の点に注意する．

① 食品ごとに適正な在庫量を決める．

② 冷蔵庫，冷凍庫，食品庫の内部温度は常に注意する．

③ 食品庫内へのゴキブリ，ネズミなどの侵入を防止する．また，通風，換気にも注意してカビの発生を防止する．

④ 保存食品の出し入れについては責任者が責任をもって行う．

⑤ 先入れ，先出しを守る．すなわち，先に購入した食品から先に出して使用し，庫内の整理・整頓を行う．

9-食品の在庫管理

在庫管理とは，業者からの食品の搬入，保管庫への入庫，保管庫からの出庫などについて帳票類を整備して正確に記録し，在庫量を明確にしておくことである．

このためには食品受払い簿を作成し，食品の搬入の際，業者からの納品伝票に基づいて食品ごとに入庫欄に転記し，在庫量を明確にしておく．食品を出庫したときは1日分をまとめて出庫伝票に記入し，食品受払い簿の出庫欄に出庫伝票から転記し，在庫量を算出する．

在庫管理のための重要な業務として棚おろしを定期的に行う．棚おろしは在庫食品すべての金額を知るためのものである．

一般には，月末と会計年度の終わりに行う．貯蔵食品の在庫量をチェックし，食品受払い簿の残量と照合する．記入洩れや計り込み，腐敗などにより在庫量に誤差が生じたときは，その理由を食品受払い簿に記入して在庫量を訂正し，金額を乗じて在庫金額も記帳しておく．

10-食品管理の評価

食材料費は給食経費のなかでもっとも大きな部分を占め，給食経営に大きく関わるものである．このため，食品の購入，在庫量の調整などについて十分に管理，評価することが要求される．

(1) 食材料原価の算定

食材料費の算定は以下の式によって行う．

期首在庫金額 + 期間支払い金額 − 期末在庫金額 = 期間食材料金額

この際，食品受払い簿と倉庫の在庫量を照合し，相違が生じた場合は原因を究明する．

(2) 献立作成上の評価

① 食品の出回り期と使用食品について検討する．

② 食品の品質，価格などが適当であったかどうかを検討する．

③ 食品の発注，納品期間，保管，出庫などについての問題点を探る．

④ 食品の検収が正しく行われたかどうかをチェックする．

(3) 購入価格の検討

① 適正価格で購入できたかどうか，新聞の経済欄やラジオ，テレビなどから情報を入手し，比較検討する．

② 近隣の給食施設と情報交換を行う．

4 調理（生産）管理

調理とは，さまざまな食品を食物にする工程をいう．食品衛生上安全で，適正な栄養が確保でき，しかも食べておいしく精神的にも満たされる食物を提供するための一連の作業といえる．調理管理とは，調理から供食までに必要な作業のすべてを，調理学，食品学，食品衛生学などの知識を応用し，総合して管理することである．

1-調理（生産）計画

　食物が具備すべき基本条件は，①衛生上安全であること，②栄養を充足すること，③嗜好に合致することであり，調理（生産）計画（調理を終了するまでの計画）の立案に際しては，これに経済性，能率性の配慮が加わる.

　安全面では調理操作中はもちろん，調理終了から供食までの衛生を確保する必要がある. 栄養面では多種の食品を組み合わせて栄養効率を高め，栄養バランスのとれた献立を作成することが前提になる. 嗜好面については，人の五感を通して得られる食物の化学的性質（味，におい）や物理的性質（テクスチャー，外観，温度）などの食物側の嗜好要因に加えて，食べる側の生理状態（年齢，健康状態，歯の状態，アレルギーなど）や心理状態（喜怒哀楽や緊張など），さらに食習慣や食経験などによる嗜好要因にも配慮する.

　また，大量調理では，小量単位の場合とは異なる調理上の変動要因がある. 各食品のもつ調理特性と大量調理上の変動要因を考慮したうえで，それぞれの施設の調理環境（設備，調理機器，熱源など）での作業効率をはかりながら，一定品質の食物をより迅速に整えるための調理操作の標準化が求められている.

　調理（生産）管理は，一定した品質（quality）のもと適切な価格（cost）で決められた時刻・納期（delivery・due）に食事（製品）の提供を行うことによって，給食利用者（顧客）の満足を得ることを目的とした業務である. そのためには，給食施設の資源の運用を総合的かつ合理的に行うことが重要であり，組織体としては，そのための活動方法を検討しなければならない.

　調理（生産）工程については，作業管理（p 50）の項を参照.

2-調理操作

　調理操作は，①非加熱操作，②加熱操作，③調味操作に大別される.

1）非加熱操作

（1）洗浄

　食品の洗浄は，付着した汚れの除去だけでなく，ぬめりの除去，歯切れの向上，色彩の向上などにも有効な手段である. 水洗いが基本で，食塩水や食酢水による洗浄も行われる. 流し洗い，振り洗い，こすり洗い，もみ洗い，とぎ洗いなど，物理的な力を利用して洗浄効果を高めたり，攪拌洗いのあとに比重差を利用して汚れを浮上あるいは沈殿させて除去する方法もある. 洗浄と同時に水溶性成分の溶出や組織破壊が生じることがあるので，食品は必要以上に水に浸漬しないようにする.

　また，洗浄によって食品の周りに付着した水分が，茹で物の温度上昇の遅延や，炒め物の加熱温度の低下をきたすことが少なくないので，とくに大量調理では，材料の分量と水切り用具の大きさ，洗浄したあとの食品の放置時間などに配慮する.

（2）浸漬

　食品の水中への浸漬は，乾物への水分の付与，不味成分の浸出（あく抜き，血抜き，砂出し，塩出し），うま味成分の抽出（だしをとる），野菜の褐変防止，テクスチャーの改善（生野菜を冷水に浸す）などの目的で行う.

　乾物の吸水に要する時間は食品により遅速があり，組織が緻密でなく空隙の多い食品(凍豆腐など)は速く，動物性食品の乾物(貝柱など)は遅い．繊維組織のある乾物(干ししいたけなど)などはその中間である．

　浸漬の効果を高めるために，水以外に食塩水，酸性水(食酢)，アルカリ性水(重曹・木灰)なども用いられる．食塩水(1〜2%)は酵素作用の抑制による褐変防止，豆類(大豆・黒豆)の軟化，塩出し(迎え塩)に有効であり，酢水(1〜3%)は酵素作用の抑制による褐変の防止，重曹水(0.3〜0.5%)・木灰汁は山菜類(ワラビ，ゼンマイなど)の組織軟化やあく抜き(干しニシン，棒ダラなど)，温湯はしいたけなどの酵素活性化による風味増強などの効果がある．

(3) 切截・成形

　食品の切截・成型は以下の目的で行う．

　食品の不可食部を除去し食べやすい大きさや形にする，加熱所要時間を短くする，食品の表面積を大きくして調味料を浸透しやすくする，飾り切りなど外観を美しくする，煮くずれを防止する(面取り，シャトー切り)，煮えやすくする(かくし包丁)，たんぱく質食品の熱収縮を防止する(肉の筋切り)，外観の変化を楽しむ(松かさいか)などである．

　食品は切り方の方向性でテクスチャーが変わる．肉類や漬物などは繊維に対して直角方向に切ると口当たりが軟らかくなるが，繊維が軟らかい野菜類は繊維に対し直角に切ると煮くずれなど起こしやすくなる．

(4) 混合・混捏・攪拌

　食品の混合・混捏・攪拌は，混ぜ合わせた材料の均質化，温度分布や調味料の浸透の均一化，小麦粉のグルテン形成，すり身や挽き肉の粘着性・保水性の向上，マヨネーズの乳化，卵白の泡立てなど，食品の物理性を変える目的で行う．混合の強弱，速度，温度の影響により仕上がりが左右される．

(5) 粉砕・磨砕

　食品の粉砕・磨砕は，食品を粉末やペースト状にして，食品の組織や細胞を分離・細分化する目的で行う．これにより，香りや辛味成分が発現したり，口ざわりが滑らかになり消化しやすくなる．一方，空気との接触で褐変やビタミンの破壊などが起こりやすくなる．

(6) 冷却・凍結・解凍

　食品の冷却は，料理に冷たい感触を与える，食品(緑色野菜など)の色をよくする，物性を変化させる(凝固・ゼリー形成)，品質や鮮度を保つ，などの目的で行う．また，食品の氷結点に近い低温(0〜−3℃)での食品貯蔵も多く行われる．

　食品を凍結する場合は，最大氷結晶生成帯(0〜−5℃)をできるだけ速く通過させる，乾燥防止のためにきっちり包装する，ブランチング処理を行う，貯蔵中の温度変化を少なくする，などが品質保持のためには必要である．

　食品の解凍には，急速解凍(流水中，加熱，マイクロ波加熱)と緩慢解凍(冷蔵庫，水中，室温)があるが，肉や魚の解凍の場合は緩慢解凍とし，終了時の温度が低いほうがドリップが少ない．また，解凍後はできるだけ速く調理し，再凍結は行わない．パン，ケーキは緩慢解凍とし，調理済み食品は凍結のまま加熱操作を加える．

2）加熱操作

　食品の加熱方法は，①湿式加熱，②乾式加熱，③誘電誘導加熱（電子レンジによるマイクロ波加熱，電磁調理器を用いる加熱）に分類される．

　一般に食品は，熱源からの熱を①伝導，②対流，③放射の3形式で受け取って，食品の周辺部から中心部へと加熱される．これに対してマイクロ波加熱は加熱機構が他の加熱法とは異なり，食品自体が発熱し，食品内部から温度が上昇する．

　食品を加熱すると，でんぷんの糊化，たんぱく質の熱変性，脂質の溶融・分解など栄養成分の変化とともに，病原菌や腐敗菌，寄生虫などの微生物の死滅，酸化酵素の不活性化，組織の軟化などが起こる．また，食品の色や味，香り，テクスチャーなどが変化しておいしさが増す一方，過度に加熱すると，組織の硬化，形のくずれ，褪色など嗜好性の低下，成分の流出，熱に弱いビタミンの破壊などが起こりうる．

　加熱操作による食品の変化は，加熱温度，加熱時間，温度上昇速度に影響される．材料が大量の場合は，温度上昇速度や冷却時の下降速度が緩慢になるため，食品の化学的変化（うま味の溶出，栄養成分の損失など），物理的変化（色，テクスチャーなど）に少量調理の場合とは異なる現象を呈する．したがって，使用する加熱機器や熱源の特性を十分に把握して，1回加熱分の量の統制，適正加熱時間の標準化などをはかっておく必要がある．この場合の適正加熱時間は沸騰後または指定温度に到達したときを基準点にすると温度管理が容易である．

（1）湿式加熱

　水または水蒸気を熱媒体とし，対流による熱移動や鍋からの熱伝導によって加熱する方法であり，「茹でる，煮る，炊く，蒸す」などがある．

　水は100℃で沸騰するので，水のあるかぎり食品が焦げることはなく，100℃を維持することができる．

　煮物の火力調節は，液体が沸騰するまでは強火，その後は沸騰を維持する程度の中火または弱火にするのが，蒸発量の抑制，煮くずれ防止，燃料の節約などから適切である．

　大量調理の場合では，材料投入直後の温度降下から再沸騰までの所要時間が長くなりがちなので，一定温度に到達するまでは火力を最大に調節して温度上昇をはかることが望ましい場合が多い．

❶ 茹でる

　組織の変化，でんぷんの糊化，たんぱく質の凝固，酵素反応の抑制，不味・不快臭の除去，色の保持などの目的で行う．水から茹でる場合（根菜類など）と，沸騰してから入れる場合（緑色野菜，めん類など）がある．また，茹で水に食塩や食酢を加える場合もある．

❷ 煮る

　加熱しながら調味することができ，食品相互の味の交流，調味料の浸透などにより，煮物特有の複雑な味が生まれる．煮汁の量は煮物の種類，材料分量，食品からの水分浸出の有無，鍋の大きさ，加熱時間，火力などにより異なる．

　液体の蒸発率は，鍋の形状，大きさ，表面積などにもよるが，大量調理では少量調理の場合に比べて相対的に低くなる．煮汁が少ない場合は落とし蓋や紙蓋をして味を平均にしみこませるが，大量調理では途中で攪拌操作が必要な場合もある．

　煮え具合をそろえるために，同一材料は同じ大きさに切り，煮えにくいものは下茹です

る．肉や魚類はうま味成分の流出を防止するために調味液を沸騰させてから入れる．身の
くずれやすい食品の場合は重ならないように底面の広い浅鍋を用い，シチューなど長時間
加熱をする場合は厚手の深鍋を用いて蒸発を防ぐ．材料が多い場合は自重による煮くずれ
に注意する．大量調理では，余熱が大きいことを利用して煮熟時間を短縮することが煮く
ずれ防止と燃料の節約につながる．

❸ 蒸す

　水蒸気が水に変わるときの潜熱（2,300 J/g）で加熱される．常圧では100℃の蒸気のな
かで加熱されるが，蒸気の量を調節することで100℃以下が得られる．

　蒸す調理法には，100℃を保って加熱する方法（いもなどでんぷんの糊化，まんじゅうな
どの膨化，魚や肉などたんぱく質食品の加熱），100℃を保ちながら振り水で水分を補給す
る方法（強飯や老化により硬化したでんぷん性食品の再糊化），85〜90℃で加熱する方法（茶
碗蒸しなど卵液の加熱）がある．蒸し加熱は，水溶性成分の流出が少なく，また加熱中は
食品自体を動かさないので形が保たれるという利点がある．

❹ 加圧加熱（圧力鍋の使用）

　圧力鍋を用いて加熱すると，加圧によって水の沸点が110〜120℃となるため，高温で加
熱を行うことができる．すじ肉や煮豆など，長時間加熱が必要な煮込みの場合に加熱時間
の短縮と燃料の節約ができる．

（2）乾式加熱

❶ 焼く

　食品を直接熱源にかざし，熱源からの放射熱で焼く「直火焼き」と，熱源と食品の間に
鉄板やフライパンなどの器具を置き，器具からの伝導熱や対流熱によって加熱する「間接
焼き」がある．

　焼き物では130〜280℃の高温が得られ，食品に焦げの風味が付与されるが，食品の表面
と内部の温度差が大きいので火力の調節が要点となる．ガスの炎は放射熱が少ないので，
直火焼きを行う場合は，魚焼き器などで放射熱を発生させて加熱する．間接焼きに用いる
鍋や鉄板は，厚手で熱容量の大きいもののほうが温度の変動が少なく，平均して熱が伝わ
り，焦げむらが少ない．比較的強火が適しているのは肉や魚介類などのたんぱく質性食品
であり，弱火焼きが適しているのは，いも，ホットケーキなどのでんぷん性食品，のりな
どの水分の少ない食品である．

　オーブンを用いると，庫内の放射熱，対流熱，伝導熱により食品が全面から加熱される
ことになるため，食品を動かす必要がなく，形くずれしない．しかし材料を大量に入れる
と庫内の温度回復に時間がかかる．また，所要時間が長いと食品の乾燥が生じるため，庫
内に水入り容器を入れる，食品に霧をかける，焼き汁をかけるなどの操作を行う．

❷ 炒める

　食品の周りを炒め油がおおい，鍋からの熱が油膜を通して食品に伝わり，高温が得られ
る．材料の切り方をそろえ，薄切り，乱切りなどで表面積を大きくとり，短時間に熱が均
一に伝わるようにする．高温・短時間で仕上げることにより食品からの水分放出を防ぎ，
ビタミンや水溶性成分の損失が抑えられる．

　放水量を少なくするためには，一度に入れる食品の量を多くしすぎないこと，鍋の油を
高温にしてから食品を入れること，とくに回転釜などで大量の食品を一度に炒める場合は，

放水を考慮してだし汁や調味液の量を加減したり，固い食品，あくのある食品は下茹でをすることが必要である．

❸ 揚げる

　揚げ油からの対流熱により，食品を160～200℃の高温で加熱する．食品の表面の水分はすみやかに蒸発し，その代わりに油が吸収されて水と油の交代が起こる．天ぷらやフライでは，付着した衣によって揚げ種は蒸された状態になり，栄養素の損失も少ない．

　油の比熱は0.47で水の約1/2であるため，水に比べて熱しやすく冷めやすい．そのため，大量の食品を揚げ油のなかに投入すると，油の温度低下が著しく，揚げ油の油切りが悪くなってしまう．

　揚げ油は360℃を超えると自然発火するため，揚げ操作中は注意が必要である．エコクッキング*の観点から少量の油で揚げる調理法も工夫されている．

(3) マイクロ波加熱（電子レンジ）

　電子レンジ内で発生したマイクロ波を食品が吸収し，食品自体の分子運動によって生じる摩擦熱で食品は内部から加熱される．水はマイクロ波の吸収効率が高く，油脂は低い．塩分を多く含む食品は内部にマイクロ波が到達しにくく，表面部分が高温になる．発熱量はマイクロ波の吸収量にほぼ比例するので，加熱する食品の量が増えるほど単位面積当たりのマイクロ波の吸収量が減少して加熱時間が長くなる．ガラス，陶磁器，プラスチック，紙類はマイクロ波が通るので，これらの容器や包装状態で食品を加熱することができるが，鍋やアルミホイルはマイクロ波が反射する．

(4) 誘導加熱（電磁調理器・IH）

　コイルに電流を流して磁力線を発生させ，この磁力線が鍋底を通過するときにうず電流が生じ，鍋の電気抵抗により鍋自体が発熱する．熱効率が高く，炎が出ないので揚げ油に引火することなく，クリーンで安全な加熱である．使える鍋に制約があり，鍋底が平らで電気抵抗の大きい金属製の鍋（ホーロー引き，鉄，ステンレスなど）が適する．

(5) 過熱水蒸気加熱（スチームコンベクションオーブン）

　スチームコンベクションオーブンは，強制対流式オーブン（コンベクションオーブン）に100℃以上の過熱水蒸気（100℃以上250℃まで設定）の噴射機能を加えた機器で，高温による蒸し加熱とオーブンの熱風加熱の2つの加熱手法の併用である．加熱の初期に食品の表面で水蒸気が凝縮して熱が加わるため，食品への熱伝達が速くて調理時間が短縮され，焦げ色もつきやすい．蒸し物，煮物，焼き物など多くの調理に利用される．

(6) 真空調理法

　食品を生のまま，あるいは表面に焼き色をつけるなどの処理後，調味料とともにフィルムで真空包装し，比較的低温（目安は肉・魚類56～58℃，野菜類90～100℃）で加熱する調理法である．真空のために熱伝導はよいが，細菌などが付着していない衛生上安全な素材を用いることが条件となる．材料の風味やうま味をそのまま生かすことができる加熱法である．

---

*エコクッキング（eco-cooking）：台所から出る排水，生ごみ，廃油（使用済み揚げ油）を減らし，食材料にも無駄が出ない調理や献立を工夫するなど，台所から地球環境を考えること．エコ（ecological：生態学的，economical：経済的）とクッキング（cooking：調理）を合わせて表現した造語．

3）調味操作

　調味操作（味つけ）のおもな目的は食品材料のもつ味を引き立たせ，よりおいしく仕上げることであり，調味料や香辛料によって好ましい味や香りを付加し，また食品の好ましくない風味を消すために行う．調味料が食品によく浸透して均一な味になるほうが好ましい料理（おでん，煮込み料理など）と，調味に濃淡があり不均一な味のほうがおいしい料理（刺身，天ぷらなど）がある．

（1）調味料の使用量

　調味に用いる食塩は，汁物で 0.8％前後，煮物・炒め物で 1.5％前後が標準であり，適切な食塩の濃度幅は狭い．砂糖は，煮物で 2〜5％，市販のあん・ジャムで 30〜50％と，甘味として好まれる濃度幅は広い．食酢は 5〜10％を標準とする．しょうゆは食塩濃度が約 15％，味噌は約 10％で，食塩と同等の塩味にするにはしょうゆは食塩の約 6 倍，味噌は約 10 倍量が目安となる．みりんの甘味は砂糖の約 1/3 で，砂糖と同程度の甘味にするには約 3 倍量を用いる．

　煮汁から材料への調味料の浸透は，加熱が終了したあとも継続して起こるので，調理してから喫食までにかかる時間を考慮して調味濃度を決定する．

（2）調味料による味の浸透・拡散

　食品に調味料を加えると浸透と拡散の作用によって調味される．食品の細胞膜は半透性で水以外のものは通しにくいが，加熱によって半透性を失うので，煮物などは調味料が浸透・拡散しやすくなる．拡散は分子量の小さいものほど速いので，分子量の小さい食塩は砂糖の 4 倍の速さで拡散するため，砂糖よりもあとで加えるようにする．みそ，しょうゆなどの醸酵食品は香気を大切にするため長時間加熱は避ける．一般に，「さ（砂糖）し（塩）す（酢）せ（しょうゆ）そ（みそ）」の順に調味するのはこの理由による．

　調味料の濃度が高い場合は拡散速度が速く，味のしみ込みも速い．煮豆など砂糖濃度が高い場合は浸透圧差により脱水硬化が起こるので，砂糖は数回に分けて加え，徐々に濃度を高めていく．根菜類，いも類など組織の硬い食品，でんぷん質の多い食品は，半ば加熱してから調味料を加えると味の浸透がよい．

　サラダの場合は，供食寸前にドレッシングをかけ，野菜からの放水を防ぐ．

（3）調味料のその他の働き

❶ 食塩

　たんぱく質の溶解（すり身，挽き肉など），グルテン形成の促進（パンなど），たんぱく質の熱凝固の促進（茶碗蒸しなど），野菜の水分除去（きゅうり揉みなど），植物性繊維の膨潤軟化（茹で物），酵素作用の抑制（野菜の褐変防止など），色素の安定化（緑色野菜など），ビタミンCの酸化抑制，粘物質・ぬめりの除去（さといも，たこ，なまこなど），微生物の繁殖防止（塩蔵），乾物の軟化（かんぴょうなどの戻し）など．

❷ 砂糖

　防腐作用（砂糖漬け），たんぱく質の熱変性の抑制（プディングの凝固温度の上昇），卵白泡の安定化（泡の戻り抑制），糊化でんぷんの老化抑制（スポンジケーキ，ようかんなど），照りや艶の付与（焼き物）など．

❸ 食酢

　殺菌および腐敗防止（魚の酢じめ，すし飯など），たんぱく質の凝固（魚の酢じめ；食塩

と併用），色素の発色（紫キャベツなどアントシアン色素），白色化（カリフラワーなどフラボノイド色素），酵素作用の抑制（ごぼうなどの褐変防止），粘物質の除去（さといもなど），魚臭の除去（酢洗い，酢煮），ペクチン質の硬化（酢れんこん）など．

3-食品の調理特性

食品を大別すると，動物性食品，植物性食品，成分抽出素材に分けることができる．

1）動物性食品

（1）獣鳥肉類

主成分のたんぱく質は約20％で，脂質含量は部位によって著しく異なる．筋肉組織は筋線維と結合組織から構成され，魚肉に比べて結合組織の割合が高い．筋線維を構成するたんぱく質は加熱によって凝固（55℃前後）と収縮（65℃）を起こし，保水性が減少して肉汁が流出したり，肉質が硬化する．結合組織のコラーゲンは60℃でほぼ1/3に収縮するが，水とともに加熱すればゼラチン化してほぐれやすくなる（シチューなど）．

肉の筋肉組織は動物の種類，部位による運動量の多少などによって異なるため，部位に適した調理法を行うことが大切である．鶏肉などの軟らかい肉は煮汁へのうま味の流出を防ぐために急速加熱を行い，牛肉などの結合組織が発達した硬い部位肉は緩慢加熱によるコラーゲンの分解を優先する．

また，加熱による肉の保水性の低下を防ぐために，加熱前に酸性（pH 3 程度）またはアルカリ性（pH8 程度）に浸して肉の等電点（pH5.5〜6.5）から遠ざけてマリネにしたり，ワインに漬けることにより肉質が軟らかくなる．重曹は肉質が膨潤し軟かくなるが，味は低下する．

また，挽き肉に食塩を加えてよく混ぜると，たんぱく質の一部が溶解して粘着性が増し，これを加熱すると肉が結着して弾力を生じる（ハンバーグステーキなど）．

脂質は結合組織に沈着しやすいが，筋肉の内部に分散して存在する霜降り肉は加熱しても肉質は軟らかい．牛肉や羊肉の脂質は融点が高いので熱い料理に適し，鶏肉の脂質は融点が低いので冷たい料理でも味を損わない．

（2）魚介類

魚肉のたんぱく質は約20％で肉とほぼ同じであるが，結合組織が少なく，筋束構造をもつために加熱するとほぐれやすくなる．加熱により，保水性の低下，液汁の分離が起こり，重量が減少する．加熱初期（40〜45℃）には魚肉の硬さが一時期低下し，60℃以上になるとたんぱく質が凝固して硬くなる．このため，加熱初期に魚を動かすと煮くずれを起こしやすい．加熱による硬さの変化は魚種によって異なり，一般に水溶性の筋形質たんぱく質が多い魚（かつお，とびうおなど）は身がしまり，その割合が少ない魚（かれいなど）はほぐれやすくなる．

魚臭の除去のためには以下の方法を用いる．

① 酒類の使用：アルコールや酒のうま味と香気によるマスキング．

② しょうゆ，みその使用：調味料のたんぱく質，ペプチドなどのコロイドが魚臭を吸着．

③ 酸（食酢，レモン，梅干しなど）の使用：酸味の付与．

④ 香辛料，香味野菜（ねぎ，しょうがなど），薬味の使用：刺激味によるマスキング．

　また，生の魚肉のたんぱく質は食塩や食酢により変化する．1～3％の食塩は適度な塩味を付与するとともに水溶性成分の溶出により魚の生臭みを除去する．2～6％ではすり身に弾力性のあるゲルを形成し，15％以上では脱水となり，硬化する．あらかじめ塩でしめたあと，食酢に浸すと身がしまり，酢の殺菌効果により保存性も高くなる（酢じめ）．

　いかやたこは加熱により収縮しやすく，脱水による重量や体積の減少も著しい．

(3) 卵類

　鶏卵の卵白は水分約90％，たんぱく質約10％であり，卵黄は水分約50％，脂質約30％，たんぱく質約15％である．

　卵液には，流動性と粘着性（他材料との均質混合が可能で，つなぎ力をもつ），希釈性（水，だし，牛乳などで任意に希釈できる），吸着性（卵白がスープのあく成分を吸着する）があり，また熱凝固性と起泡性も各種の料理に利用される．

　加熱による凝固は，卵白でおよそ60℃から，卵黄では65℃から始まり，完全凝固は卵白で80℃以上，卵黄で70℃以上である．卵液の希釈度が高く，加熱速度が速い場合には，凝固温度が高くなる．また，牛乳，食塩などに含まれる塩類は凝固を促進し，砂糖は逆に凝固温度を高めてゲルを軟らかくする．

　卵黄の脂質の1/3を占めるレシチンには乳化力があり，その性質を利用してマヨネーズがつくられる．

(4) 乳類

　牛乳はたんぱく質約30％，糖質約4％，脂質約4％を含む水中油滴型コロイド溶液である．たんぱく質の70～80％を占めるカゼインは等電点（pH4.6～4.7）付近で酸凝固する．したがって，牛乳と野菜を一緒に煮込む場合には，野菜の有機酸によって牛乳が凝固しないように，長時間一緒に加熱することは避ける．

　牛乳の脂肪球は，料理にまろやかな口当たりと風味を与える（ホワイトソースなど）．また，魚の生臭さなどを吸着する作用もある（ムニエル，レバーの下処理など）．

　焼き菓子に用いた場合は，糖とアミノ酸によるアミノカルボニル反応により，美しい焦げ色と香気を付与する（ホットケーキなど）．

2）植物性食品

(1) 米

　玄米を搗精した精白米を主に，胚芽精米，加工玄米，無洗米などが出回っている．

　米の成分は，でんぷん約75％，たんぱく質5～7％で，水分約15％を含む．でんぷんの分子構造は，もち米はアミロペクチンのみであり，うるち米はアミロースを約20％含んでいる．このために両者は粘弾性などのテクスチャーが異なる．

　米の調理はでんぷんの糊化を目的に行われる．炊飯は98℃で20分以上を保持する加熱条件が必要である．

　また，炊飯時の加水量は炊き上がりの状態を左右する．通常は米重量の1.5倍とされるが，米の種類，新古，炊飯器具，米量の多少，洗米での吸水（米重量の10～15％）の進行などを考慮して決定する．米の吸水速度は水温によって異なるが，米粒の中心部に均等に浸透するには最低30分から1時間の浸漬時間が必要である．

　炊飯の過程は，①温度上昇期，②沸騰期，③蒸し煮期，④蒸らし期，の4段階加熱に分

表 2-4　小麦粉の成分と調理

おもに利用する成分	調理性		調理例	主となる小麦粉
グルテン	粘弾性		めん，ギョウザやシュウマイの皮	準強力粉中力粉
	伸展性			
	可塑性		パン，包子，発酵まんじゅう，ピッツァ	強力粉準強力粉中力粉
	膨化性（スポンジ状）			
でんぷん	膨化性（スポンジ状，空洞状，層状，空隙状）		スポンジケーキ，シュー，パイ，クッキー，天ぷらの衣	薄力粉中力粉
	粘性（とろみ）		ルウ，ソース，スープ類	
	接着性（つなぎ）		挽き肉，すり身	
	水分吸着性		フライ，空揚げ	

けられる．吸水時間が十分にとれない場合は沸騰までの時間（温度上昇期）を長びかせるよう，ゆるやかに温度上昇させる．蒸らし期における保温効果により米粒の周りの余分な水分が吸収され，飯のテクスチャーが水っぽくなることを防ぐ．

　大量炊飯では，熱の対流が悪く，鍋底と上層の温度差により上部の米に芯ができやすく，沸騰までの時間もかかる．このため，加熱途中で上下を攪拌したり，湯炊きしたりする．味つけ飯や茶飯などでは，調味料や茶浸出液が加熱中の米の吸水を阻害し，中心部に芯が残って水っぽい飯になりやすい．調味料は点火直前に添加すること，米粒が水分を吸着するまで加熱時間を延長することが有効である．

　糊化したでんぷんは放置すると老化し，消化性，食味ともに低下する．水分30〜60％・温度 0〜5℃の状態でもっとも老化しやすいので，米飯，パンなどは冷蔵保存は避け，冷凍保存とすることが望ましい．

(2) 小麦粉

　小麦粉はでんぷん 70〜75％，たんぱく質 8〜13％，水分 15％を含む．小麦粉のたんぱく質は吸水してグルテンを形成し，このことが他の穀類にみられない小麦粉特有の加工・調理のために重要な役割を果たしている．

　小麦粉は，そのたんぱく質含量により，①強力粉，②準強力粉，③中力粉，④薄力粉，⑤デュラム粉に分類される．

　また調理・加工の面からは，グルテンの特性を活用するものと，でんぷんの特性を利用するものとに分けられる（**表 2-4**）．

　小麦粉に 50〜60％の水を加えてこねた粘弾性のある生地をドウ，水を 100〜200％とした流動性のある生地をバッターという．ドウやバッターの硬さ，粘弾性などの性質は，加える液量のほか，粉の種類，こね方，水温，放置時間などにより異なるので，調理目的に適した条件を選ぶことが重要である．

　食塩はグルテンの網目構造を密にしてドウの腰を強くし，砂糖と油脂はグルテンの安定性とドウの伸展性に寄与する．

(3) 豆類

　豆類は，たんぱく質や脂質の多い種類（大豆，落花生など）と，でんぷん質の多い種類（小豆，いんげん豆，そら豆など）とに大別される．

　　豆類は水分約15％の乾物状態で保存されているので，調理・加工に際しては，あらかじめ5〜6時間水中に浸漬して吸水させたのち加熱する．

　　小豆は種皮が強靭なため，他の豆類のように表皮全体から吸水しない．水に浸漬すると，豆の側面にある胚座（臍）から少しずつ浸水し，やがて胚座の部位で胴切れを起こす．また，夏の時期などに長時間吸水させると，水溶性成分の流出により変質・発酵しやすい．これらのことから，水に浸漬しないで加熱することが多い．

（4）いも類

　　主成分はでんぷんで15〜30％，水分を70〜80％含む．したがって穀類のように水を加えなくてもでんぷんが糊化するため，焼く，揚げるなどの乾式加熱が行われる．

　　粉質型のじゃがいも（男爵）はでんぷん含量も多く，比重が大きいので粉吹きいもやマッシュポテトに適し，粘質型（メークイン）は煮くずれしないので煮物や煮込み料理に適している．新じゃがいもはでんぷんが未成熟であるため粉吹きいもには適さない．

　　じゃがいもの細胞壁構成成分であるペクチンは煮くずれに関与しているため，ペクチンに流動性がある熱いうちに鍋を揺り動かしたり（粉吹きいも），裏ごしをする（マッシュポテト）などの物理的調理操作を行う．

　　じゃがいもの芽や皮の青い部分は，ソラニン（弱毒性）があるので取り除く．またチロシナーゼによる褐変を防止するために，切ったあとすぐに水に浸す．

　　さつまいもはほかのいもに比べて糖分が多い．時間をかけてゆっくり加熱すると，酵素が働いてより甘味の強いいもが得られる．煮くずれ防止にはみょうばんを用いる．

　　さといもの粘質物質は煮物の吹きこぼれや調味料の浸透の妨げになるので，10％食塩水で水洗いするか，茹でこぼしたあとで煮物に用いる．

（5）野菜類

　　野菜は一般的に水分が約90％で，ビタミン，無機質，食物繊維のおもな供給源である．サラダなどの生食料理では，野菜のもつ新鮮でさわやかな風味，歯切れのよい触感を生かす．

　　野菜の細胞液の浸透圧は0.85％食塩水とほぼ等しく，これ以上の食塩濃度では細胞が水分を失ってしんなりし，食塩濃度が高いほど脱水量が多くなる．逆に水に浸すと吸水して細胞の膨圧が高まり，パリッとする．このことから，生食のサラダの場合は野菜を冷水中にしばらく放し，酢の物や和え物の下拵え（したごしら）の際は1％食塩水中に浸漬し，即席漬けの場合は材料に対して2％の食塩を用いるなどが行われる．

　　加熱調理を行うと，野菜の細胞壁に存在するペクチンが分解して組織が軟らかくなり，食べやすくなる．重曹などによるアルカリ性溶液で加熱するとペクチンが溶出して細胞間の結合力が失われ，いっそう軟化する（わらびなどの軟化）．

　　食酢やレモン汁を付与し酸性にして加熱すると，逆にペクチンの分解が起こりにくく，歯切れのよい触感が得られる（酢れんこんなど）．また，カルシウムなどの無機塩類もペクチンの軟化を抑制するので，さつまいもを牛乳煮にしたり，栗をみょうばんと一緒に茹でたりすると煮くずれが少ない．

3）成分抽出素材

　　天然の植物性食品や動物性食品から一定の成分を取り出し，食品素材として利用できるようにしたものを成分抽出素材という．

表 2-5　ゲル化剤

	ゼラチン	寒天	カラギーナン
成分	たんぱく質	糖質（多糖類）	糖質（多糖類）
使用濃度	2～4%	0.5～1.5%	0.5～1.5%
加熱溶解温度	40～50℃	90～100℃	60～100℃
凝固温度	10℃以下（要冷蔵）	室温	室温
ゲル化促進	Ca イオン（牛乳）砂糖	砂糖	K, Ca などカチオン，砂糖，たんぱく質（牛乳），ローカストビンガム

(1) でんぷん

　穀類，いも類，豆類からでんぷんを分離・精製したものである．これに水を加えて加熱し糊化させる．低濃度（0.5～5%）のでんぷんは薄くず汁やあんかけなどに用いる．高濃度（8%以上）になると，ブラマンジェ，くずざくら，ごま豆腐などのようにゲル化する．

　じゃがいもでんぷんは透明度が高い．コーンスターチは不透明であるが，ゲル形成能が強く，歯切れのよいゲルとなる．くずでんぷんは透明度が高く，粘着性に富む．

(2) 油脂

　常温で液体のものを油（oil），固体のものを脂（fat）という．油脂は以下のような調理特性を有している．

　① 特有の風味とまろやかな口ざわりを付与する．

　② 熱の媒体となる（揚げ物，炒め物）．

　③ 水と混ざらず，食品同士や，食品と器具・用具との接着を防ぐ．

　④ 空気を巻き込んで軽い口ざわりを付与する（クリーミング性）．

　⑤ 小麦粉製品に加えて，もろさを付与する（ショートネス性）．

(3) ゲル化剤

　ゲル化とは，流動性のある食品（溶液やゾル状食品）を，形を保持できる固体の状態にすることをいい，ゲル化剤とはゲルをつくるための物質をいう．

　ゲル化剤には寒天，ペクチン，でんぷん，カラギーナン，ジュランガムなどの高分子多糖類，ゼラチンや卵白アルブミン，大豆グロブリンなどのたんぱく質がある．

　おもに用いられるゲル化剤の取り扱い上の性質を**表 2-5**に示す．

5 衛生・安全管理

　給食施設における衛生・安全管理は，給食を実施するに当たり，もっとも注意しなければならない重要な業務である．

1-衛生管理

　衛生管理の目的は食中毒や経口感染症を発生させないことであり，もしもこれらが発生すると，多数の人に健康上の障害や生命の危険を及ぼすばかりか，給食施設の信頼をはなはだしく失わせることになる．

　衛生的で安全な食事をつくるためには，使用する食品，それを取り扱う人および施設・設備について，とくに厳しく心を配り，喫食者が安心して食べられる食事づくりと提供法

についての管理が十分になされなければならない.

1) 人の衛生

給食において衛生管理の対象となる人は,施設の管理者,栄養士,調理師,調理従業員,食品納入業者,喫食者など,給食に関わるすべての人であり,それぞれの人は日常から衛生事故を発生させないよう,十分に注意することが大切である.そのためには衛生に関する教育が必要である.

(1) 給食従業員

給食に従事する調理師,調理従業員,栄養士などの給食従業員については,健康な人を採用する.そして,年に1回以上の定期健康診断を実施し,また以下のように常に給食従業員の健康状態について留意する.

① 月に1回以上の検便を実施する.とくに5~10月の食中毒発生の多い時期には月2回以上実施する.

② 手に傷があったり,腹痛,下痢,発熱のような症状のある従業員は調理作業に従事させない.

③ 従業員の家族などに,また居住地付近で感染症が発生した場合は調理作業に従事させない.

④ 給食作業に入る前の手洗い・消毒と作業員専用トイレ使用の徹底,作業衣の点検などについては毎日欠かさず行う.

⑤ 定期的に食品衛生に関する教育を行い,衛生思想を高める.

(2) 食品納入業者

食品納入業者の衛生状態が食中毒や経口感染症の発生原因になることがある.したがって,とくに信頼できる業者を選択し,衛生的で安全な食品を購入することが必要であり,また次の事項について注意する.

① 契約時に衛生について話し合う.ときどき店内を視察し,衛生状態(食品の保管状況など)を確認する.

② 食品の発注に際しては,衛生的配慮を念頭に置いて搬入方法や納入時間を適切に設定し,検収を厳重に行う.

③ 検収は定められた検収場所で行い,納入業者を調理室には直接入れない.

④ 食品納入時の容器など,不要なものは持ち帰ってもらう.

(3) 喫食者

① 食堂には必ず手洗い場を設け,食事前の手洗いを徹底させる.

② 原則として食堂への飲食物の持ち込みを禁止する.

③ 食堂などに食品衛生に関するポスターを掲示し,またパンフレット,リーフレットを喫食者に配布して食品衛生についての啓蒙活動を行う.

2) 食品の衛生

食品は,生産,流通(購入),保管,調理の過程で腐敗したり,細菌に汚染されたりすることがある.また,調理のあとの盛りつけ,配食に際しても衛生に注意しなければならない.

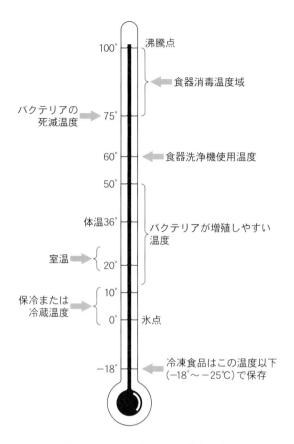

100° ← 沸騰点

食器消毒温度域

バクテリアの死滅温度 → 75°

60° ← 食器洗浄機使用温度

50°

体温36° バクテリアが増殖しやすい温度

室温 → 20°

保冷または冷蔵温度 → 10°

0° 氷点

−18° ← 冷凍食品はこの温度以下（−18°〜−25℃）で保存

図 2-6　食品衛生における温度管理

　衛生的で安全な食事をつくるために，献立作成においても食品の組み合わせ，調理方法などに注意し，とくに食中毒発生の多い5〜10月は生鮮食品の扱いには注意する．なお，調理後はすみやかに供食する．

(1) 食品の購入・検収・保管上の注意

　食品の購入・検収の際には，食品を鑑別し，鮮度を十分に確かめる．検収済みの食品とくに生鮮食品（肉，魚，豆腐，野菜など）は10℃以下の保冷または5℃以下の冷蔵とし，その日のうちに使用する．冷凍食品は−18℃以下で保管する（図2-6）．

(2) 調理作業上の注意

❶ 食品の洗浄

　食品の洗浄は，食品に付着している不純物や不要物，有害物（細菌など），残留農薬などを除去する目的で行う．給食の場合，食品を大量に取り扱うため，洗い方が粗雑になることがあるので注意する．

　野菜類などには土がついている場合があり，十分な水で洗浄する．この場合，洗浄槽は2槽とし，1槽では土砂やゴミなどの下洗いを行い，もう1槽では有害物や病原菌などの除去のための洗浄を行う．とくにサラダなど，生で食べる野菜は流水で十分に洗浄する．また，50〜100 ppmの次亜塩素酸ナトリウム液に2〜5分間ほど浸漬して消毒することがある（市販の5%次亜塩素酸ナトリウム液を500倍に希釈すると100 ppmの水溶液にな

る）．この場合，消毒液が残留しないよう，消毒液の濃度基準や浸漬時間は厳守し，流水での洗浄を十分に行う．

　魚介類については，表面に付着している細菌（腸炎ビブリオなど），汚れ，生臭さを除去するためにも流水中で手早く十分に洗う．また，肉や魚介類を洗った手指はよく洗浄し，消毒後に次の作業に移ることを習慣づける．この下処理に使用したまな板や包丁類もよく洗浄し，消毒・乾燥する．

　また，野菜用と肉・魚介類用の洗浄槽は区別し，まな板も野菜類，魚介類それぞれ専用のものを使用する．

❷ 加熱調理

　殺菌効果のある調理法として加熱調理が行われる．加熱調理では，食品の内部温度が75℃になるまで十分に加熱する．黄色ブドウ球菌，ボツリヌスA型菌，ウェルシュ菌など，かなり高温にしても毒性を失わない菌があるので，加熱方法や加熱時間には注意する．和え物に使用する食品も，一度加熱してから調味する．

❸ 盛りつけ・供食

　盛りつけは箸，その他で行うが，手で行う場合は盛りつけ用の使い捨て手袋を使用する．

　できあがった料理は，冷たいものは7℃以下，温かいものは75℃以上で保管し，適温を保持するが，できるだけ早く喫食させる．

（3）検食

　給食責任者は，できあがった食事について，味つけ，分量，衛生などについてチェックし，検食簿または検食票に記録する．病院では医師または栄養士の検食が義務づけられており，給食内容の改善・向上の資料となる．

（4）保存食

　平成8年，関西の学校給食を中心に，全国で腸管出血性大腸菌O157による食中毒が多発した．厚生省は食中毒防止の対策として「食中毒事件の原因究明のための徹底事項」として新しい方法を示した（平成8年7月25日）．すなわち「検食は，原材料および調理済み食品を食品ごと50gずつ清潔な容器に密封して入れ，−20℃以下で2週間以上保存すること．なお原材料は，洗浄・消毒は行わず，購入した状態で保存すること」と定めた．これにより，食中毒，経口伝染病が発生した場合の原因を究明する．

3）施設・設備の衛生

　調理室（厨房）内の清掃については，計画を立て，それを従業員に明示し，役割，分担にしたがって遂行させる．調理作業が終わると，疲労などから清掃や整理・整頓がおろそかになりがちであるが，確実に行うように指導する．調理室はドライシステムが望ましい．

（1）冷蔵庫，冷凍庫，食品庫

　冷蔵庫は温度管理に注意する．週1回程度，庫内の食品の点検，整理，清掃を行う．水拭きのあと，消毒のために逆性石けんの希釈液（500倍）で清拭する．冷凍庫も温度管理に注意する．

　食品庫は，通風，換気，乾燥に十分注意し，ネズミや昆虫などの侵入を防ぎ，カビなどが発生しないよう清潔にする．

(2) 調理機器類, 食器類

① 調理機器：使用後は中性洗剤で汚れをよく落とし, 流水で十分洗浄する. その後, 逆性石けんの希釈液（500〜1,000倍）で清拭する.

② まな板：使用後は中性洗剤で汚れをよく落とし, 流水で十分洗浄する. その後, 熱湯消毒またはエチルアルコールの噴霧消毒を行う. 熱湯消毒の場合は95℃以上の熱湯を使用する.

③ ふきん：洗剤でよく洗い, 流水で十分すすぐ. その後, 煮沸消毒してよく乾燥する. 漂白する場合は5%次亜塩素酸ナトリウム液の500倍水溶液に5分間以上浸漬したあと水洗いし, よく絞って乾燥する.

④ 食器：使用済みの食器は種類分けし, まず水洗いする. 次に中性洗剤などで汚れを落とし, 湯で十分すすいだあと, 煮沸消毒または薬液消毒するか, または熱風消毒機で消毒する. 食器は消毒に耐え, 食品衛生上, 有害な成分を含まないものを選ぶ.

(3) 床, 排水溝

一日の調理作業終了後, 排水溝のすのこを取りはずし, ていねいに清掃する.

4） 食中毒の予防対策

(1) 給食施設の構造・設備

給食施設は構造上, 汚染作業区域, 準清潔作業区域, 清潔作業区域などの区分を十分に行う（**図2-7**）. また, 作業動線を十分考慮して設計することで調理機器類, 洗浄設備, 作業台などを調理従業員が働きやすいようにし, さらに清潔に使用できるよう配置する. また器具類は, 下処理用, 加熱済み食品用などに区別する.

(2) 施設の衛生管理

人が汚染度の高い食品搬入室から汚染度の低い調理室へ移動するときは靴などの消毒を行う. また, 食品搬入室と調理室の間を往復することを避ける.

(3) 調理上の注意

加熱処理したあとの食品の取り扱いには十分に注意する.

① 食品を入れたざるなどを床に直接置かない.

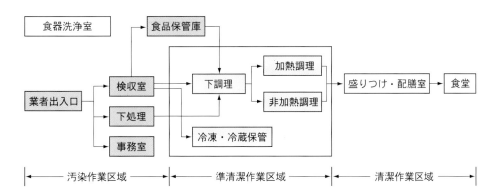

図2-7　給食施設の衛生管理上の区分

② 床からの水はねによる汚染を防止する．

③ 生野菜，果実などを洗浄した水槽，または食品の解凍や処理を行った水槽では加熱した食品を冷却しない．

④ 水槽は十分に洗浄・消毒して使用する．

⑤ 加熱調理をする場合は食品の中心部まで加熱し，温度の確認を行う．

⑥ 調理後，喫食までの時間を短くする．

⑦ 調理後の食品を室温に長時間放置しないことを厳守する．

⑷ 衛生管理体制

それぞれの給食施設において衛生管理の組織をつくり，管理体制を十分機能させ，安全で衛生的な給食をつくる体制をとることが重要である．

⑸ 食中毒予防のための基本事項

給食施設における食中毒予防のための基本事項を以下にあげる．

① 清潔：食品，人，着衣，施設，器具類など，すべてを清潔にする．

② 加熱：食品の内部まで十分熱を加える．

③ 迅速：できあがった料理はできるだけ早く供食し，喫食させる．

5）食中毒発生時の処理

食中毒を検診した医師は直ちに所轄の保健所に届ける（食品衛生法第58条）．

食中毒が発生した場合は24時間以内に所轄の保健所に通報し，原因の究明と拡大の防止をはかる（食品衛生法施行規則第72条）．

給食施設では，給食従業員の健康状態の点検と検診，保存食の提供，献立表の提示に備えるとともに，食品の入手経路・検収・保管の状況，調理方法，供食までの時間などの資料を詳細にまとめて提出できるよう準備し，原因究明の資料とする．

6）HACCPシステムの導入

多様化する食環境にあって，給食施設における衛生管理の方法も変化し，平成7年5月，食品衛生法の一部が改正された．この改正の主眼は自主的衛生管理の推進であり，欧米で導入されつつある高度で多様な衛生管理のシステム「危害分析重要管理点（hazard analysis and critical control point；HACCP）システム」の導入があげられている．

また病院においては，平成8年4月より院外調理が認められ，HACCPシステムなどによる衛生管理を必要とする衛生管理指針が発表されている．

図2-8は給食施設におけるHACCPシステムの事例を示したものである．

2-安全管理

給食施設は，喫食者に対して常に安全な食事をつくり，提供することが責務である．したがって各施設においては，衛生・安全委員会など衛生・安全管理のための組織をつくり，責任体制を明確にし，施設・設備，ならびに調理機器類など，施設の衛生・安全環境に関わる管理を徹底することが必要である．調理従業員一人ひとりも自主的に行動し，さらに調理作業環境の改善に努めなければならない．

また，調理従業員が安全に作業を行うための環境づくりもまた重要である．このために

工程	危害	防止措置	重要管理点	管理基準	方法	モニタリング頻度	担当者	改善措置	検証方法
原材料受入れ（豚肉、玉葱、人参、馬鈴薯、米、ルウ、調味料）	食中毒菌による汚染	受入れ時のチェック		原料品質基準の遵守 品質 品温（豚肉10℃以下） 鮮度	伝票 目視 温度計	受入れ毎	仕入担当	返品・廃棄	検品記録の確認 検査成績書の確認（月1回）
原材料保管	食中毒菌の増殖 混合保管による相互汚染	保管時の温度管理 保管施設の衛生管理		保管温度（5℃以下） 収納スペース、容器区分 先入れ先出し	温度計 チェック表 目視	毎日	保管担当	廃棄	作業記録の確認
下処理（野菜類洗浄・皮むき）	食中毒菌の残存 馬鈴薯の芽（ソラニン）混入 異物の混入	十分な洗浄 除去の徹底 目視チェック 作業マニュアル遵守		手指等の洗浄マニュアル 衛生管理点検表	チェック表 目視	調理毎	調理担当	再洗浄、廃棄 作業手順の徹底 衛生管理の徹底	作業記録の確認
洗米	異物の混入	十分な洗浄 目視チェック 浮遊異物等の除去		衛生管理点検表 手指等の洗浄マニュアル	チェック表	調理毎	調理担当	不良品の廃棄	作業記録の確認
カット	食中毒菌による汚染	専用調理器具の選択 洗浄・消毒の徹底		器具類の使用区分 衛生管理点検表 手指等の洗浄マニュアル	チェック表	調理毎	調理担当	衛生管理の徹底 作業手順の徹底	作業記録の確認
加熱調理（豚肉の油炒め）	食中毒菌の生残	加熱温度 加熱時間		加熱温度 品温	温度計 タイマー	ロット毎	調理担当	再加熱	作業記録の確認 温度計校正 タイマー校正
加熱調理（煮込み）	食中毒菌の生残	加熱温度 加熱時間	CCP*1	100℃ ○時間以上 品温	温度計 タイマー	ロット毎	調理担当	再加熱	作業記録の確認 温度計校正 タイマー校正
炊飯	食中毒菌の生残	加熱温度・時間の管理 器具の点検		加熱温度・時間 炊飯器調正弁等の整備	整備マニュアル 温度計	ロット毎	炊飯担当	廃棄	作業記録の確認
カレー温蔵保存	食中毒菌の増殖	保存温度 保存時間		65℃以上	温度計	ロット毎	調理担当	再加熱	作業記録の確認
盛り付け	食中毒菌による汚染 食中毒菌の増殖	迅速な喫食 器具類の衛生管理 洗浄、消毒の徹底		調理後 時間以内 手指等の洗浄マニュアル 衛生管理点検表	チェック表	調理毎	調理担当	作業手順の徹底 再加熱	作業記録の確認
一時保存	食中毒菌の増殖	当日分の調製 速やかな冷却 低温保存	CCP*2	衛生管理点検表 60分以内に10℃以下にする 5℃以下で保存	チェック表 温度計	保存ロット毎	調理担当	廃棄	作業記録の確認 温度計校正
再加熱	食中毒菌の生残	再加熱温度 再加熱時間	CCP*3	100℃以上 ○分以上	温度計 タイマー	ロット毎	調理担当	再加熱	作業記録の確認 温度計校正 タイマー校正

図 2-8 HACCP 総括表：食品の名称（カレーライス）

[CCP と設定した理由]
＊1：カレーの煮込み工程であり、調理方法からしても十分な加熱が加えられるが、加熱不足の場合の最も危険な工程であるため、CCP とした。
＊2：過去の食中毒事例では、保存中に残存菌が増殖し食中毒になった例もある。このため、これらの食中毒菌の増殖を防止するために、CCP として管理する。
＊3：5℃以下に保存されたカレーを、再度加熱して食べること。温める程度では食中毒菌が増殖したり、残存したりすることがあるので、CCP とした。
（東京都衛生局：HACCP の考え方に基づく自主的衛生管理マニュアル作成の手引きステップ 3. 1997）

は調理機器類などの保守点検の知識・技術を修得することが必要であり，これにより各施設における労働生産性の向上をはかることもできる．

　給食業務を遂行していく中で，事故（アクシデント：accident）には至らなかったが，ヒヤリとしたりハッとした出来事や経験（インシデント：incident）は誰しもあると思う．このことを，当事者や周りの者が自発的に報告すれば，再発は予防できる．インシデントが報告されて記録管理されたものを「インシデントレポート」あるいは「ヒヤリ・ハット記録」という．アクシデントを未然に防ぎ危機管理するためには，インシデントレポートは極めて重要である．

⑥ 作業管理

1-作業管理の目的と標準化

　作業管理とは，栄養的，経済的，衛生的につくられたおいしい料理を，安価に適時・適温で供食し，総合的に喫食者を満足させるために，品質の管理，調理作業の配分などを考慮した一連の作業を能率的，効率的に行うことを目的として給食作業を管理することである．

　給食作業は献立作成に始まるが，それに伴う発注，納品，検収，食品の取り扱いなどを関係帳票類により事務的に処理する必要が出てくる．そして，この事務処理の円滑な遂行がその後の調理作業に大きく影響する．

　献立作成においては，その適切な能率化をはかり，予定献立に従った食品管理を行い，喫食者数や調理工程の内容によって料理ごとの必要調理従業員数を決定し，調理作業の標準化に沿った管理を行う．

　作業の管理を適正に実施するためには，一定の科学的根拠に基づいた作業の計画，ならびに調理作業の標準化に基づいた管理運営がなされなければならない．調理作業の標準化は調理従業員に「ムダ，ムリ，ムラ」（3M）のない効率的な調理作業の指示を可能とし，調理作業工程や調整技術面の管理だけでなく，安全の確保という目的も達成することができる．

　この調理作業をより能率的に行うためには作業研究が必要であり，それぞれの調理作業に適した方法と時間とを決定することが大切である．このためには，作業の動線を測定・分析・研究し，作業効率の改善に役立て，適切な調理作業方法を設定するとともに，調理従業員を適材適所に配置する．

2-作業計画

　調理作業計画とは，限られた時間内に調理作業を安全かつ能率的に進めるために，人員を適切に配置し，適切な作業分担を計画することである．

　調理作業のおもな流れは「下調理（下処理）→主調理→盛りつけ→供食→後片づけ・清掃」であるが，下調理（下処理）・主調理の作業については所要時間，人数，使用機器・什器，作業方法などについて相互関連を考え，調理作業計画を立案する．

1）動線研究

　　作業の動線研究は，作業効率を検討するために作業時間を直接測定する方法から発達したものである．

　　動線研究では，作業の状況を詳細に観察し，測定・記録し，分析することにより作業動作や各調理作業工程での問題点をとらえ，これらを改善してもっとも効率のよい作業方法を確立し，効果判定を行う．

　　この作業測定のおもな方法を以下にあげる．

　　① 映像での測定：ビデオなどを用いることで比較的簡単に作業状況を把握することができ，分析の際も問題点を繰り返して確認できるため，調査者が記録する方法よりも確実な方法といえる．

　　② 直接時間測定法（DST 法）：ストップウオッチを用い，調査者が作業者に常時接近し，作業内容と時間の把握を行う方法である．

　　③ ワークサンプリング法：作業時間の長さを測定するのではなく，ある作業の発生頻度を調べ，それから時間を計算する方法である．この方法では，個人の作業時間，作業経過を追求できない，瞬間測定のため作業内容の把握ができないなどの欠点がある．

2）作業改善の原則

　　作業改善の原則となる事項を以下にあげる．

　　① 目的追求の原則：常に目的との関係において仕事の進め方を考える．

　　② 排除の原則：仕事の目的と手段との関係を調べ，目的達成に不必要なもの，有効度の低いものを排除する．

　　③ 選択の原則：一つの目的を達成する方法のうち，もっとも効果的な方法を選択する．

　　④ 好適化の原則：上述の事柄から効果的な方法について，ａ．専門化（specialization，ｂ．単純化（simplification），ｃ．標準化（standardization），ｄ．機械化（mechanization）などを適用する．

　　給食の調理作業の改善のためには，① 労力の節約や作業方法の単純化を目標とした容易性，② 時間短縮や処理の迅速化をはかるための迅速性，③ 経費節減のための経済性，④ 作業内容の正確化のための正確性，⑤ 安全作業のための安全性などを考えることになるが，これらの事柄のいくつかは関連しあうことが多い．

　　どの事柄を主要な目標とするかは，それぞれの調理作業により異なるが，各要素のバランスを常に考慮し，改善策を講じる．

3）調理従業員の配置

　　給食運営上，適正な調理従業員数が配置されていることはきわめて重要である．配置の基準は，給食数，給食回数，給食形態，調理機器の性能と数，調理内容，調理従業員の経験の有無と能力などによって異なってくる．

　　学校給食においては文部省や東京都の基準が示されている．**表 2-6** に学校給食における調理員配置基準を示す．

　　また，栄養管理報告書の集計結果から東京都の給食従事職員数の実態を示したのが**表 2-7** である．

表2-6　学校給食における調理員配置基準　　　　　　　　　　　（単位：人）

児童・生徒数	国	東京都	
	小・中学校	小学校	中学校
〜100	1または2	3	3
101〜300	2	3	3
310〜500	3	4	4
501〜700	4	5	5
701〜800	4	5	6
801〜900	4	6	6
901〜1,200	5	6	7
1,201〜1,300	5	7	7
1,301〜	※	7	―

※ 500人を増すごとに1人を加える.

表2-7　栄養報告に基づく給食従事職員数の実態　　　　　　　　　　　　　　　　　（単位：人）

施設種類	給食回数	給食形態	1回当たりの給食数	施設数	管理栄養士	栄養士	調理師	作業員	事務職員	その他	合計
事業所	1食	直営	100〜 199食	57	0.04	0.35	1.05	1.04	0.02	1.47	3.96
			200〜 299食	31	0.06	0.39	2.29	1.77	0.06	2.71	7.29
			300〜 399食	13	0.15	0.23	2.08	1.85	0.08	3.77	8.15
			400〜 499食	12	0.50	0.50	2.83	3.75	0.42	5.08	13.08
			500〜1,499食	28	0.36	1.18	6.68	6.36	1.07	4.54	20.17
			1,500食〜	10	0.60	0.80	10.50	11.00	1.10	10.60	34.60
		委託	100〜 199食	95	0.04	0.40	1.53	2.62	0.01	0.56	4.68
			200〜 299食	52	0.04	0.52	1.54	3.25	0.10	0.87	6.31
			300〜 399食	29	0.03	0.90	2.45	3.79	0.10	1.28	8.55
			400〜 499食	20	―	0.80	3.15	7.65	0.70	1.80	14.10
			500〜1499食	65	0.34	1.28	5.14	10.08	0.82	3.45	21.09
			1,500食〜	16	0.44	2.31	10.69	16.69	3.34	11.94	45.51
社会福祉施設	3食	直営	100食以上	117	0.38	1.03	3.52	3.51	0.05	0.74	9.33
保育所	1食	直営	50〜100食	433	0.09	0.59	1.63	0.86	0	0.25	3.41
			100〜199食	274	0.07	0.76	1.65	1.08	0.01	0.28	3.85
			200食以上	15	―	1.20	3.27	1.20	―	0.07	5.73

注）保育所については「その他の給食施設」を含む.
資料）東京都衛生局：東京都集団給食施設栄養報告結果（平成3年5月分報告）.

3-調理作業

　　給食施設における調理作業の標準化，合理化は，調理作業の流れに沿って十分に検討されなければならない.

1）下調理

　　食品の水洗い，廃棄部の除去，調理内容に合った材料の切り方，調理機器の選択と操作方法，それらに要する時間などを検討して標準化する.

2）主調理

　　炊飯については，標準的な洗米・浸漬・水切り，炊くときの加水量，加熱に関わる各条

件の調整，1回で炊飯可能な米の重量などについて基準を示す．汁物については，水の量，だしの量，だしのとり方，調味基準，具の扱い方など，細部に至るまで基準を示す．

　煮物，焼き物，揚げ物，蒸し物，炒め物，和え物，寄せ物などについても，その標準的な調理法や温度，時間，使用調理機器，またそれぞれの施設・設備の状況を把握したうえで基準を示す．

3）盛りつけ，配膳

　盛りつけには，対面配食，事前配食，パントリー配食などの方法がある．給食では，喫食者一人ひとりに同じ量の盛りつけをし，栄養量を確保しなければならない．また，衛生的で迅速な盛りつけをするためにも，盛りつけ重量，使用食器，盛りつけ手順などを提示し，作業の流れを順調にする方法を考える．

4）供食

　給食のおいしさは，できあがり後すぐに供食されることである．しかし，すべての料理の調理や盛りつけなどの作業を同時に進行することは困難である．そのために料理の保温・保冷の管理が必要となってくる．

　飲食物は体温を中心に±25℃以上の差をつけるとおいしく感じるとされ，これを基準に

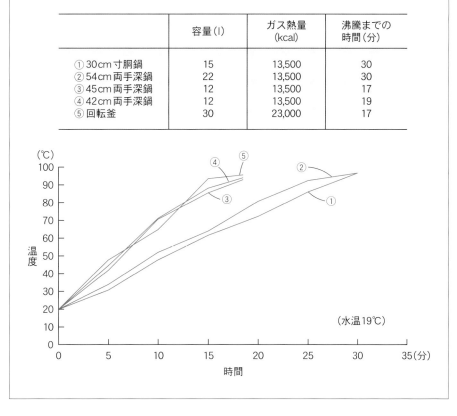

	容量(l)	ガス熱量 (kcal)	沸騰までの 時間(分)
① 30cm寸胴鍋	15	13,500	30
② 54cm両手深鍋	22	13,500	30
③ 45cm両手深鍋	12	13,500	17
④ 42cm両手深鍋	12	13,500	19
⑤ 回転釜	30	23,000	17

図2-9　鍋の容量と沸騰までの温度上昇曲線
（大妻女子大学給食管理実習室）

温度管理を的確に行い，温かいものは65℃以上，冷たい物は10℃以下で供食することを目標とする．

温食給食のためには次のような方法がある．施設の状況に応じて検討し，実施する．

① 保温食器や保温トレイを利用し，熱の放散を防ぐ．
② 電熱器，コンロ，電子レンジにより供食直前に再加熱する．
③ 食器を十分に温めて保温し盛りつける．
④ 配膳台のそばに保温装置を設け，そのなかに調理したものを容器ごと入れておき，供食時，そのなかから盛りつける．
⑤ 保温戸棚，温蔵庫の利用により供食時間まで保温する．
⑥ 電熱やガスを熱源とする特別の保温配膳車を利用し，供食までの間，温度が低下するのを防ぐ．

4-大量調理

大量調理は少量調理に比べ，取り扱う材料の量が多く重いことなどから，一連の調理作業工程における所要時間が長くなるなどの問題があり，調理作業を標準化することが必要である．

たとえば，加熱調理の場合，使用する機器も容量が大きいため，少量調理とは作業時間，加熱速度などに違いを生じ，単に湯を沸かすということだけでも，鍋の容量，熱源の大きさなどによって加熱時間が異なってくる（図2-9）．

また，大量調理では，調理作業の開始から供食まで時間がかかるため，料理の味つけやできあがり状態など，料理の品質に変化を生じることがあり，衛生面を考慮したうえでの品質管理も重要な問題である．

1）下調理

(1) 洗浄に伴う付着水や吸水の問題

洗米後や葉菜類の洗浄後の付着水，乾物の水洗や浸漬後の絞り加減による吸水などの水分は，その後の調理作業である加熱調理の加水量，温度降下，下味，調味時の放水などに影響する．

(2) 廃棄量（率）

大量調理の場合，廃棄量はできるだけ少なくし，献立表に示された使用量と一致するようにする．

廃棄量は季節や食材料の品質，また包丁（調理従業員の技術・能力）によるのか機械によるのかという切截方法によっても異なる．さらに野菜の廃棄量はその切り方によっても変動し，みじん切り等小さい形状にした場合の廃棄率は高い．

廃棄量を少なくすることは，食材料管理のうえでも，栄養管理のうえでも，また環境汚染対策の立場からも重要なことである．

(3) 茹で物操作の温度管理

沸騰した湯に食品を投入したとき，湯の温度は下降し，再び上昇するまで時間がかかるが，投入する食品の量によって温度の再上昇までの時間が異なり，所要時間の長さによってはできあがりの品質にも影響する．

2）主調理

(1) 加熱による蒸発量

　煮物をする際は加水量（だし汁）を最少にする．このため，加熱の程度や調味が均等になりにくく，熱源の調節や調味・攪拌の時期の判定などがむずかしい．炊飯の場合，加水量は洗米後の吸水割合を十分検討し，蒸発量を考慮して加熱方法を標準化する．

(2) 煮くずれ

　いも類などのでんぷん性食品を煮る場合は，1回に調理する量が多いために食品自体の重さによる煮くずれや，でんぷん量が多いため保温がきいて煮えすぎることによる煮くずれを起こしやすい．余熱を考慮して調理することが必要である．

　魚の煮物の場合は，調味液を沸騰させてから魚を入れ，表面のたんぱく質を凝固させてうま味の流出を防ぐ方法をとる．しかし，たんぱく質の凝固が始まる60℃前後で硬さが減少してきて煮くずれを起こしやすい．そのため，加熱中は魚を動かさないようにしたり，煮ざるを使用したり，1回の仕込み量を調節するなどの配慮が必要である．

(3) 揚げ物操作の温度管理

　茹で物の場合と同様，揚げ物をする場合も加熱した揚げ油に食品を投入すると温度降下が起こる．素揚げか，衣をつけて揚げるかの手法によっても異なるが，とくに冷凍食品を揚げる場合，温度管理には注意が必要である．食品そのものの温度が低いため，1回の投入量を決め，揚げ始めの温度を設定し，できるだけ油温を急降下させないことが重要である．

3）調味

　大量調理は集団が対象であるため，喫食者全員に好まれる調味（味つけ）を行うことはむずかしいが，調味の基本に基づいて食品の種類，分量，水分量，切り方，大きさなどを確かめ，調味割合を加味して調味料の量を算出し，味つけをする．その際，一度に調味するのではなく，調味料の種類による浸透・拡散を考慮し，調味の時期，分量を標準化して一定の味に仕上がるようにする．

　加熱初期に約80％の分量で調味し，できあがりのまぎわに残りの調味料で味の微調整を行うと，調味の不均一を防ぐことができる．

⑦ 施設・設備管理

　それぞれの給食施設は，学校，病院，会社・事業所などの付属施設として設けられている場合が多い．

　たとえば学校給食では校舎の一部に給食室が設けられており，病院給食では病棟の一部または別棟に設けられ，会社・事業所では建物の地階あるいは高層部に設けられていることが多いが，施設・設備については，それぞれの施設の特性を十分考慮して計画されなければならない．

1-調理室の立地条件

　調理室（厨房）の一般的立地条件としては以下のことなどがあげられる．

① 通風,換気,採光,乾燥がよい.

② 排水がよく,衛生的に安全な水が十分得られる.

③ 食品の搬入,できあがった食事の配送がスムーズに行える.

④ 環境衛生的に周辺が安全である.

また,調理室内の設備については,衛生,安全,能率などを考えて調理機器をよく選定し,作業動線に沿ってレイアウトすることが必要である.

2-調理室の施設・設備

調理室の施設・設備を理想的なものにすることは,さまざまな環境上あるいは経営上の制約があるなかでは困難であるが,喫食者に喜ばれ,しかも安全な食事づくりをするためには,どのような施設・設備であることが必要であるかについて,十分に認識し,あるいは研究することが重要である.

1) 調理室の位置・形・広さ

(1) 位置

地階,地上1階,最上階などが考えられる.通風,換気,採光などを考えると地上が望ましいが,地上1階は建物の中心部となるため,ここに調理室を配置することはむずかしい.

最上階は通風,換気,採光など,すべての面で良好であるが,食品搬入のためのエレベーターやリフトが必要になる.また,給排水の設備費も高額となるが,食堂と近接している場合は喫食者にとってはもっとも望ましい環境である.

地階は通風,換気,採光の条件が悪い.また臭気が地上に昇るため,換気設備などに十分な配慮が必要である.

(2) 形

調理室の形は他の条件と相まって決められるが,一般には正方形よりも長方形のほうが使いやすい.一辺1に対してもう一辺を2〜2.5程度とする.これは仕事の流れに沿って機器類を配列する場合にも,壁面のほうが置きやすいことによる(同じ面積であれば正方形よりも長方形のほうが長い周辺を得る).正方形の場合は,部屋の中央に機器を置くことがあり,面積によっては動線が交錯することになる.

また,流れ作業の面から,また機械化によるベルトコンベアシステムからも長方形のほうが有利である場合が多い.

(3) 広さ

給食の種類,1日の給食回数,調理従業員数,調理機器の占める場所などによって決められ,固定していない.しかし,広すぎると従業員の疲労が多く,狭すぎると作業がしにくく,不衛生になりやすい.一般には,調理機器の占有面積を基準にして決める.

① 大規模給食施設:機器占有面積×3〜4.

② 小規模給食施設:機器占有面積×2〜2.5.

この給食施設の面積などに関して,厚生省は給食施設の標準(**表2-8**)を,また文部省は学校給食施設の基準(**表2-9**)を示している.

食堂の面積は,同時に喫食する人員および席の利用回転数により決定される.

表 2-8 厚生労働省による給食施設の基準

区分	室名	1回5,000食	1回500食	1回300食	1回100食	1回50食	備考
調理室	野菜下処理室	20～25 m²	15～20 m²	10～15 m²	}10～15 m²	}10～15 m²	ただし，共用の場合も水槽，処理台の区分が必要である
	魚介下処理室	20～25 m²	15～20 m2	10～15 m²			
	調理室	100～130 m²	70～80 m²	40～45 m²	25～35 m²	15～25 m²	
	盛りつけ配膳室	20～25 m²	15～20 m²	10 m²	10 m²	5 m²	
	特別調理台	25 m²	20 m²	10 m²	10 m2	5 m²	
	冷凍室	5 m²(1,600 l)	3 m²(1,600 l)	3 m²(1,300 l)	(850 l)	(850 l)	(内容積)間口×奥行×高さ cm
	冷蔵庫	210×90×180 cm	210×90×180 cm	180×90×180 cm	150×75×180 cm	150×75×180 cm	
倉庫	穀類倉庫	20 m²	10 m²	10 m²	5 m²	5 m²	
	野菜倉庫	20 m²	10 m²	10 m²	5 m²	5 m²	
	調味料倉庫	10 m²	10 m²	5 m²	5 m²	5 m²	
	資材倉庫	10 m²	5 m²	3 m²	3 m²	3 m²	
その他	食器洗浄消毒室	20～25 m²	15～20 m²	10 m²	10 m²	5 m²	
	事務室	20 m²	20 m²	10 m²	10 m²	10 m²	
	更衣休憩室	30 m²	25 m²	20 m²	15 m²	10 m²	
	浴槽	15 m²	10 m²				脱衣室を含む
	便所	10 m²	5 m²	5 m²	3 m²	3 m²	
	宿直室	15 m²	10 m²				
	食堂	3 m²当たり4人	〃	〃	〃	〃	
計		360～410 m²	258～288 m²	155～175 m²	111～126 m²	79～94 m²	

表 2-9 文部科学省による学校給食施設の面積の基準

児童または生徒数別区分	学校給食施設の面積
50 人まで	14 m²
51 人から 100 人まで	14 m²＋0.14 m²×(児童または生徒の数－ 50)
101 人から 150 人まで	21 m²＋0.14 m²×(児童または生徒の数－ 100)
151 人から 200 人まで	28 m²＋0.14 m²×(児童または生徒の数－ 150)
201 人から 150 人まで	35 m²＋0.14 m²×(児童または生徒の数－ 200)
251 人から 300 人まで	42 m²＋0.14 m²×(児童または生徒の数－ 250)
301 人から 600 人まで	49 m²＋0.05 m²×(児童または生徒の数－ 300)
601 人から 900 人まで	64 m²＋0.04 m²×(児童または生徒の数－ 600)
901 人から 1,200 人まで	76 m²＋0.04 m²×(児童または生徒の数－ 900)
1,201 人から 1,500 人まで	88 m²＋0.04 m²×(児童または生徒の数－1,200)
1,501 人以上	100 m²＋0.02 m²×(児童または生徒の数－1,500)

2) 調理室の内部

(1) 床

　調理室の床の構造および床材については十分に検討する.

　調理室の床にはドライシステム（乾式）とウエットシステム（湿式）がある. 乾燥状態の床で作業ができるドライシステムは，従業員がけがをする頻度が少なく，衛生的である. ただし，水やごみを床に落とさないように留意する.

　ウエットシステムの場合は，耐火，耐水，耐久，耐湿などを十分考慮した構造，床材にするとともに，滑らない，水洗いが自由にできるという観点からも床材を選定する. 最近ではクリンカタイルがよく使われているが，その他，コンクリート，モルタルなどがある.

　ウエットシステムでは，水はけをよくするために，排水溝に向かって2/100程度の勾配をつけるが，部分的に傾斜を変えることもある. 排水溝はU字型とし，取りはずしのでき

る金属製のすのこの蓋をつける．下水口との連絡口にはネズミの進入を防ぐために金網をつけ，さらに臭気防止のためにトラップ管をつけてマンホールにつなぐ．

(2) 排水

調理室からの排水量は多く，また洗剤，油脂，残菜，残飯なども混入する．下水道は見えない部分だけに工事面での配慮が大切である．排水がスムーズに行えるよう，以下の点に注意する．

① 排水量に合った管の太さを考え，傾斜をつけてマンホールに導く．

② 排水溝の数を多くし，排水管が詰まったときに対処できるようにする．

③ グリーストラップ（油脂や残渣を取り除く装置）を設け，使用後は十分に水を流して排水管が詰まるのを防ぐ．

(3) 天井

天井は高いことが望ましい．ダクトなどを完全に設置するためにも，一般には床から天井までの距離は3m程度は必要とされる．天井の材質は，防火，耐湿，防音性などを考慮して選定する．また，室内と天井裏との温度差が大きいと，天井についた水滴が落ちてくることがあるので，天井裏には断熱材を張り，結露を防ぐ．

(4) 壁

壁材は，耐火，耐水，耐久，耐湿などの面ばかりでなく，調理室の美観も考慮して選定する．これらの条件を満たすものとして一般にはタイル張りが行われる．タイルを床から天井まで張るのもよいが，少なくとも床から1～2mはタイルを張る．色は白または明るい色とする．

途中で壁材を変える場合は段差がつかないようにし，平らな面に仕上げる．壁と床との継ぎめには丸コーナータイルを用いて掃除しやすいようにする．

(5) 出入り口

調理室への出入り口は，調理室設計の際に第一に検討すべき箇所であり，以下の点などについて考慮する．

① 食品の搬入口と給食関係者の出入り口は別にする．

② 給食関係者の専用出入り口を設ける．

③ 出入り口は必要以上につくらない．

④ ネズミ，昆虫などの侵入を防ぐため出入り口は開放式にしない．

⑤ 出入り口のドアを自動開閉式にした場合は，ドアの開放中にエアカーテンが働くようにする．

⑥ 入り口には手洗いおよび足の消毒のための設備を設置する．

(6) 窓

窓は採光，通風，換気などのためのものであり，必要な窓面積は，一般に床面積の1/4～1/6，平均1/5とされている．奥行きの深い調理室は2面とすることがよく，窓の高さは床から1m前後とする．窓枠はアルミサッシのものが一般的で，引き違いにし，防虫網を張る．

最近では空調設備のよい調理室もあり，そうしたところでは窓については別の配慮が必要である．

3）調理室の設備

（1）給水

　給水で第一に大切なことは衛生的に安全な水が十分に得られることである．また，水質，水量，水圧についても十分注意するとともに，給食作業時には大量の水を使用するので水切れのないようにし，断水時に対処できるよう貯水槽の設置についても検討する．

（2）給湯

　給湯設備は必ず設置する．これには中央給湯法と局所式給湯法がある．

① 中央給湯法：1カ所で大量の湯を沸かし，各湯栓に配管する．

② 局所式給湯法：瞬間湯沸かし器を2〜3カ所に設置し，各湯栓に配管で送る．小規模施設に多い．

（3）照明

　調理従業員の疲労を少なくし，作業能率を高めるためにも照明の位置，反射器具の材質，大きさなどを適切なものとすることが大切である．全体照明と部分照明との関係にも注意し，調理従業員の手元が暗くならないようにする．

　一般的に地上階の調理室でも自然光線だけでは不十分であり，蛍光灯を併用する．適正な照度は場所によって異なるが，主調理室は平均200〜300ルックス（60Wの電球から1m離れたところで100ルックス）を必要とする．自然光線が期待できない地下の調理室は，とくに照明器具の選択に注意する．

　照明器具は天井に埋め込むタイプのものが望ましく，吊り下げ式のものはほこりやごみがたまりやすく衛生的ではない．

（4）換気

　調理室は，高熱，水蒸気，油煙，臭気，燃焼ガスなどが大量に発生する場所である．これらをできるだけ早く戸外に排気することが必要である．

　換気には，自然換気と機械的換気がある．自然換気は窓の開閉によるものであり，機械的換気は機械による強制換気である．自然換気だけでは十分でなく，衛生的にも問題があるので機械的換気装置を設置する．すべての加熱器具にフード（天蓋）をつけ，換気扇を回し，ダクトを這わせて強制換気とする．また，フライヤー，レンジ，魚焼き機などにはフード内にグリースフィルターを取りつける．

　なお，換気については，建物全体の換気と調理室の換気の双方が良好に機能するよう，専門家と相談し，快適な作業環境をつくる．

3-調理機械・器具

　給食施設の調理室には，調理作業が能率的に行われるよう，また省力化のために，必要な調理機械・器具（調理機器）類を選定・購入し，効率的に配置する．

1）調理機器の選定

　調理機器はその種類も多く，名称もメーカーによって異なるので，選定に際してはカタログや資料を取り寄せて十分に検討する．以下におもな選定の条件をあげる．

① 能力，容量など使用上の条件が合っていること．

② 作業能率が高く，取り扱いなど操作性がよいこと．

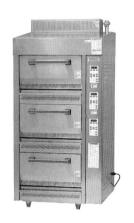
ガス立体炊飯器

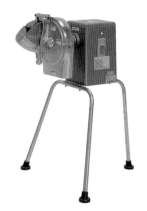
合成調理機

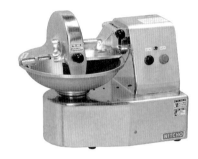
フードカッター

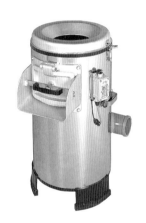
球根皮むき機（ピーラー）

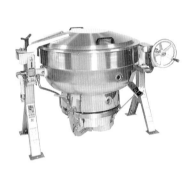
回転釜

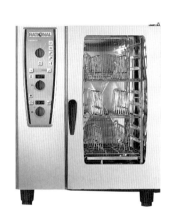
スチームコンベクションオーブン

図2-10　給食施設で用いられる主な調理機器

③ 後始末がしやすいこと．
④ 故障しにくいこと．
⑤ 耐久性が高く維持・管理がしやすいこと．
⑥ アフターサービスのよい業者であること．
⑦ 価格が適当であること．
⑧ 食数，給食内容に適していること．
　調理機器の選定後は，電力を使うものは必要とされる電気の容量を確かめる．また，コ

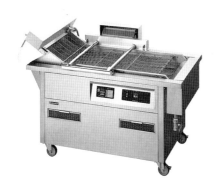

連続フライヤー

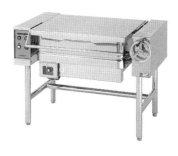

ティルティングパン
（ブレージングパン）

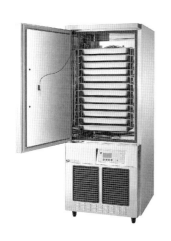

ブラストチラー

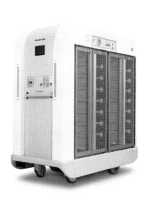

冷温配膳車

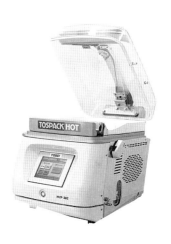

真空包装機

資料提供（五十音順）：日本給食設備（株），日本調理機（株）

ンセントの位置，数についても検討する．あとからの配置はむずかしい．

　なお，それぞれの調理機器については，耐用年数による減価償却を考慮して計画的に管理・運営する．

2）おもな調理機器

　給食施設では調理作業の能率化などのために種々な調理機器（**図2-10**）を使用する．これら調理機器の使用方法やメンテナンスなどについて習熟する．

(1) 洗米機

　手動式，動力式，水圧式，連続式などがあるが，使用後の手入れのしやすいことも選定の条件である．

(2) 炊飯器

　① ガス立体炊飯器：立体的な形をしていて，大量に炊飯できる．中のケースに米1,水 1.2〜1.4 の割合で入れる．プロパンガス用，都市ガス用があり，自動点火式，手動点火式がある．

　② 加圧式ガス自動炊飯器：加圧の採用により炊飯時間が大幅に短縮され，ガス使用量も低減される．

(3) 合成調理機

　野菜の切断機であるが，プレートを変えることにより，輪切り，線切り，ささがき，短冊，おろし，さいの目切りなどに自由に変更でき，効率的に使用できる．大量調理には不可欠の機械で，架台つきのものと卓上型のものとがある．使用後はプレートをよく洗い，ふきんで水気を取り，乾燥させて殺菌しておく．

(4) フードカッター

　野菜類や肉類などをみじん切りにする機械である．短時間でみじん切りすることができ，材料の鮮度，風味を損うことが少ない．

(5) 球根皮むき機（ピーラー）

　じゃがいもやさといもなど，いも類の皮むき機である．金剛砂（カーボランダム）の固着している円盤を，水を入れながらモーターで回転させ，大量のいも類の皮をすりむくとともに洗浄する．手作業に比べて廃棄量は5％程度である．

(6) 回転釜

　汁物，煮物，炒め物，茹で物などを大量につくるときに使用する加熱調理機で，たいへん便利な釜である．給食人数に応じた大きさ，数とする．ステンレス鋼釜と鋳鉄製の釜があるが，ステンレス鋼釜のほうが熱効率がよく，調理時間を短縮できる．熱源はガス式のものと蒸気式のものがある．

(7) ガスレンジ

　各種の料理に使用される一般的な加熱装置である．使用頻度が高く汚れやすいため，常に掃除をする．上火，下火のきくものとする．

(8) スチームコンベクションオーブン

　冷凍食品の解凍から加熱，焼き物，煮物，蒸し物までスピーディーにできる高性能調理機である．庫内の温度は自動コントロール方式により 90〜300℃ に調節できる．

(9) 焼き物機

　大量調理用にはコンベア式のものが多く使用されている．汚れると，さび，腐蝕の恐れがあるのでよく手入れする．

(10) フライヤー

　油の温度を一定に保ち，きれいに揚げることのできる揚げ物機である．油槽が一槽式のものと二槽式のものとがある．使用後は揚げかすを取り除き，油を抜いて油槽内の油を拭き取り，洗剤でよく洗う．揚げ物を大量につくる施設では連続式のフライヤーが使用される．

(11) ティルティングパン（ブレージングパン）

炒め物，焼き物，煮物，揚げ物，蒸し物などの加熱調理ができる平底回転釜である．常に設定温度が保たれるようになっており，使いやすい．平底のため卵焼きなどにも使用できる．

(12) ブラストチラー

加熱調理が済んだ料理を，衛生管理の観点からできるだけ短時間で冷却するためのものである．冷風により急速に冷却する．

(13) 温蔵庫

温蔵庫は電気を熱源とし，できあがった料理が冷めないよう，盛りつけるまでの間，中に入れて温めておくものである．65〜80℃の内部温度を保つように調節されている．

なお，停電が起こり，再び送電されて温められた場合，細菌の増殖により食品の変質が生じて食中毒の原因になることがあるので注意する．これは保温配膳車の場合も同じで，冷めた料理を保温配膳車内で加温すると食中毒の原因になりやすい．

(14) 冷蔵庫

食品を低温環境で保管するためのもので，必置のものである．使用に際しては，庫内に温度計を入れ，庫内温度を0〜10℃の間を保つよう常に庫内温度をチェックする．また，庫内をよく整理し，一定の温度を保つことができるように注意する．また食品の保管時間にも注意する．冷蔵庫は温度管理だけでなく，定期的に洗浄・殺菌を行って衛生管理を行うことも重要である．

(15) 冷凍庫

冷凍食品の普及により，給食においても冷凍食品の利用が多くなっている．冷凍食品は計画的に購入し，庫内温度−18〜−25℃で冷凍保存する．

(16) 冷温配膳車

温かい料理は温かいまま，冷たい料理は冷たいまま保管する配膳車である．1台の配膳車が保温機能と保冷機能の両方を持っている．

(17) 食器洗浄機

食器の洗浄法には，手で洗浄する方法と，食器洗浄機による方法がある．食器洗浄機にはドアタイプ，フライトコンベアアラウンドタイプなどがある．給食数などに応じた機種を選択する．

(18) 食器消毒保管庫

洗浄後の食器をかごに入れた状態で庫内に入れ，消毒し，使用するまで保管しておくためのものである．加熱法には電気式（乾熱式）と蒸気式（湿熱式）がある．食器の材質により適切な加熱温度があるので注意する．たとえば合成樹脂系の食器は加熱により変形することがあり，80℃くらいを保つようにする．

(19) 真空包装機

食品を樹脂フィルムに包装し，真空の状態にして密封するもの．レディーフードシステムのひとつである，真空調理などに使用される．

また，小さな器具として，なべ類，バット，ボールなどの手作業用のものがある．これらは料理の内容などや，使いやすさ，耐熱性なども考慮して種類と数を検討し，取りそろえておく．破損したものは補充・補修して作業に支障が出ないように管理する．

3）調理機器のレイアウト

　　調理機器は調理室の広さ，形などを考え，さらに調理作業の流れが能率的なものとなるよう，作業動線に沿ってレイアウトする．以下にレイアウトのおもなポイントをあげる．

　① 加熱機器，水使用の機器はフードや給排水の設備が必要であるため，可能なかぎり集約する．

　② 加熱機器の前方は，加熱機器の扉の開閉のために十分なスペースをとる．

　③ 機器類の移動のために 750〜1,000 mmの通路幅をとる．

　④ スペースを効率的に利用するため空間を立体的に利用する．

　⑤ 調理室内の各区域を明確に区分し，衛生面での配慮をする．

　　とくに小規模施設では，下処理室，主調理室をはっきり区分することが衛生面で大切である．その他，調理室を中心に付属施設が配置されるが，事務室は調理室を見通せる位置にするとともに，検収室とも連絡のよい位置とする．また，全体の管理が行き届く位置であるようにする．

4-食器

　　食器の材質には，陶磁器，ガラス，プラスチック，金属（ステンレス，アルミニウム，銅など），木，竹などがある．

　　陶磁器，ガラスは料理を盛る器としては望ましいが，重く，破損率が高い．このため給食施設では軽くて破損の少ないメラミン樹脂やポリプロピレン（PP）などのプラスチック製のものが多く使用されている．その他，ABS樹脂（熱可塑性樹脂）やPEN樹脂，強化磁器，食器洗浄機・消毒保管庫にも対応できる耐熱ABS樹脂，FRP（Fiber Reinforced Plastics）などがある．近年，適温フードサービスのために断熱材を使用した保温食器も多く，衛生面だけでなく豊かな配膳のためにも食器選択は重要である．

　　食器の取り扱いに際しては，プラスチック製のものは硬いたわしなどではこすらないように，また消毒保管庫の温度管理に十分注意する．

　　食器を選択するおもな条件を以下にあげる．

　① 人体や環境に有害な物質が溶出しない．

　② 洗浄しやすく消毒に耐える．

　③ 形が安定していて，収納の場所をとらない．

　④ 丈夫で破損しにくい．

　⑤ 傷つきにくく，衛生的である．

　⑥ 料理を盛って美しい．

　⑦ 水よりも比重が重い．

5-付属施設

　　給食施設は，調理室を中心に，検収室，事務室，食品倉庫，配膳室（病院），更衣室，休憩室，専用便所，浴室，宿直室，食堂などがある．その他，厨芥処理場も必要である．部屋と部屋の関連については，人の出入り口と食品の出入り口とは交錯しないようにする．

　　食堂については，労働安全衛生規則により「1人当たり1平方メートル以上」と定められているので，この広さを確保し，また喫食者が快適な気分で食事ができるよう，それぞ

れの場にふさわしい食卓，椅子などを整える．

食器洗浄・消毒場は食堂に隣接させる．またカウンターには保温テーブルを置く．

6-保守管理

給食施設は，年間を通して休みなく利用されているが，常に清潔な環境で安全な作業が行われるためには，施設内は常に整理・整頓されていなければならない．調理室内の整備や，調理機器類の正しい扱い方と手入れの方法などについてはマニュアルを作成し，それに基づいて定期的に管理する．とくに調理機器は食品を扱うものであるため，使用後はていねいに洗浄・消毒し，よりよい状態で使用することが大切である．

調理機器の耐用年数は使用頻度により異なるが，手入れがよいとを長く使用できる．

また，調理室内の破損箇所，損傷箇所は早期に補修して能率的に作業ができるように，常時，管理する．

8 事務管理

1-事務管理の目的

給食に関する事務を遂行するうえでは，各種報告書類をはじめとし，いろいろな帳簿や控えなどをそろえていなければならない．

また，一連の給食作業の工程を合理的かつ円滑に進めるためには，的確な帳票や伝票などが必要であり，これらについては，給食の計画・実施・評価・改善措置を順調に行っていくうえで，形式や種類などをよく検討することが必要である．

給食事務の簡素化のためには，簿記の知識や技術に通じる必要もあるが，最近はコンピュータに組み込んで事務処理のスピードアップをはかる施設も多く，この関連の知識・技術の修得が不可欠になりつつある．また，原価管理を綿密に行い，経営的視点に立って効率的に給食業務を運営することが望まれている．

2-帳票

給食の管理・運営のうえで必要な帳票類の種類は多い．使用目的を明確にし，記入項目の検討を行い，記録方法のマニュアル化をはかることなどが必要である．以下に帳票類の例を示す．

① 計画……人員構成表，荷重平均栄養量，食品構成表，献立表など．
② 実施……発注伝票，納入伝票，購入台帳，食品受払い簿，食品使用日計表など．
③ 評価……検食簿，給食日報，栄養管理報告書，栄養出納表，月間収支報告書，貸借対照表など．

⑨ 経営管理

1-経営管理の目的

　　経営管理とは,「経営体をとり巻く社会構造や経済構造などの環境に対応した経営戦略に基づいて, 収益をあげ目的達成のための効率的な事業活動が行えるようにする」といわれている. したがって経営管理の基本は, 経営体のもつすべての経営資源の効果的な配分と管理であり, 指揮や命令の統一を図り, 経営体における組織の各階層に適した管理を行うことが大切である.

　　経営管理を効率よく行うためには, 統計資料（経営資料）を活用し, 組織における管理機能を十分に発揮できるような管理をしなければならない.

　　給食施設における経営管理の基本は, 各管理のもとに作られる食事を提供することであり, 利益を追求するだけの一般経営体とは異なっている. そのためには, 喫食者のニーズや労働条件等の変化に対応できるよう, 食品流通や食品開発等の状況を把握しておくことが必要である.

2-経営管理の組織と機能

　　経営の効率化のためには, 管理の対象と各管理の関係を理解し, 経営組織の効果的な運営が大切である.

1) 経営管理の組織

　　経営の組織は経営体の目的達成のために, 意識的・合理的に編成された職務体系である.

（1）組織の原則

　　組織は経営体の規模に対応し変化していくものであるが, 組織編成するときの基準となる原則をもとに経営組織を有効に活動させることが重要である. よい組織の条件は, 経営組織の上下関係において指揮や命令系統が一貫性を維持し（統一性または一元化）, 階層が明確なこと, そして仕事を実行するための権限の分散と委譲が行われていることである.

　　① 専門化の原則（specialization）

　　② 権限・責任一致の原則（party of authority and responsibility）

　　③ 統制範囲の原則（span of control）

　　④ 命令統一性の原則（unity of command）

（2）組織の形態

　　組織形態は直系組織, 職能組織, ラインアンドスタッフ組織等がある（**図2-11**）.

❶ ライン組織（line organization）

　　ライン組織は, 多くの経営体組織の基本となっているもので, 上から下へ命令される形である. 一貫した命令系統を通して上位者の意思が末端まで浸透するので統一的行動を導くという長所をもっている. しかし, ライン組織は, 各部内での役割を果たすことが基本であるため, 各部内間相互の連携がうまく行われないという短所がある.

❷ ファンクショナル組織（functional organization）

　　職能別の管理者が, それぞれの職能について部下を管理する組織形態である. この形態

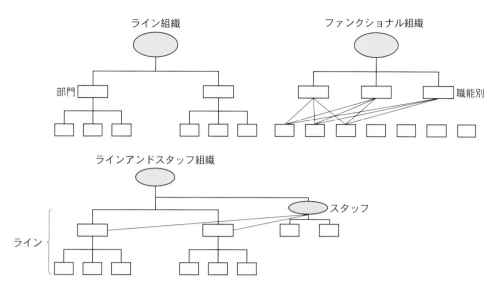

図2-11 各種組織形態

は組織の原則である「専門化の原則」を優先したもので，管理者の専門的能力の効果的な活用に重点がおかれている．管理者は専門に関してのみ部下を指示・管理すればよいが，部下は複数の管理者からの命令・指示を受けなければならない．そのため命令統一性の原則が軽視されることになり，複雑な命令系統になりやすい．

❸ ラインアンドスタッフ組織（line and staff organization）

　ラインアンドスタッフ組織は直系組織と職能組織の長所を取り入れて，「命令統一性の原則」と「専門化の原則」を両立させた形態である．基本的には，直系組織として編成し，職能組織はスタッフとして別に編成し，直系組織に並列させる方法である．

　現在，多くの経営体はラインアンドスタッフ組織の形態をとっている．

❹ その他の組織

　事業部制組織やプロジェクトチームなどがある．

2）給食の組織

　給食の組織は，施設の種類や規模などにより組織の名称や部門の名称等が異なっている．学校給食，病院給食における組織を例示する（図2-12，13）．

3）給食の機能

　給食経営を円滑に行うためには，組織の資源・能力を有効に活用することが必要である．組織の経営資源とは，①人的資源，②資金的資源，③物的資源（材料・施設．設備等），④情報，方法などである．これらを用いて「計画—組織化—指揮・命令—統制」の活動を機能させることが重要である．

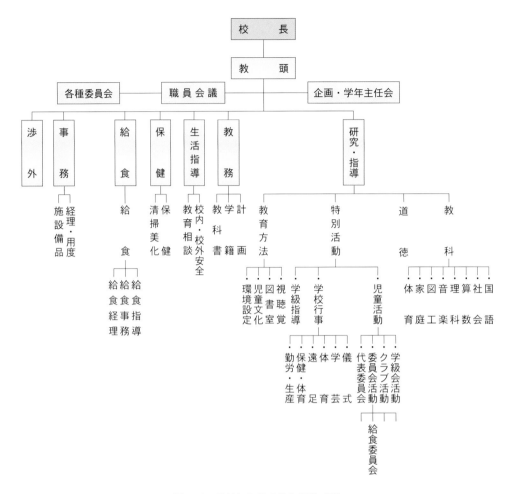

図 2-12　学校における給食組織（例）

3-経営計画

1）経営計画の作成

　　経営戦略を実行する方法を詳細に検討したものが経営計画である．経営計画には一般に長期（10年），中期（3〜5年），短期（6カ月〜1年）がある．中長期計画は，経営体の中長期的な目標に対応するための計画を策定することであり，実現のために何をすればよいのか投資や人材育成なども含めて明確にすることが大切である．短期計画は状況の的確な把握および迅速な実行可能性などの要件が満されることが大切である．

　　経営計画は「努力目標」としての要素が強く，実現できないこともあるが，実現可能かどうかのチェックを行い，問題点があれば，戦略そのものの見直しが必要となる．

2）給食の運営計画

　　対象に見合ったよりよい給食を提供するという目的に向かい，給食の特性を十分に知り，経営方針に沿って業務を遂行するための計画である．

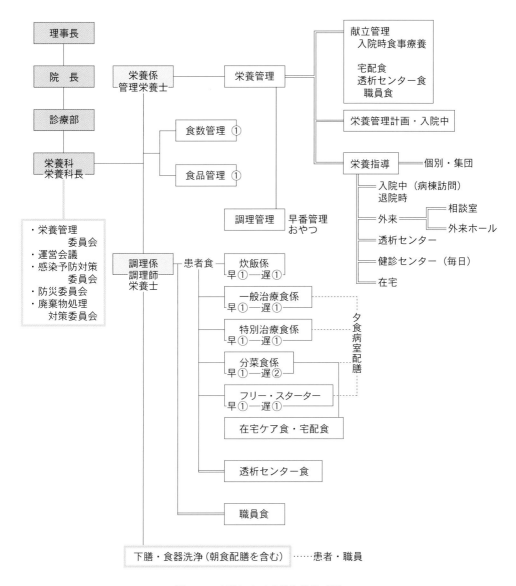

図 2-13　病院における給食組織（例）

（1）喫食者の特性
　① 性別，年齢別，人数，労働内容など
　② 生活条件（居住条件，家族構成，生活レベル，通勤状況など）
　③ 食生活および健康状況（出勤率，疾病の有無，欠食・外食の状況など）
　④ 食習慣，食嗜好など

（2）施設の特性
　① 経営者および給食担当者の給食に対する考え方
　② 人員構成（性別，年齢別，生活活動強度別，パート比率など）
　③ 業務内容（機械と手作業，労力の軽重など）
　④ 労働条件（勤務時間，休日，時間外勤務など）

⑤ 食数（喫食者数，給食利用率，出勤率）

⑥ 食事回数（夜勤食，残業食，会議用弁当を含む）

⑦ 調理室および食堂（設備および状態）

(3) 施設の環境

① 施設の立地条件および環境（繁華街，郊外など周辺の飲食店の状況など）

(4) 運営方式

① 経営形態（委託，直営，準委託など）

・委託については契約書，覚書等を整える必要がある（**表 2-10**）.

② 栄養目標量の設定

③ 供食形態（カフェテリア，定食，単品など）

④ 販売価格と原価比率

⑤ 予想喫食数（社員数×喫食率）

⑥ 食事回数（1・2・3回食，夜勤・早朝食など）

⑦ 企業からの補助額（喫食者の負担額と徴収方法など）

⑧ 販売品目（給食，喫茶，売店）

⑨ 喫食時間（時刻と時間，時差）

⑩ 食堂の席数と回転数

表 2-10　契約書（例）

○ 契 約 書

　A株式会社T工場（以下「甲」という．）とB給食会社（以下「乙」という．）とは，甲の工場給食に関し，次の条項のとおり契約を締結する．
　（業務の内容）
第1条　乙は，工場の食堂において，食事供給業務を行うものとする．
　　2．前項の食事供給業務には，食事に付随する物の供給，食堂内における湯茶および調味料の供給を含むものとする．
　（設備の貸与）
第2条　甲は，乙に前条の業務を行わせるため，別表第1及び第2に掲げる施設及び備品（以下「設備」という．）を無償で貸与する．
　（設備の管理等）
第3条　乙は，善良な管理者の注意をもって，設備を管理しなければならない．
　　2．乙は，みずからの責に帰すべき事由により設備を滅失または棄損したときは，甲の請求するところに従い，ただちに損害を賠償しなければならない．
　（再委任等の禁止）
第4条　乙は，委任された業務のいかなる部分をも第三者に下請させ，もしくは委任し，または設備を使用させ，もしくは利用させ，または第1条の目的以外に使用することはできない．
　（設備の変更・補修）
第5条　乙は，その業務を行うため設備に変更を加える必要があるときは，その理由を付して甲に申請しなければならない．
　　2．甲は，前項の申請を適当と認めたときは，変更を許可するものとする．
　　3．甲は，第1項の申請について，その費用を負担することを適当と認めたときは，みずからこれを行う．
　　4．甲は，その目的に従う通常の使用において消耗した設備の補修費を負担する．
　（費用の負担）
第6条　甲は，その業務に伴う次の費用を負担する．
　　（1）光熱水費
　　（2）食材料費
　　（3）電話費

表 2-10 契約書（例）つづき

　　2．乙はその業務に伴う次の費用を負担する．
　　（1）　人件費
　　（2）　甲の設備以外の器物備品費
　　（3）　被服費
　　（4）　保健衛生費
　　（5）　消耗品費
　　（6）　公租公費
　　（7）　その他業務に必要な費用
　（衛生管理）
第7条　乙は，その業務を行うにあたって，法令に定める衛生基準を守ることはもちろん，高度の衛生状態を維持
　　　しなければならない．
　（事故責任等）
第8条　利用者が乙の過失により，その供給する食事のために中毒または伝染病等の被害を受けたときは，乙は利
　　　用者にその損害を賠償しなければならない．
　（食事の種別・内容）
第9条　乙は供給する食事の種別は，朝食，昼食及び夕食とし，その内容は1日の栄養量が，別表第3に定める栄
　　　養量を越えるものでなければならない．
　　2．乙は，前項に定める内容に従った献立を作成し，週間予定献立表を1週間前に甲に提出し，決定次第食堂
　　　内に掲示するものとする．
　（食事時間）
第10条　乙が食事の供給を行う時間は，次のとおりとする．
　　　（1）　朝食　午前7時から午前8時30分まで
　　　（2）　昼食　午前11時30分から午後1時30分まで
　　　（3）　夕食　午後5時から午後7時30分まで
　（作業従事者）
第11条　乙の作業従事者は，次の人員を下まわらないように常時配置しなければならない．
　　　（1）　栄養士　　　　　　　　名
　　　（2）　調理師　　　　　　　　名
　　　（3）　調理作業員　　　　　　名
　（食事料金）
第12条　乙が供給する食事の料金は，おおむね朝食　　　　　円，昼食　　　　円，夕食　　　　円とし，利用者から毎月
　　　1回前月分を甲が徴収するものとする．ただし，1カ月以上にわたって喫食数または食材料費等に著しい変
　　　化があった場合は，甲乙協議のうえ料金の改定を行うことができる．
　（報酬等）
第13条　甲は，乙に対してこの契約に関し，なんら報酬その他これに類するものを支払わない．
　（検査・報告書）
第14条　甲は，乙の業務に関して随時経理内容及び品質，分量，衛生等の検査を行い，または報告を求める必要が
　　　あるときは，その改善を指示することができる．
　（栄養指導）
第15条　乙は，給食効果をたかめるため，甲と協議のうえ，利用者に対し必要な給食関係調査指導を行うものとす
　　　る．
　（契約期間）
第16条　この契約の期間は平成　　年　　月　　日から平成　　年　　月　　日までとする．
　　2．甲及び乙は，この契約について前項の期間満了1カ月までに，双方いずれも異議がないときは，さらに1
　　　カ年間契約を延長したものとみなす．
　（契約・解除等）
第17条　甲は契約期間中であっても，特別の必要があるときは無償で業務を休止させ，または契約を解除すること
　　　ができる．
　　2．甲は次の場合において，少なくとも1カ月前に予告をし無償でこの契約を解除することができる．
　　　（1）　乙の供給する物の品質，衛生及びサービス等不良または経理の放漫等により，甲が乙に業務を継続させ
　　　　ることを不適当と認めたとき．
　　　（2）　乙がこの契約に違反したとき．
　（貸付物件の返還等）
第18条　この契約の期間満了または解約の場合においては，乙は，当該期間満了の日または解約の日から10日以
　　　内に，その所有する物件を乙の費用負担において撤去し，設備を甲に返還しなければならない．
　　2．前項の場合，乙は，権利の主張，金銭の要求等はいっさい行わない．
　（疑義の決定等）
第19条　この契約の解釈について疑義が生じたときは，甲乙協議して定めるところに従う．
　　2．前各条のほか，この契約の細部については覚書をもって定める．

（（社）東京都施設給食協会：集団給食管理運営ハンドブック）

3）マーケティング計画

　　マーケティングとは喫食者のニーズに合わせた外食産業のメニューや製品（容器の包装等）を開発し，確かな販売と衛生的で合理的な需要を創造していくことを含めた一連の活動のことである．フードサービスにおける原則は一般的に QSC（Quality：品質，Service：サービス，Cleanliness：クレンリネス）といわれている．なかでも C はたんにクリーン（清潔）というだけでなく，食品衛生的に安全な施設（店舗），従事者の衛生も含むものでなければならない．この原則を重要視したうえでの活動が大切である．

　　生産から販売までのマーケティング戦略を立案するために，地域や喫食者の情報や市場での情報を収集する必要がある．そして，販売を効率よく進めるためには，広告・宣伝活動，イベント・セール・展示会等による販売促進活動を通した喫食者への対応が必要である．

　　価格については製品を作るためにかかったコストに，必要な利益を乗せて価格を決めるコストプラス方式と，市場で適正と考えられる価格帯が形成され，それに合わせて自社の販売価格を決定する競争価格方式がある．

　　管理栄養士・栄養士には，従来の特定多数人を対象としたいわゆる給食施設だけでなく，外食産業における不特定多数人を対象とした営業給食についても運営管理を行うことが求められており，今後その役割が期待されるところである．いずれにしても，物的・心的そして教育的サービスを念頭においた運営管理が必要である．

4-経営分析

1）経営分析の目的

　　経営分析とは，経営者や管理者または金融機関や投資家・取引先などが，自社の経営管理または投資や取引をするかどうかのためにおもに決算書の数値を分析することであり，その目的は，自社の経営状態を的確に把握し，経営活動の改善すべき項目を見つける手がかりとすることである．

2）経営分析の技法・評価

　　経営活動の実態を把握し，検討する資料として，収入高（売上高），支出高（食材費，人件費，その他の経費）や収支高（損益計算）があり，これらをまとめて報告書を作成する．また，年１回作成する決算報告書は，営業報告書，財産目録，損益計算書，貸借対照表（バランスシート），利益金処分表などである．貸借対照表と損益計算書（**図 2-14**）ならびにキャッシュフロー計算書が経営指標といわれている．各種の数値を用いて経営状態や運営の特性，計画の特性などを分析する方法を次にあげる．

❶ ABC 分析

　　主として在庫管理を目的とした分析方法であるが，販売管理，在庫管理，原価管理などにも活用されている．在庫管理の場合，在庫高に占める割合の多い製品，あるいは原材料について管理する方法で，たとえば一定期間内で使用金額の多い食品グループをＡ（70～80％），少ない食品グループをＣ（5％以下），中間の食品グループをＢとして，使用金額（量，頻度）によりランクづけを行い，Ａグループを重点管理していく方法である．

❷ 労働生産性

　労働生産性は，一人1日当たりまたは1時間当たりの生産性を表す指標である．従業員には，常勤嘱託，組合専従者，受入出向者，休職者を含む一方，使用人兼務取締役，派遣出向者，臨時社員を除く．しかし，店によっては，臨時社員数が非常に多い場合は，正社員数に換算して実態を把握することになる．労働生産性は，同業他社との比較，過去実績との比較が有効である．

5-原価管理

　給食施設における原価管理とは，給食業務の運営に関するあらゆる項目についての収入・支出の統制をはかることを意味している．給食を提供するために費用がいくらかかるかを計算することは，経営の能率向上や原価の低減をはかる資料として必要であり，これによって日常の給食業務，たとえば調理能力や無駄な費用の排除などを検討することも可能となる．給食施設の経営において，売上（収益）と原価（費用）のバランスを考えることは重要である．

　とくに給食産業の場合は利潤を得ることを大きな目的としているため，利益目標などを設定し，毎日記録される売上げデータなどからその評価・検討がなされる．基本となる食材料費の変動によっては献立計画や調理作業管理などの変更も余儀なくされるなど，原価管理は重要な管理事項である．

1）原価の構成

　原価管理というと，とかく食材料費管理ととらえられやすいが，食材料費（直接材料費）は原価の一部であり，ほかに人件費（労務費），光熱給水費，施設・設備費，消耗品費（経費）など，費目別，部門別での経費も原価に含まれる．

　これら材料費，人件費，経費など製造直接費（直接原価）のほかに，間接費や販売に要する経費，一般管理費を加えたものを総原価という．総原価に利益を考慮して販売価格（給食費）としている．

2）原価計算

　原価計算は，通常，1カ月単位で行われる．

　計算方法は，費用別に直接費と間接費の両面より，食材料費や人件費，その他の経費をとらえることが第一段階となる．

　直接費は，①直接食材料費（食品類や調味料などの購入費），②人件費（調理従業員などの給与），③直接経費（食材料の加工・下処理などの作業の一部を委託した場合の費用など）からなるが，直接経費は給食業務の場合，おおむね食材料費の一部として計算されることが多い．これらを総合して製造直接費（直接原価）という．

　間接費としてあげられるのは，①製造間接費（器具・備品費，消耗品費，給食作業に間接的に関わっている人の給与など），②管理費（事業主負担の各種保険・福利厚生費など），③経費（光熱給水費，固定資産の減価償却費，その他諸雑費など）である．

　以上の直接費と間接費を総合して総原価といい，これに利益を加え販売価格となる．

　次に，第二段階として，費目別計算から算出された原価の要素を部門別・製品別に分類

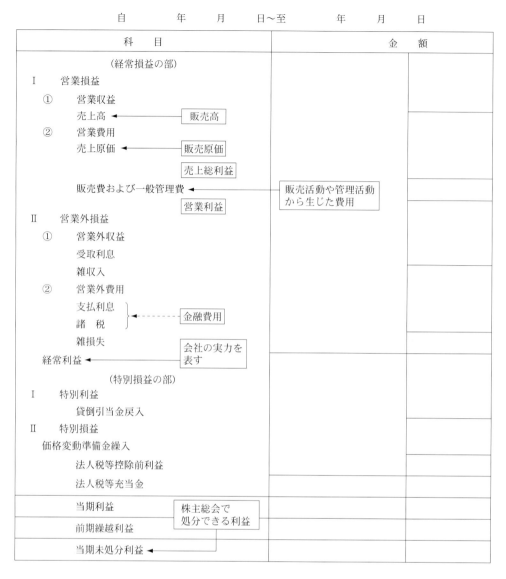

図2-14 給食会社の損益計算書(例)

して集計する.

　原価計算やその他の報告書に基づき原価分析を行い,その結果を検討することにより経営状態の良否を分析することができる.

3)損益計算書,損益分岐図

　損益計算書(profit and loss account statement:PL)とは,収益と支出を費目別,部門別に集計したものをいい,経営の実態をとらえ,利益計画を検討するための基本となるものである(図2-14).すなわち,売上高(収益)と経費(支出)から計算され,一定期間にいくら利益があったのかを表すものである.

　損益分岐図(図2-15)とは売上高と経費との関係を図にしたものであり,利益も損失もない点を損益分岐点とし,一定期間,売上高がこの点を越えてはじめて売上高に比例した

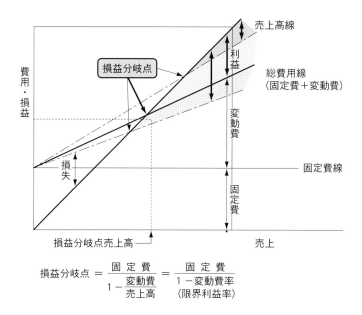

$$損益分岐点 = \frac{固\ 定\ 費}{1 - \dfrac{変動費}{売上高}} = \frac{固\ 定\ 費}{1 - 変動費率\ (限界利益率)}$$

図 2-15　損益分岐図

利益が発生することを示すもので，これにより売上高の増加や経費節減のための検討がなされる.

　各企業体は，経営管理業務として経営管理のために行う管理会計と，対外的に財政状態や経営成績を提供するための財務会計を行っている.

　財務会計に関しては，年１回の決算報告書により経営全般をとらえることができる.

6-給食委員会の設置と運営

　給食委員会は，各施設における給食運営を円滑に行うための検討機関である. 委員会のメンバーは，経営者，給食者側および喫食者側の代表によって構成される. 委員会では，相互理解を深め，喫食者の要望にできるだけ沿った給食の提供を実施するような役割をもっている. たとえば，学校では学校長が責任者となり，教育委員会のもとで運営委員会が構成され，保護者や必要に応じて児童・生徒の代表者を出席させる. 会社事業所では運営側として厚生担当，管理栄養士・栄養士，調理師が，喫食者の代表として労働組合の代表や給食委員などで構成される.

⑩　給食評価

1-給食評価の目的

　給食評価とは，実施した給食作業の計画や内容について，また喫食者たちに及ぼした影響について評価することであり，管理者は常に関心をもつべきである.

　給食を継続して喫食した者の栄養状態，健康状態はどのように改善されたか，勉強や仕事に対する意欲はどうか，欠勤率は少なくなっているかどうか，給食に満足しているかどうかなど，いろいろな面で評価を行い，給食の反省材料にする. そして，これらの内容を

再検討して次の実施に生かす．この積み重ねが給食を向上させ，喫食者の健康の維持・増進につながるのである．

2-給食評価の視点

給食評価については以下の3点に大別することができる．

(1) プロセスの評価

実施計画や作業などのプロセスを評価する．すなわち，献立内容，人，施設・設備，給食費，時間などの計画に「ムダ，ムリ，ムラ」がなかったか，計画に改善する点はなかったか，作業上のトラブルはなかったかなどを検討する．

(2) 食事の評価

提供した食事の献立，栄養量，料理方法，できあがり具合などが喫食者に適していたかを，食事の量，質，味，満足度，残食量などの面から検討する．

(3) 教育的評価

喫食者への教育的効果を評価する．すなわち，バランスのとれた食事の提供により，どのように身体に効果が現れたか，栄養や食品，調理など食に関して喫食者はどのような知識や理解を得たか，喫食者の態度，習慣，行動に変容が生じたかなど，食教育・栄養教育の面から評価する．

3-給食評価の方法

給食評価を行うに当たっては，いろいろな資料に基づいて客観的に行うことが必要である．

1) 帳票類による評価

(1) 給与栄養量

1食ごとに給与すべき栄養量が適切に供給されていることが前提であるが，献立の内容によって，日々，多少の差があることはやむをえない現実である．そこで，一定期間内（1週間くらい）の平均値で評価していることが多く，各栄養素の変動幅は±10%以内であればよいとされている．

❶ 栄養管理報告書

給食施設では，指定された月に栄養管理報告書を管轄の保健所に提出することが義務づけられている．この栄養管理報告書は，栄養出納表の評価を資料にして1カ月間の評価を行うものである．図2-16はそのフォーマットの一例である．

❷ 給食日報

給食日報とは，どんな献立がどのくらい出されたかを記録するもので，これから献立の食数を把握したり，嗜好傾向などを知ることができる．図2-17はそのフォーマットの一例である．

❸ 栄養出納表

栄養出納表とは，その施設の給与栄養量の実態が適正であるかどうか，毎日の使用食品を一定の出納表に記入し，食品群荷重平均成分値により栄養量を算出したもので，栄養の過不足が一目でわかるように作成されている．図2-18はそのフォーマットの一例である．

栄養管理報告書（給食施設）

保健所長　殿

年　　　月分

I　施設種類

1 学校
2 児童福祉施設（保育所以外）
3 社会福祉施設
4 事業所
5 寄宿舎
6 矯正施設
7 自衛隊
8 一般給食センター
9 その他（　　　　）

II　食事区分別1日平均食数及び食材料費

食数（□単一・□選択）	食数	食材料費
朝食	食	円（食材・売）
昼食	食	円（食材・売）
夕食	食	円（食材・売）
夜食	食	円（食材・売）
合計	食	円（食材・売）
再掲　職員食	食	喫食率　　%

III　給食従事者数

	施設側（人）		委託先（人）	
	常勤	非常勤	常勤	非常勤
管理栄養士				
栄養士				
調理師				
調理作業員				
その他				
合計				

（健康増進法第21条による管理栄養士必置指定　1 有　2 無）

IV　対象者（利用者）の把握

【年1回以上、施設が把握しているもの】
1 対象者（利用者）数の把握：□有　□無
2 身長の把握：□有　□無
3 体重の把握：□有　□無
4 BMIなど体格の把握：□有　□無
4-1 把握者の割合　　名÷　名＝　　%　年度比（　）
肥満者等の肥満者への割合
4-2 やせの者の割合　　名÷　名＝　　%　年度比（　）
やせの者への配慮
5 身体活動状況の把握（健康結果・現在歴含む）：□有　□無
6 食物アレルギーの把握：□有　□無
7 食物アレルギーへの対応：□有　□除去　□代替　□その他（　　）□無
8 疾病状況の把握（健康結果）：□有　□無
9 生活習慣の把握（飲酒・放酒・運動・喫煙習慣等）：□有　□無
【利用者に関する把握・調査】該当に印をつけ頻度を記入する
1 食事の摂取量把握　□全員　□一部　□　回/年　□実施していない
2 嗜好・満足度調査　□実施している　□実施していない
3 その他（　　　　）□実施している　□実施していない

V　給食の概要

1 給食の位置づけ
□利用者の健康づくり　□望ましい食習慣の確立　□充分な栄養素の摂取
□安価での提供　□楽しい食事　□その他（　　）
1-2 健康づくりの一環として給食が機能しているか
□十分機能している　□機能している　□まあまあではない　□わからない
2 給食会議　□有（頻度：　　回/年）□無
2-1 有の場合　構成委員：□管理者　□管理栄養士・栄養士　□調理師・調理担当者　□介護・看護担当者　□その他（　）
3 衛生管理　給食従事者の健康診断：□有　□無
衛生管理マニュアルの活用：□有　□無
衛生点検表の活用：□有　□無
4 非常時危機管理対策　①食事提供時マニュアル：□有　□無
②災害時マニュアル：□有　□無
③備蓄品の確保：□有　□無
④他施設との連携：□有　□無
5 健康管理部門と給食部門との連携：□有　□無

VI　栄養計画

1 対象別に設定した給与目標量の種類　□有（種類：　　）□作成していない
2 給与栄養目標量の設定対象の食事　□朝食　□昼食　□夕食　□夜食　□おやつ
3 給与栄養目標量の設定日　平成　年　月
4 給与栄養目標量と給与栄養量（最も提供数の多い給食に関して記入）　対象：年齢　歳～　歳　性別：□男　□女　□男女共

	エネルギー(kcal)	たんぱく質〈質〉(g)	脂質(g)	炭水化物(g)	食物繊維(g)	食塩相当量(g)	カルシウム(mg)	鉄(mg)	ビタミンA(μg)(RE当相)	B₁(mg)	B₂(mg)	C(mg)
給与栄養目標量												
給与栄養量（実際）												

5 給与栄養目標量に対する給与栄養量（実際）の内容確認及び評価 □実施している（□毎月　□報告月のみ）□実施していない

VII　栄養・健康情報提供
□栄養成分表示　□献立表の提供　□卓上メモ　□ポスターの掲示　□給食だよりの配布　□実物展示　□健康に配慮したメニューの提示　□推奨組合せ事例の提示　□その他（　）

VIII　栄養指導：□有　□無（有の場合は下記に記入）

	実施内容	実施数
個別		延　　人
		延　　人
		延　　人
集団		回
		回

IX　課題と評価：□有　□無（有の場合は下記にチェック）
（栄養課題）
（栄養課題に対する取組）
（施設の自己評価）

X 東京都の栄養関連施策項目（最も提供数の多い給食に対して記入）

	目標量	提供量
（IX-Aの食事について記入）		
野菜の一人あたりの提供量	g	g
果物の一人あたりの提供量	g	g

XI 委託：□有　□無（有の場合は下記にチェック）
□献立作成　□発注　□調理　□盛付　□配膳食器洗浄　□その他（　）
名称：
電話　　　　　FAX
委託契約内容の書類整備：□有　□無

設備側責任者
役職　　　　　氏名
作成者　所属　　氏名
電話　　　　　FAX
職種：□管理栄養士　□栄養士　□その他（　）□調理師

特定給食施設・その他の施設（施設番号　）

保健所記入欄

＊裏面へ→

図2-16　給食施設栄養管理報告書

給食日報

年　　　月　　　日（　　曜日）

献 立 名	栄　養　量				単 価	喫食数	備 考
	エネルギー（kcal）	たんぱく質（g）	脂 質（g）	糖 質（g）			

●特記事項・注意事項など

（担当者：　　　　　　　　　　　）

図 2-17　給食日報フォーマットの一例

❹ 給食施設栄養指導票

給食施設栄養指導票とは，病院や会社・事業所などで行われている栄養指導や栄養相談を記録したものである．これら栄養指導や栄養相談の回を重ねることで栄養教育の効果を上げることができる．毎回の栄養指導，栄養相談の記録となる栄養指導票から，経過および結果についての評価を行う．

⑵ 献立に関する評価

作成した献立が実際に適切であったかどうかを評価することは，喫食者の満足度を高めるために，また栄養管理のうえでも重要である．

❶ 献立表

献立表からは，たとえばエネルギーや各栄養素が目標摂取量を満たしているか，朝・昼・夕食における食品の配分が適切であるか，栄養比率が適当であるかなどを評価することができる．また，食品の購入価格や購入季節，料理のできあがり状態（味つけ，盛りつけ，色彩，形など），調理方法，作業時間，人手などについても評価することができる．

❷ 検食票（検食簿）

検食票（検食簿）とは，月日，気温，天候，献立名，食材料，鮮度，味つけ，盛りつけ，色彩などの記入欄のほか，給食責任者の所見欄，採点欄を設けたものである．**図 2-19** はそのフォーマットの一例である．

給食責任者はこの記録・記入を通して，できあがった料理を喫食者に提供する前に，その量や質，盛りつけ，食材料の組み合わせなどについて，栄養面，衛生面，嗜好面，調理面などから評価する．

❸ 残食

喫食後，食器が戻ってきたら，残飯や残菜を料理別に残菜入れに仕分けして入れ，残食量を測定し，残食率を計算・記録しておく．**図 2-20** は残食測定票のフォーマットの一例である．

栄養出納表

年　月　分　(No.　　)

施設長　　部門管理者　　管理者　　担当者

食品群名	食品構成 (g)	1人1日当たり純使用量 (1, 2, 3,) 食　　日・日・日・日・日・日・日	合計	累計	平均純使用量	エネルギー (kcal)	たんぱく質 (g)	脂質 (g)	炭水化物 (g)	カルシウム (mg)	ビタミンA (μg)	ビタミンB₁ (mg)	ビタミンB₂ (mg)	ビタミンC (mg)	食塩相当量 (g)
1. 穀類　米類															
パン類															
めん類															
その他の穀類・堅果類															
2. いも類　じゃがいも類															
こんにゃく類															
3. 砂糖類															
4. 菓子類															
5. 油脂類　動物性															
植物性															
その他															
6. 豆類　みそ															
豆・大豆製品															
7. 魚介類　生物								⑤							
塩蔵・缶詰物															
水産練り製品															
その他の加工品															
8. 獣鳥肉類　生物															
その他の加工品															
9. 卵類															
10. 乳類　牛乳															
その他の乳類															
11. 野菜類　緑黄色野菜															
漬物															
その他の野菜類															
12. 果実類						④	⑥								
13. 海藻類						①	②	③							
14. 調味料類															
15. 加工食品類															

穀類エネルギー比　$\dfrac{④}{①}\times 100 = \quad\%$

脂質エネルギー比　$\dfrac{③\times 9}{①}\times 100 = \quad\%$

＊動物性たんぱく質比　$\dfrac{⑤ + (⑥\times x)}{②}\times 100 = \quad\%$

図 2-18　栄養出納表フォーマットの一例

検 食 票

室温：　　　℃
湿度：　　　%

年　　　月　　　日（　　曜日）

部門管理者		担当者	

料 理 名		量	味	理　由
	飯	①多い　②丁度よい ③少ない	①おいしい　②普通 ③まずい	
お か ず	コロッケ	①多い　②丁度よい ③少ない	①おいしい　②普通 ③まずい	
	キャベツ	①多い　②丁度よい ③少ない	①おいしい　②普通 ③まずい	
	グリーン サラダ	①多い　②丁度よい ③少ない	①おいしい　②普通 ③まずい	
	みそ汁	①多い　②丁度よい ③少ない	①おいしい　②普通 ③まずい	

その他献立の組み合わせなどについて

図 2-19　検食票フォーマットの一例

残食測定票

室温：　　　℃
湿度：　　　%

年　　　月　　　日（　　曜日）

部門管理者		担当者	

料理名	調味料		できあがり 1人分重量 （g）	全重量 （g）	盛りつけ 残量 （g）	残食量 （%）	残食率 （%）
	種類	%					

● 評価／情報／提案

図 2-20　残食測定票フォーマットの一例

この結果から，それぞれの料理について，味つけ，1人分の量，盛りつけ時の色彩，各料理のバランス，季節感，さらには喫食者の嗜好や健康状態などに対応していたかどうかを知り，反省および評価の材料とする．また，定期的に喫食者に対して残食調査を行い，食べ残した理由について「まずいから」「嫌いだから」などと記入してもらうことで，残食の原因を具体的に知ることができる．

❹ 嗜好調査

嗜好調査などによって喫食者の嗜好傾向を知ることは，残食を減らし，効果的な給食を行うことに役立つ．嗜好調査に際しては，食品の嗜好と料理の嗜好の両面から調査し，喫食者の嗜好傾向を細かくとらえる．これは，食品の好き嫌いを聞いても，なんの料理をイメージして答えたかによって回答が違ってくるからである．たとえば，料理別に質問すると，生卵は嫌いだが卵焼きは好きという情報が得られることがある．この結果を給食に反映するとともに，喫食者の嗜好傾向に合った献立であったかどうかを評価する．**図 2-21** は嗜好調査票のフォーマットの一例である．

(3) 衛生に関する評価

❶ 給食従業員

調理従業員など給食従業員の衛生に関する評価は，定期健康診断を年1回以上受診させたか，細菌検査を月1回以上（食中毒多発時期には2回以上）行ったか，従業員が下痢などで体調の悪いときや化膿性疾患を有しているときに適切な処置をとったかなどをチェックすることで評価する．日常の衛生面については，調理時に専用の清潔な作業衣を着ているか，頭髪をまとめて作業帽や三角巾でおおっているか，爪を短く切り手洗いをよく実施しているかなど，衛生的な生活習慣の実施度によって評価する．**図 2-22** は調理従業員に対する衛生管理点検票のフォーマットの一例である．

❷ 施設・設備

調理室内の環境を衛生的に保持するためには，天井・壁・床の衛生，ネズミや昆虫などの侵入の防止，排水溝や残菜置き場の清掃・消毒などが必要である．また，ガス漏れや破損がないこと，換気，除湿，採光，照明などが適切であることも必要である．これらを総合的に記録した衛生管理日誌から，施設・設備の衛生について評価する．**図 2-23** は調理室など給食職場の衛生管理点検票のフォーマットの一例である．

❸ 使用水

給食に使用している水について定期的にその衛生状態を検査する．**図 2-24** は使用水の衛生管理点検票のフォーマットの一例である．

❹ 食材料

料理が衛生的に調理されるためには食材料の衛生チェックを行う必要がある．食品購入先や搬入業者には信用のおける業者を選定し，検収の際に食品の品質や鮮度を，また調理済み食品や加工食品については内容・品質・製造年月日などをチェックし，評価する．また，購入した食品の取り扱いや保管方法（冷蔵庫や冷凍庫内の温度，食品保管庫の温度や湿度，ネズミや昆虫などの侵入の有無，可能性など）についても細かくチェックし，評価する．**図 2-25** は食材料の衛生管理点検票のフォーマットの一例である．

以上の評価項目などを細かく箇条書きにした総合的なチェックリストを作成しておけ

給食に関するアンケート

今後の実習に反映させるため，アンケート調査にご協力お願いします。

<u>　　　　　　　　</u>学年　　　　<u>　　　　　　　　</u>学科・その他

１．給食を食べにいらした理由は何ですか？当てはまる項目に◯をしてください。
（複数回答可）

安い　・　好きなメニューだった　・　バランスが良さそう

時間の都合がよかった　・　すすめられた　・　昼食の用意が面倒

その他（　　　　　　　　　　　　　　　　　　）

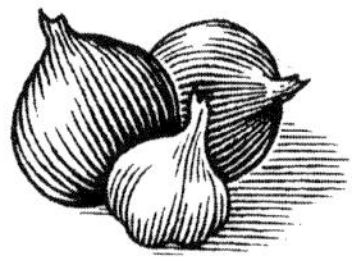

２．給食に何を求めますか？当てはまる項目に◯をしてください。

１．つぎのうちどの料理が好きですか（和食・洋食・中華）

２．主菜（メイン）はどれが好きですか？（肉・魚・卵・豆製品）

３．デザートはどれが食べたいですか？（ゼリー・ケーキ・果物・和菓子）

４．ボリュームは適切ですか？

ごはん	多い ├─────┼─────┼─────┤ 少ない
汁物	多い ├─────┼─────┼─────┤ 少ない
主菜	多い ├─────┼─────┼─────┤ 少ない
副菜	多い ├─────┼─────┼─────┤ 少ない
デザート	多い ├─────┼─────┼─────┤ 少ない

３．今回(今まで)の給食の満足度は何％ですか？また，その理由は何ですか？

<u>　　　　　</u>％　　　理由：

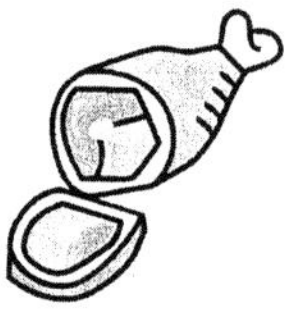

ありがとうございました！

図 2-21　嗜好調査票フォーマットの一例

調理従業員衛生管理点検票

年　　　月　　　日（　　曜日）点検時：　　　時　　　分

施設長		衛生管理者		点検者	

項　　　　目		チェックポイント	点検結果 適	点検結果 否	改善事項
健康管理	(1)検便	①　月1回以上受けている			
	(2)健康診断	①　定期健康診断(年2回)を受けている			
調理業務禁止疾患の対応	(1)手指の創傷	①　手指を負傷をしたときは食品衛生責任者に報告し，必要に応じて防具をつけるなどの措置を行い調理業務に従事している ②　手指に化膿性創傷があるときは食品衛生責任者に報告し，その指示を受けている			
	(2)　感染症	①　下痢・腹痛のあるときは食品衛生責任者に報告し，その指示を受けている ②　消化器・皮膚などの感染症と診断されたときは食品衛生責任者に報告し，その指示を受けている ③　同居者が消化器などの感染症と診断されたときは直ちに食品衛生責任者に報告し，その指示を受けている			
被服などの清潔	(1)作業着(上着・スボン・前掛など)	①　清潔な作業着を着用している ②　更衣室で更衣し，脱衣したものは所定の場所に保管している ③　外出時に作業着を着用していない ④　便所の外の白衣掛を使用している			
	(2)帽子(三角巾)	①　清潔な帽子を頭髪が十分に隠れるように着用している ②　頭髪は清潔にしている ③　外出時に帽子などを着用していない			
	(3)履物(ゴム長靴・運動靴・サンダル)	①　調理室では専用の履物を使用している ②　配膳時など調理室を出るときは，履物を履き替えている ③　調理室専用の履物を履いたまま外出していない ④　調理関係者以外の人に専用履物を使用するよう指示している			
手指の洗浄・消毒など		①　業務開始前(始業時・休息後)には手指の洗浄・消毒を行っている ②　爪は常に短く切り，清潔にしている ③　調理作業中にはマニュキア・指輪・腕時計をしていない			
盛りつけ時の清潔	(1)手袋の着用	①　盛りつけ時には使い捨ての専用の手袋を使用している ②　盛りつけ時の手袋は作業途中でも必要に応じて取り替えている			
	(2)マスクの着用	①　盛りつけ時にはマスクを着用している ②　感冒にかかっているとき，咳の出るときなどは，盛りつけ以外でもマスクを着用して作業している			

●その他の特記事項

図 2-22　調理従業員衛生管理点検票フォーマットの一例

給食職場の衛生管理点検票

年　　　月　　　日（　　曜日）点検時：　　時　　分

施設長		衛生管理者		点検者	

項　　目		チェックポイント	点検結果 適	点検結果 否	改善事項
食品衛生責任者		①　調理室入口付近などの見やすい場所に職・氏名を提示してある			
施設の清掃・整理	(1)床面	①　作業後に清掃し，清潔になっている ②　破損していない			
	(2)天井・壁・窓	①　清潔になっている ②　破損していない			
	(3)フード・給排気口	①　清潔になっている ②　グリスフィルターは清掃してある			
	(4)ドア・とっ手	①　清潔になっている ②　破損・故障していない			
	(5)出入口	①　不要のものは置いていない ②　必要時以外は閉まっている			
	(6)電灯	①　故障していない			
	(7)殺菌灯	①　有効期間を過ぎていない ②　故障していない			
	(8)排水溝およびトラップ	①　排水溝は清潔になっている ②　グリストラップは清掃してある ③　破損箇所は補修してある			
	(9)清掃用具	①　専用の場所に保管してある ②　清掃作業が十分に行える状態である			
昆虫・ネズミ駆除	(1)ゴキブリ	①　駆除が行われている			
	(2)ハエ	①　ハエの発生源になるものが調理室およびその付近にない			
	(3)ネズミ	①　ネズミの侵入口となる箇所はない ②　排水溝は蓋がきちんと閉められている ③　排水溝の蓋は破損していない			
廃棄物処理	(1)厨芥置場	①　厨芥置場は清掃し，清潔になっている			
	(2)生ごみ	①　専用容器に入れてある ②　生ごみ処理後の容器は洗ってある ③　容器は日曜日・祭日用を含めて不足しないようにしてある．			
	(3)廃油	①　廃油の処理は適切に行われている			
	(4)その他の廃棄物	①　ダンボール箱，びん，缶などの処理は，清潔かつ適切に行われている			

●その他の特記事項

図 2-23　給食職場の衛生管理点検フォーマットの一例

使用水の衛生管理点検票

室温：　　　℃　　　　　　　　年　　月　　日（　　曜日）点検時：　　時　　分
温度：　　　％

施設長		衛生管理者		点検者	

採水場所	色	濁り	臭い	味	異物	残留塩素量
						ppm
						ppm
						ppm
						ppm

	チェックポイント	評価	改善事項
1	手洗い設備は使いやすい		
2	手洗い設備の周辺は整理されている		
3	手洗い用の逆性石けん水の量は十分である		
4	洗浄設備はすべて使用できる		
5	洗浄設備の排水口は詰まっていない		
6	洗浄設備に補修の必要な所はない		
7	水質の定期検査結果は保存してある		
8	受水槽の洗浄証明書は保存してある		

※評価　◎：良好　△：まあまあ　×：不良

● その他の改善事項

● 処理結果

図2-24　使用水の衛生管理点検票フォーマットの一例

ば，容易に，日常的に評価を行うことができる．**図2-26**は保健所による特定給食施設に対する栄養指導票のフォーマットの一例であるが，これらを参考にしてセルフチェックできるリストを作成することもよい．

2）実験的調査による評価

（1）細菌検査

調理室や調理従業員などの衛生状態を調べるために，調理従業員の手指，包丁，まな板，その他の調理機器，調理工程中の機器や食品，供食する料理などの細菌数を倍地を使って調査し，評価する．

（2）洗浄後の食器の検査

洗浄後の食器に残存するでんぷん，脂肪をヨード反応やバターイエロー反応によって調査し，評価する．

食材料の衛生管理点検票

室温：　　℃　　　　　　　　　年　　月　　日（　曜日）点検時：　　時　　分
温度：　　%

| | 施設長 | | 衛生管理者 | | 点検者 | |

	チェックポイント	評価	改善事項
1	検収記録は，そのつどつけている		
2	保管場所に害虫などが侵入していない		
3	保管場所に食品以外のものはない		
4	冷蔵庫，冷凍庫の温度は適正である		
5	食材料ごとに適温で保存している		
6	冷蔵庫内を食品ごとに区分している		
7	使いかけの食材料はない		
8	賞味期間切れの食材料はない		

※評価　◎：良好　△：まあまあ　×：不良

●その他の改善事項

●処理結果

図2-25　食材料の衛生管理点検票フォーマットの一例

（3）調理作業時間の測定や動線の観察

　調理作業時間の測定結果や動線の観察記録などを分析する．これにより施設・設備の評価を行い，調理業務の適正化，作業の能率化をはかるための資料とする．

3）栄養状態の評価

（1）身長・体重

　体重は健康の指標であり，身長から計算した望ましい体重（BMIによる理想体重など）と実測体重の差により評価する．

（2）生化学的検査

　食生活を改善したことにより健康状態がどのように変化したかを，血圧，皮下脂肪厚，血液検査，尿検査の結果などから評価する．

（3）アンケート調査

　栄養指導後の食生活の変化を調べる食事記録調査，食物診断調査，栄養に関する知識調査，食物や料理に関する知識調査，身体状況調査などを評価することで，継続して提供された給食によってどのように健康が改善され，また食に対する知識や意識，食習慣などが変容したかなどを分析し，総合的に評価する．

年　　　月　　　日

施設長　殿

特定給食施設栄養指導票

　健康増進法第22条の規定に基づいて，あなたの施設の給食状況を調査しましたところ，結果は次のとおりとなりました．なお，不適項目については今後改善に努められるよう配慮願います．

分　類		項　目	判　定		摘　要
I．栄養計画	1	給与栄養目標量は食事摂取基準に基づき年1回以上作成されているか．	適	不適	
	2	利用者の身体状況等を把握しているか．	適	不適	
	3	給与栄養目標量に対する給与栄養量は適正か．	適	不適	
	4	給食委員会が設置され，定期的に開催されているか．	適	不適	
II．献立業務	5	献立表が現場に掲示されているか．	適	不適	
	6	献立表に献立名，食品名，一人当たり純使用量，総使用量の項目があるか．	適	不適	
	7	献立は地域の特色，季節感，行事食などを取り入れ変化に富んだ献立であるか．	適	不適	
III．情報提供	8	献立はあらかじめ利用者に示しているか．	適	不適	
	9	熱量，たんぱく質，脂質，食塩等の栄養成分表示をしているか．	適	不適	
	10	健康管理部門との連携がとれているか．	適	不適	
	11	栄養相談や栄養情報の提供を行っているか．	適	不適	
IV．管理運営	12	管理栄養士または栄養士が配置されているか．	適	不適	
	13	献立表等必要な帳票類が整備されているか．	適	不適	
	14	発注，食品使用日計表等の帳簿は適正か．	適	不適	
	15	栄養管理報告書が提出されているか．	適	不適	
	16	献立表の指示どおり，料理の盛り付け量が確保されているか．また盛り付け量が利用者にとって適正かどうかを把握し，記録しているか．	適	不適	
	17	年1回以上利用者の嗜好を把握し，給食に反映しているか．	適	不適	
	18	利用者の残菜状況を把握し，給食に反映しているか．	適	不適	
V．衛生管理	19	衛生管理マニュアルが作成されているか．	適	不適	
	20	衛生点検表が作成され，点検が実施されているか．	適	不適	
	21	調理従事者に対し，定期的に衛生知識の向上を図っているか．	適	不適	
	22	検査用保存食の管理は適正か．	適	不適	
	23	検便を毎月実施しているか．	適	不適	
VI．その他	24	適温給食がなされているか．	適	不適	
	25	喫食場所は食事環境にふさわしく，受動喫煙防止に必要な措置をとっているか．	適	不適	
	26	前回の指示事項の改善がなされているか．	適	不適	
特記事項					

東京都＿＿＿＿保健所　栄養指導員＿＿＿＿＿＿㊞

図2-26　特定給食施設栄養指導票（東京都）
（東京都福祉保健局保健政策部健康推進課）

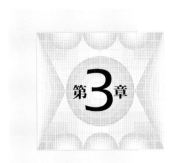

第3章 食教育・栄養教育

1 食教育・栄養教育の意義

1-食情報・栄養情報と食行動

　今日，わが国では食品や生活用品をはじめとする物資は豊富にあり，食情報や栄養情報も種々なメディアを通じてあふれている．しかし，多くの人々が，よりよい食品の選択，よりよい献立の組み合わせができないことに加え，不適正な食習慣や生活習慣の乱れも重なって，健康に悪影響を及ぼしていることは前述したとおりである．

　食嗜好や食習慣は個人特有のものであり，また食に関する意識や価値観も人それぞれに異なっている．しかも，個々人の食行動は，社会的・環境的な要因を受けながら生活のなかに定着している．このため他者から知識や情報を与えられただけでは，毎日の積み重ねによって習い性になっている食嗜好，食習慣を直ちに改めることはむずかしい．

　今日，一般に提供されている食情報や栄養情報などは高度化し，専門的，学術的なレベルの知識さえも一般の人々が容易に入手できるようになり，世界の情報さえ，インターネットなどを通じてリアルタイムに入手できるようになった．しかし多くの人々は，そうした情報や知識があっても，食生活に関して適切な行動をとることはなかなかできず，「知識はあれど実践されない」のが現状である．しかも1日や2日の食事内容や食行動が変わったからといって，直ちに身体的に効果が現れるものではない．

　とりわけ食嗜好や食習慣の不適正によってもたらされた慢性疾患（生活習慣病）を改善するためには長期間かけて食事療法を行うことが必要である．たとえば「食塩のとりすぎは体によくない」とか「食塩摂取過多の地域には高血圧者が多い」といったことなどはよく知られてはいるが，減塩食の実施になると容易に実行できないのが現状である．

　毎年行われている厚生省の国民栄養調査の成績から食塩摂取の状況をみると，減少傾向にある（**図3-1**，**図3-2**）．日本人の食事摂取基準（2020年版）のなかでは，食塩摂取量は「成人では男7.5 g/日未満，女6.5 g/日未満にすることが望ましい」とされているが，平成29年国民健康・栄養調査では，全国平均で9.9 gである．男性10.8 g，女性9.1 gであり前年に比べて男性は減少し，女性は変わらない．

　栄養指導などにより，一時的に食塩量を減量する目的で料理の味つけを薄味にしても，毎日の食事のなかで習慣となってきた味を変えることは非常にむずかしく，たちまち元の濃い味に戻ってしまうことが多い．

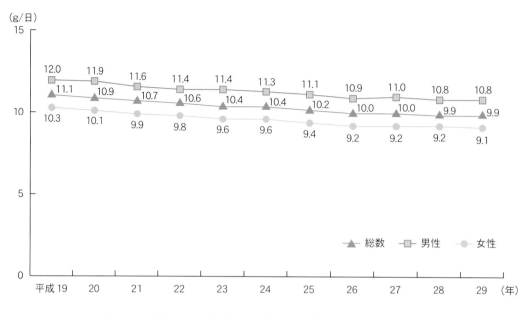

図 3-1　食塩摂取量の平均値の年次推移（20 歳以上）（平成 19〜29 年）

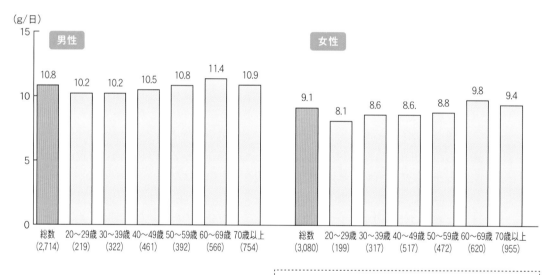

（参考）「健康日本 21（第二次）」の目標
　　　　食塩摂取量の減少
　　　　目標値：1 日当たりの食塩摂取量の平均値　8g

図 3-2　食塩摂取量の平均値（20 歳以上，性・年齢階級別）

2-食習慣形成の時期と食教育・栄養教育

　　食教育・栄養教育の効果がなかなか上がらないのは，「わかっていても実行できない」ことに問題がある．減塩食についても，たとえば高血圧症が重症である，腎臓病であるなど，

その必要性を十分に理解して実行しているといったような，よほどの動機づけがないと，毎日のことであるから，その実行はなかなか困難であるというのが実状である．

　食教育・栄養教育の効果をもっとも上げることができるのは，食習慣を形成する時期にいる発育期の子どもたちである．

　平成10年6月30日，中央教育審議会が答申した「新しい時代を築く心を育てるために」では，"キレる子どもたち"についての対策が記され，なかでも「もう一度，家庭を見直す」の項目において，家族一緒の食事の大切さを取り上げている．すなわち，食を通した信頼感が心の発育にも影響するとして，文部省は，このような子どもたちに必要な，家庭，学校，そして社会も含めた具体的な方策をあげている．その一つとして，子どもたちにスナック菓子やファーストフードに偏った食事を食べさせたり，朝食を食べなさせないことなどの増加が心の発育に好ましくないと指摘されていることから，栄養士を「特別非常勤講師」として位置づけ，食生活の重要性についての教育を行うように提言している．

　食嗜好・食習慣の形成は離乳期から始まるといってもよい．とくに離乳期は，乳汁以外の食物を初めて経験するのであるから，その子にとって将来の味覚を決めるうえで大きな影響を及ぼす可能性がある．したがって，離乳食ではできるだけその食品がもつ本来の味を知らせることが大切であり，塩や砂糖などは用いず，薄味に慣れさせるようにする．

　また，幼児期には，多種類の食品を味あわせることや，薄味に慣れさせること，外食や加工食品，市販惣菜などの味の濃いものはなるべく与えないことなどが望まれる．

　学童期や青年期になると，外食の機会も多くなり，またスナック菓子などの間食も自由に喫食できるようになるが，スナック菓子には脂質と食塩が多量に含まれていることから，できるだけ控えたほうがよいことを指導する．学童期から青年期は，生活習慣病予防のために，各人がこれまでの食生活を見直し，みずから食事の管理ができるよう，その自立能力を育てる時期である．

　家庭におけるよい食習慣と好ましい食品の選択能力を育てることは，子どもにとって生涯に及ぶ基本的生活習慣を形成させる意味からも大切である．

　今日のように，さまざまな食品が豊富にあふれている環境にあっては，よい食品，好ましくない食品を選択できる能力を子どものときから育てることが大切であり，そのためには，よい食事環境と，よりよい食の体験学習が必要である．この意味で，給食の場は食に関するよい学習の場といえよう．そして，子どもたちには，科学的に考慮された栄養管理と，安全で好ましい食事サービスを提供することが必要であり，一緒に食べることで育つ共食共感の心もまた，この食教育・栄養教育の効果として期待されるものである．

② 教育・栄養教育の進め方

1-集団指導と個人指導

　給食の提供そのものが食教育・栄養教育の実践であるが，すでに学校，病院，会社・事務所，福祉施設などの各給食施設において，その他のさまざまな方法により栄養や健康に関する指導実績を喫食者に対して実施していることは周知のとおりである．

　多くの給食施設における食教育・栄養教育は，特定の多数人を対象に指導ができる集団

指導が中心であり，時間や労力などにおいては効率的に行われている．しかし，こうした集団指導は，全般的，共通的な指導であるため，個々人に対応するものではない．個々人の生活環境や身体的状況，食生活状況の違いなどによる個人差に応じた指導が必要な場合は，本人への指導と同時に，家族への指導が必要となる．

多数人を対象とする給食施設で個人を対象とした栄養教育を行う場合は，懇切丁寧に対応することが必要となるが，その場合は，個人の環境や状態を把握し，それに見合った計画・指導・評価を行うようにする．これからの給食施設での食教育・栄養教育においては，集団指導と個人指導をうまく組み合わせて問題の解決をはかる必要がある．

1）集団指導の方法

給食施設における食教育・栄養教育の目的は対象者の健康の維持・増進である．そして，質・量ともにバランスのとれた給食それ自体が食教育・栄養教育のもっとも具体的な教材であり，その提供が指導の第一歩であると考えることができる．すなわち，それぞれの施設で作成された食品構成に基づいて立てられた献立がその日の給食としてサービスされているわけであるから，どのくらいの量を食べたらよいのか，どんな料理をどんなふうに組み合わせたらよいかなどを，毎日給食を食べることによって学ぶことができるのである．それゆえ，直接的栄養指導ともいわれている．

保育所や学校給食などでは，保護者に対して試食会などを行っており，これは家族への集団指導方法の具体的な例である．

その他の方法として，講演会や講習などの講義形式のもの，討論会や座談会を取り入れた討議形式のもの，ワークショップや見学会などの研究形式のものなどがあり，これらを組み合わせることにより指導の効果を高めることができる．たとえば，目標としたい事項を「○○週間」と期間を限定して設定し，それについての情報をパンフレットやリーフレット，メモ，ポスターなどで提示し，それについての講演会や討論会を企画することなども有効な方法である．また，展示会や見学会，コンクールなどを開いて自主性や積極性を促すことも一つの方法である．そのことによって，協力や相互啓発などの効果が期待できる．

この効果を高めるためには，会のもち方や司会の方法などの技術を学ぶこともまた必要となってくる．

いずれの方法をとるにしても，指導する目的をより具体的にし，対象者に合わせた媒体を活用するなど，効果的な指導方法を選択し，対象者が興味と関心をもち，自主的に行動の変容ができるように方向づけを行う．

集団指導による食教育・栄養教育では，その結果，個々人が自分の条件に合った食品や食事を適切に選択できるようになることが理想である．それゆえ，給食の提供は食教育・栄養教育の実践としてよりよく活用されるようにしなければならない．

2）個人指導の方法

給食は一定の基準にしたがって平均的に行われるため，この基準に合わない条件をもつ対象者に対しては個人指導が必要となる．たとえば，食物アレルギーがある，肥満である，なんらかの疾患をもっている，運動量が過大（または過少）であるなど，さまざまな場合

が考えられる．この個人指導は1対1で行われるものであるため，従来，その指導内容を給食のなかで対応することは困難とされてきた．しかし，食品や料理の選択，分量の多少などを個人に合わせることはできないことではない．

　給食の対象者のなかで，個人指導を必要とする人をどのように把握し，どう対処するかは，これからの給食の課題でもある．カウンセリングが1対1でできればもっともよいが，これがむずかしい場合には個人の条件に合わせた食事の選び方を指導することも一つの方法である．たとえば，それぞれの料理の栄養価を表示したり，代替食品を表示することなどによって，それぞれの条件に合わせた選択が可能になる．また，食堂にコンピュータを設置し，自分で選んだ食事が適切であるかどうかの自己診断ができるシステムを導入している企業もある．近年，一般食堂などにおいても栄養価の表示をしたり，選択メニューの見本を展示するところも多くなっている．

2-食教育・栄養教育の実際

　食教育・栄養教育を効果的に行うためには，有効な教材の作成，選択，使用が必要である．視聴覚教材は対象者（被指導者）に指導内容を比較的容易に理解させられるものであり，教育効果を上げるうえで有効である．また，対象者の特性，たとえば性，年齢，知識の程度，日常の生活状況などを正確に把握し，その条件に合わせた適当な教材を，適当な時・場で用いるようにする．

　特定給食施設の1つである事業所給食では，利用者の健康の維持・増進及び生活習慣病をはじめとした疾病予防を担うことが期待されている．公益社団法人日本給食サービス協会と日本給食経営管理学会が作成した「給食施設における栄養情報提供ガイド（2015年）」では，「給食事業者としての疾病の治療や予防が期待できるような含有成分の効果や効能を表現することは適切ではなく，健康増進法や食品表示法等の考え方に準拠し，根拠に基づいた表現にとどめる」とされている．また，東京都衛生局健康増進部は，給食業務の運営

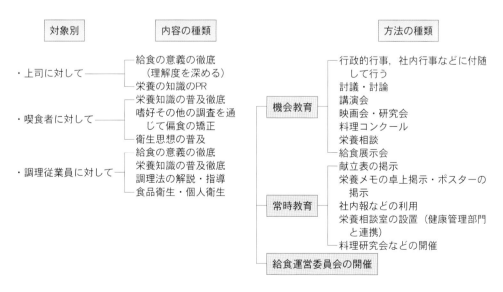

図 3-3　栄養教育方法の例
資料）東京都衛生局健康推進部健康づくり推進室監修：集団給食管理運営ハンドブック，一部改変.

を円滑に行い，給食効果を高めるためには「職場の上司」「喫食者」「調理従業者」に対しても機会があるごとに積極的に栄養指導などを行う必要があるとし，図3-3のような栄養教育方法の例を示している．

1）給食の提供

　給食施設において栄養管理された食事は，前述したように，そのものが食教育・栄養教育の代表的な教材である．給食を通して喫食者には，献立の考え方，味つけ，盛りつけ，調理の方法，食器の選択，摂取栄養量などを教えることができる．

　このためには，使用している食品の用い方，重量の適量，切り方などが具体的にとらえられるよう，食材料を図示するなどもよい方法であり，その表現方法を工夫する．

2）栄養ポスターなどの掲示

　ポスターは，その絵や文字によって，多くの喫食者に情報を提供することができる．その際，あまり複雑な表現にせず，新鮮なデザイン，レイアウトにし，よりわかりやすい，印象の深いものにする．

　なお，ポスターを掲示する場所や掲示方法も工夫する．

3）リーフレットやパンフレットの配布

　リーフレットやパンフレットは，食教育・栄養教育のうえではさまざまな場面で広く使用されており，商業用に印刷をした本格的なものから，手づくりのもの，ワープロやパソコンを活用したものなど，いろいろある．リーフレットとは1枚刷りのものをいい，パンフレットは小冊子をいうが，いずれもポスターと同様，わかりやすい内容につくる．

　リーフレットの一種である「給食だより」は，おもに小・中学校で，また会社・事業所給食施設でも用いられることが多い．小・中学校では，児童・生徒の保護者に対し，これを配布してコミュニケーションをはかるとともに，学童期における食生活や栄養に関する情報などを知らせることができる．

4）栄養メモ・卓上メモの活用

　栄養メモとは，食品の栄養価や料理法，また栄養情報などを，一目でわかる内容で簡単に説明した手づくりの印刷物である．大きさはＡ５判か，Ｂ５判程度とし，喫食者が自由に持ち帰ることができるように，食堂の出入り口やテーブル上に置くなど，配布場所や配布方法を工夫する．

　卓上メモとは，食堂のテーブル上に立てて置いたもので，喫食者が食事をしながら自然に食情報や栄養情報が理解できるようにしたものである．

5）栄養相談の開設

　各種印刷物などの配布や掲示は多数人に対して平均的に情報を提供するものであり，個々人に対応できるものではない．各喫食者はそれぞれに栄養状態は異なるであろうし，生活環境も違うことから，喫食者ごとの個人指導が必要である．したがって，管理者としては，よりきめ細かな栄養指導，食生活指導が行われるように計画することが重要である．

　　会社・事業所給食施設においては，労働安全衛生法の改正（昭和63年5月）に基づいて，すべての労働者を対象とした心と身体の健康づくり（THP）が始まっている．栄養指導者は，産業医の指示のもとに，食生活の偏りなどが認められた者に対して，栄養のとり方とともに各個人の食習慣や食行動をバランスのとれたものに改善するために個人指導を実施することになっている．

6）ビデオやパソコンなどの活用

　　料理のワンポイント，給食のできるまで，栄養面や衛生面の知識など，給食をテーマにしたあらゆる情報をビデオやパソコン画面，スライドなどの映像媒体にしておき，常時あるいは一定時間示すことによって栄養指導を行うことができる．しかし，テレビ，ビデオカメラ，映写機，スクリーン，パソコン関連機器などの設備・機材が必要である．また扱い方もよく理解しておかなければならない．

7）料理講習会や試食会の実施

　　料理講習会や試食会を常時実施することはむずかしいが，会社・事業所給食施設や病院などにおいて，疾病予防あるいは治療食などのテーマを決めて料理講習会や試食会を実施することは効果的な食教育・栄養教育の方法である．

　　小・中学校においても，保護者や学校責任者などを対象にした試食会が，給食への理解を求めて学校栄養職員によって実施されており，バランスのとれた食事づくりの重要性・必要性を指導している．

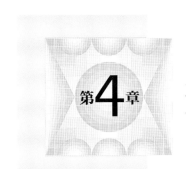

第4章 給食管理の校内実習

1 給食管理の校内実習の目的

　　給食管理の校内実習の目的は，給食管理の理論をはじめとする各専門科目で学んだ基礎知識や，実験・実習で得た技術を校内実習の場で生かし，これにより栄養士として必要な給食管理能力を身につけることである．

　　給食の実施に当たっては，給食の構成要素（条件）を十分に考慮し，実習を通して「計画→実施→評価・反省」の一連の作業を体得することが大切である．さらには，大量調理と少量調理の違いについてもみきわめていくことが必要である．

　　なお，校内実習においては，給食管理の理論を基礎に，給食の条件に合わせて計画を立て，その計画にしたがって食事を調製することから，最後の評価・反省に至るまで，一貫した作業の流れが把握できるように，積極的態度で学習することが大切である．

2 2単位実習と1単位実習

　　給食管理の校内実習は，学校によって2単位で行う場合と1単位で行う場合があり，その実習例を**表4-1**に示した．対象となる喫食者はいずれも校内学生である．

1-2 単位実習の例

　　2単位の場合，一般には通年（前期，後期）で実習する．通常，1クラスを2～3班に編成し，各班が「計画（献立作成，調理作業計画）→試作（1班ごとの少量調理）→実施（大量調理→供食）→評価・反省」の一連の作業を実習する．

　　前期は，基本的な調理手法・技術を身につけるものとし，1回目は指示献立により各班

表 4-1　給食管理の校内実習2単位と1単位の例

		A校		B校
	回数	2単位例	回数	1単位例
前期	1	・各班1例の指示献立を100食実施	5	・各班1例の指示献立を100食実施
	4	・学生が作成した献立を100～200食実施		
後期	5	・学生が作成した献立を150～300食実施		

注）1. 表中の回数は，各班の校内給食の実施回数である．
　　2. 校内給食の実施のつど，献立作成，試作の実習を伴う．ただし指示献立による場合は献立作成の実習はない．

が食数 100 食ほどを実習し，残り４回は学生自身が作成した基礎的な献立を，食数を 150〜200 食に増やして実施する．後期は各班５回ずつ，学生自身が作成した応用的献立（複数献立など）を，食数を 150〜300 食ほどに増やして実施する．

2-1 単位実習の例

　１単位の場合，一般には半期間実習する．通常，指導教員による昼食１食の指示献立により，食数 100 食ほどを実施する．

　指示献立は和・洋・中の料理が学べるものとし，また主菜には魚，肉，卵，大豆製品などのたんぱく質性食品を，副菜には野菜類やいも類などの食品をそれぞれ使用し，よく用いられる加熱調理法（揚げる，焼く，煮る，炒める，茹でる，蒸す，炊飯など）をひととおり入れるようにする．

③ 給食管理の校内実習

1-献立作成

　給食計画の第一歩は献立作成から始まる．

　献立作成時の栄養価計算は，食品成分表により計算機（電卓）を用いて算出するか，コンピュータを利用し，正確に早く計算できるように繰り返し練習する．食品成分表を用いる場合は食品群の見出し（インデックス）をつけておくとよい．また，日常多く用いる食品の早見表をつくると便利である．各食品の栄養的な特徴をよく知ることも大切である．

1）給与栄養目標量の算出と食品構成の作成

　給与栄養目標量の算出と食品構成の作成については第２章に詳述したとおりである．

　まず喫食者の年齢別・性別・生活活動強度別の人員構成表を作成し，それをもとに１日の給与栄養目標量を算出する．

　校内実習は昼食給食であるため昼食の栄養量とする（女子大生の食事調査やその他の最近の資料により，朝３：昼４：夕５の比率が適当と考えられ，昼食の栄養量は１日の 1/3 を目標にする）．なお，実施献立から摂取される栄養量は給与栄養目標量の±10％の範囲とする．

　女子大生の栄養比率の基準は，穀類エネルギー比 50〜70％，たんぱく質エネルギー比 15％（動物性たんぱく質比 40〜45％），脂質エネルギー比 20〜30％程度である．

　また，１人分の１回の食品使用量は，栄養量のみでなくできあがった料理の盛りつけ状態やボリューム感などについても考慮する．通常，１食当たりの食品使用量は 400〜500 g が目安となる．

2）給食費の算出

　校内実習は学生による実習であるため，人件費や光熱費などは計上せず，給食費（実習費）はほとんど食品の購入費（食材料費）に充てられる．しかし，食材料費が急騰したり，経験不足によって予測を誤ったりすることも考慮して 10〜20％のゆとりをもっておく必

表 4-2　給食管理の校内実習における献立作成に必要なおもな条件

(1) 給与栄養量：給与栄養目標量を充足する.
(2) 食品構成：バランスのとれた食品構成とする. 1 食につき 10 食品以上（1 日 30 食品以上）とする.
(3) 食費：昼食 1 食の食材料費, 調味料費は予算の範囲内とする.
(4) 食事形態：定食献立か複数献立かを決める.
(5) 料理の組み合わせ：基本的には 1 食の料理形式（和・洋・中）を統一し, 味のバランスも考慮する.
　　主食・汁物・主菜・副菜の組み合わせと, 食器の種類と数を決める.
(6) 出回り食品情報の把握：出回り（旬）食品の種類と価格を調べて献立に取り入れる.
(7) 廃棄量と購入量：過去の実習の平均廃棄量などを参考にして購入量を算出する.
(8) 調理所要時間と手間：約 3 時間以内でできあがり, 大量調理ができる料理を選択する.
(9) 調理方法：実習施設の調理機器と給食者（実習学生）の調理技術に合わせた調理方法を選択する.
(10) 味つけ：味つけ基準にしたがって算出した調味料を用い, 一定の味つけで供食する. たとえば食習
　　慣改善のために食塩量を 1 食 2.2 g 未満（1 日 6.5 g 未満）を目安として調整する.
(11) 喫食者の生活状況と嗜好：喫食者の性, 年齢, 生活状況などを考慮する. また給食に関するアンケ
　　ート調査および嗜好調査を行い, その結果を取り入れる.
(12) 実習施設・設備の状況：厨房, 食品の貯蔵・保管, 調理機器, 食堂などの状況を考慮する.
(13) 給食者の人員および技術：給食者の人員と技術を考慮して調理作業内容・時間を検討する.
(14) 食品衛生・安全作業：食品の選択・購入, 調理作業においてはこの点を考慮する.
(15) 献立の変化：行事食や地域の伝統食（郷土料理）などを取り入れて献立に変化をつけることもよい.
　　また, 作成した献立をイメージして色彩や量（ボリューム）などを検討することも必要である.

要がある. 魚介類, 野菜類, 果実類は季節や天候により価格の変動が大きい食品であり, 穀類, 肉類, 調味料類などは年間を通して価格が安定している食品である.

　給食費は食品構成に基づいて食品群別に使用可能な食品を選択し, その単価を調査して決定する. 食品の単価は前年度の購入価格, 市場出回り価格を調べて参考にする.

　実習に際しては, 献立作成前に各料理に使用する 1 人分の食品量の目安を覚え, その分の購入価格を理解するなど, 1 人分の食品使用量と価格との関係を十分理解できるように訓練することが大切である.

　限られた費用のなかでの購入方法, 食品の選択, 調理技術などを総合的に研究し, 栄養的に調整された, 安くておいしい食事を提供する方法を学習する. 校内実習費は各学校によって異なるが, その差は使用する食品の内容にある. とくに魚介類や肉類の種類・部位によって差が生じる.

3）献立の作成

　食品構成に基づいて, 喫食者となる校内学生の栄養・嗜好に適した昼食の献立を作成する. 献立は「主食・汁物・主菜・副菜」の順に組み合わせを考えると作成しやすい.

　この作成に際しては, 実習での献立作成に必要な条件（**表 4-2**）を考慮し, 栄養バランスのとれた献立を早く作成できるように訓練する.

　また, 1 人分の使用量を知ること, また献立がマンネリ化しないように料理の様式や調理方法, 味つけ, 食材などを工夫し, 各料理をバランスよく組み合わせることが大切である.

　献立を記入したものが献立表であり, 給食の作業はすべて献立表に基づいて実施される. 記入順序, 記入内容にミスがないように十分に見直しておく.

　1 単位実習の場合は指導教員による指示献立による.

2-調理作業計画

第２章でも記したように，調理作業計画とは，限られた時間内に調理作業を安全・能率的に進めるために，人員を適切に配置し，適切に調理作業の分担を計画することである．

実習では，各自がそれぞれの調理作業をひととおり担当するように計画し，自分の不得意なものについては進んで経験を重ねておく．

調理作業を一貫して経験することによって，調理作業全体の見通しが立てられるようになり，またそれぞれの作業をよく知ることで，適材適所に人を配置することができるようになる．

調理作業計画は以下のような条件を考慮して立てる．

① 喫食人数．
② 作業時間（調理作業時間＋喫食時間）．
③ 作業担当人数と作業能力．
④ 作業動線．
⑤ 調理工程．
⑥ 施設（給食実習室）および設備の能力．
⑦ 調理機器能力．
⑧ 衛生環境の確保．

1）作業分担

実習では，各給食作業ごとに分担を変えて，班の全員がひととおりの給食作業を体験できるようにする．各自が各分担の責任を果たし，助け合い，全体のチームワークで給食をつくりあげていくことが大切である．給食作業の分担は調理の内容によって区切り，それぞれの作業を担当する人数を決めていく．

給食作業の分担は一度に実習する学生数によって異なるが，一例をあげる．

① 献立責任者……１名（献立作成，作業計画，実習記録整理）．
② 会計責任者……１名（食券準備・配布，収支決算，食品購入額算出，伝票作成，食品選択・購入）．
③ 調理担当者……5～7名（主食・汁物・主菜・副菜の料理ごとに作業内容，作業量，食数に応じて人員の数を決める．また，一つひとつの作業について動線，手順，所要時間，そして作業の重複やずれなどを考慮し，責任分担を決める）．
④ 食器の準備・消毒……１名．
⑤ 食堂の整備……献立責任者．

作業分担ができあがったら，調理作業時間の配分を行う．喫食時間から逆算し，調理作業に要する時間を考慮して調理作業の開始時刻を決める．調理作業時間は，喫食人数，調理作業人数，献立内容，食品の種類，調理方法などによって異なる．また，大量調理では，少量調理の場合と異なって加熱や手順においてずれが生じるので，余裕をもった調理作業計画を立てる．また，給食実習室のレイアウト（平面図）を引き，調理機器類の配置をもとに作業動線を研究することも必要である．

図 4-1 に，調理作業分担と時間配分を合わせて示した調理作業分担計画の例を示す．

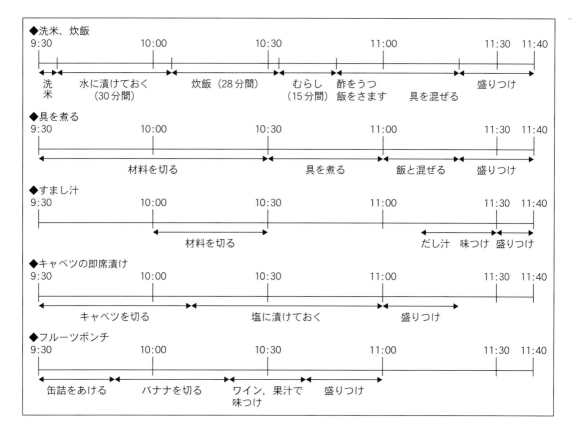

図4-1　調理作業分担計画の一例（調理作業分担と時間配分の関係を示す）
（献立：鶏肉入り五目寿司，すまし汁，キャベツの即席漬け，フルーツポンチ）

2）時間配分

　　作業分担ができたら，各料理ごとに調理作業工程とその時間を予測し，検収，下調理，主調理（加熱調理），味つけ，盛りつけ・配膳までの手順，調理機器の使用についての時間配分を行う．そして供食時間に合わせて，調理の開始・終了時間を決める．この時間配分を適切に行うことは，料理を適温で配食するためには重要である．

　　調理に要する時間は，献立の内容，食品の種類，調理方法，設備，喫食数，給食担当者の人数と技術などによって異なる．また，大量調理と少量調理とでは加熱や手順においてずれが生じるため，これらを考慮した時間計画が立てられるようにする．

　　使用した調理機器を片づけながら作業を進める．これは衛生の面でも作業能率の面でも必要なことであり，また実習を終えたあとの後片づけを効率的に行える．

　　図4-2に調理作業計画の一例を示す．実習終了後，実際の調理作業手順と時間が計画と異なった場合は調理作業計画書を赤字で訂正し，次回の調理作業計画の参考とする．

3）栄養指導計画の立案と実施

　　給食の実施と同時に，喫食者を対象に，食堂における栄養指導の計画を立案・実施する．たとえば，栄養メモや献立メモを食堂のテーブル上に置く，献立名・栄養価を黒板に掲示する，ポスターやパネル，写真を掲示する，展示ケース（料理模型，食品模型など）を設

年　月　日（　曜日）
●献立〔ご飯，スープ，酢豚，中華和え物，奶豆腐(ない)〕
年　組　班・責任者＿＿＿＿＿＿＿＿

喫食数　　食
実施・試作
計画時は黒，実習後は赤で訂正

時間		09:00	09:15	09:30	09:45	10:00	10:15	10:30	10:45	11:00	11:15	11:30	11:45
温度・湿度		℃/　%						℃/　%		配膳準備 →			
作業内容	係												
食器		消毒槽の湯を沸かす　食器の選択．数をかぞえる		消毒					食器を洗浄機にかける	盛りつけ台に食器を置く			
主食	ご飯	検収	洗米	浸漬	水切り	計量	炊飯			ウォーマー		盛りつけ	
汁物	スープ	検収	とりがらを洗う	スープをとる				スープをこす	計量	調味		盛りつけ	
			ほうれん草を洗う	切る，茹でる		豆腐を切る，湯通しする		スープカップに具を入れる					
主菜	酢豚	検収	野菜を洗う	肉の下処理，切る，下味つけ			肉を揚げる		野菜を炒める，調味			盛りつけ	
				野菜を切る，茹でる									
副菜	中華和え物	検収	野菜を洗う	野菜を切る，春雨を戻す			野菜を冷やす			調味		盛りつけ	
デザート	奶豆腐	検収	寒天を膨潤させる	寒天を煮溶かす			寒天とスキムミルクを合わせる	裏ごす エッセンス	器に流し冷やす			盛りつけ	
			シロップをつくる	スキムミルクを微温湯で溶かす									
食堂準備										〔ガス使用料　　m³〕			

図4-2　給食管理の校内実習における調理作業計画（時間配分）の一例

置する，放送を行う，リーフレットを配布するなど，視聴覚を利用した栄養指導を実際に行ってみる．実習に余裕ができたら，栄養相談を経験する計画を立ててもよい．

3-試作

予定献立の試作を小量で行うことは，給食を円滑に実施するためには不可欠である．予定献立の大量調理を実施する前に，予定献立にしたがって小量で調理し，実際に盛りつけまでを行い，献立や調理作業計画などを調整する．これによって計画と実際の違いを知り，予定献立の整理・検討を行うことが目的である．この場合，予定献立どおりに調理すること，および食品の重量や調味料の使用量は正確に計量することが必要であり，水分蒸発量にも注意する．

試作時の検討事項としては次のことなどがあげられる．

① 栄養量．
② 食品の種類，購入量，購入先，品質，分量，価格．
③ 廃棄量，切り方，調理方法・手順，調理所要時間．
④ 各料理の味つけ，および味のバランス．
⑤ できあがり分量，盛りつけ，色彩，食器，配食方法．
⑥ 調理機械・器具．
⑦ 価格（食材料費）．

4-実施前の準備

校内給食の実施当日までに準備しておかなければならない事項がいくつかあり，それぞれの担当者は責任をもって準備する．

1）食券の準備・配布

給食管理の校内実習は単一定食または複数定食を予約制で行う．会計責任者は食券を事前に用意し，校内の学生に配布する．食券配布と同時に食費を徴収し，食券の数と食費とに間違いがないようにする．食券配布は給食実施の３日前までにすませて，喫食予定数を正確に把握したうえで予定食材料を発注できるようにする．

2）食品の購入

食品の購入や業者の選択，発注などについては第２章を参照のこと．

(1) 食品の発注

会計責任者は実施献立にしたがって食品の購入量を算出し，発注伝票に記入し，業者を選択したうえで発注する．

(2) 発注伝票

発注量が算出できたら発注伝票に記入する．業者別に食品名，重量（kg，g），容量（*l*，d*l*），個数（缶，枚，個，匹など）を明確にし，献立内容に合わせてムダのないよう，また料理に適した品質・規格のものを購入する．なお，納入日時も必ず記入する．伝票は複写できるものを用い，控えの伝票は検収時に活用する．

購入前に，業者から発注食品の予定価格の見積もりをとり，食費が予算内に収まるかどうかを検討する．

また，食品購入は当日または前日に行う．乾物や缶詰など，食品によっては前々日に購入してもよい．

3）実施前日の準備

献立内容にしたがって，特別に用いる調理機器が必要であれば準備し，当日すぐに使えるように整備しておく．また，調味料や香辛料などの用意も含めて，班ごとに事前の打ち合わせを十分に行い，当日，支障が出ないようにしておく．

5-給食の実施

実施当日は，調理作業計画に基づいて人員を配置し，調理作業時間，調理作業手順にしたがって給食を実施する．実習では，各自の分担を積極的，能率的に処理するとともに，互いに協力して作業を進める．開始時間は厳守する．もし，事故のために遅れたり，欠席する場合は早めに連絡し，当日の作業に差し障りがないように手配する．

1）作業の開始

(1) 身支度

時間を厳守し，更衣室で，衛生的で実習しやすいように身支度を整える．実習専用の白衣，三角巾（大判）または帽子，前かけ，タオル，マスクを身につけ，実習室専用の履き物に履きかえる．

次に手指の消毒・洗浄をすませ，作業開始10分前には給食管理室に集合し，班員全員で実習内容や各作業，変更点などについて事前の打ち合わせを行い，身支度を再チェックして実習を開始する．衛生チェック事項を作成しておくとよい．

(2) 実習室

電灯，ダクトなどの電源を入れ，ガス台，給湯器などの元栓を開ける．また，生ごみ入れ，残食受け，手洗い用石鹸や消毒液などを用意する．

2）食品の検収・保管

(1) 検収

食材料用の食品は献立責任者が検収して業者から受け取る．この際，納入された食品を納品伝票，控えの発注伝票と照合し，重量，数量，品質，鮮度，衛生状態，価格（単価，総額）などを点検する．

このため検収者（献立責任者）は，日ごろから食品鑑別知識を身につけ，適正判断ができるようにしておかなければならない．

検収の結果，不適格品（発注どおりでない品物）があれば，ただちに返品し，代替品を納品してもらう．衛生上，心配のあるものは使用しない．代替品が時間的に間に合わない場合は献立を変更するなどの適切な措置をとる．

(2) 保管

検収終了後，調理別に仕分けする．

仕分けた食品は，個々の食品の保管条件にしたがって使用時まで保管し，食品の品質，安全，衛生を保つ．とくに肉類や魚介類は腐敗や変質を防ぐために検収後は放置せず，ただちに冷蔵庫に保管する．

また，保管に際して下処理が必要なものは，下処理後ただちに保管する．

3）計量

献立表にしたがって食材料，および調味料を重量で計量する．計量器は感量と秤量のゼロ点を合わせる．

4）下処理

第2章に詳述されているとおり，洗浄，浸漬，切截，解凍など，必要な下処理を行う．

(1) 洗浄

清潔な流水下で洗うことや，消毒液を使うことにより食品から汚れや細菌などを除去する（第2章・衛生管理の項を参照）．

なお給食では，食品を大量に扱うために洗い方が粗雑になりやすいが，流水で十分に洗浄する．水洗いは水溶性の栄養素を損失させるので，切ってからの洗浄は避ける．大量調理の場合，洗浄する食品が大量であるため，食品が水に漬かっている時間が長く，付着水や吸水量が多くなるので，洗浄後の水切りは十分に行う．洗浄による付着水の量は，加熱時の温度，調理による重量変化，味つけ濃度に影響することから，どのくらい付着水が残っているかを確認する．

(2) 切截

大量調理の場合，決まった時間に大量の食品を切り分ける技術が要求される．実習においては，それぞれの調理に合った食品の形，大きさなどを研究し，調理したとき均一に加熱されるように，同じ大きさにそろえて切ることを訓練する．

フードカッターやピーラーなどの調理機器の利用法についても学ぶ．とくに野菜類，いも類，果実類においては切り方や皮のむき方によって廃棄量が異なるため，食品の発注量さらには給食費にも関係してくる．実習においては，各食品の廃棄量を測定・記録しておおよその廃棄率を知るとともに，廃棄量の少ない処理の仕方や切り方を研究し，次回の食品購入計画の参考資料にする．

また食品の切截は，味，食べやすさ，歯ざわり，調味料の浸透，料理のできあがりなどに影響を及ぼすため，どんな切り方にするかは十分に検討する．料理に応じた切り方も必要である．

大量調理では，野菜類の場合，茹でてから切るよりも，切ってから茹でたほうがあとの処理がしやすい．また1切れで盛りつけたり，個数を決めて盛りつける場合は食数に応じて切り分けたり，1個を何等分にするかを考えて切り分ける．これは配食時の作業能率のうえからも必要なことである．

加熱時間の異なる複数の食品を同時に調理する場合は，煮える時間が異なるので，下茹でをするか，大きさを変えて切ることにより煮くずれを防ぐ．

大量の食品を美しく，そして形をそろえて能率的に切るためには訓練が必要である．そのためには，実習中に包丁の正しい持ち方や，切截の技術を習得する．

切截用の調理機器を使用する場合，その性能，正しい使い方などを学び，安全に取り扱うことができるようにしておく．調理方法や食品によって，手作業（包丁による切截）にするか機器を使用するか，使い分けを工夫してみる．

5）調理

（1）加熱

大量調理と少量調理とでは加熱時間（調理終了までの時間や沸騰までの時間），加熱中の水分蒸発量，加熱速度などが異なる．このため，調理操作の基本は少量調理であるにしても，大量調理において少量調理の方法をそのまま適用すると調理科学的に異なった現象が生じる．

したがって，作業能率や衛生なども考慮した，大量調理としての調理作業の標準化が必要である．

実習ごとに大量調理と少量調理の加熱時間や過熱状態などを記録しておき，それぞれの調理操作の大量調理での特性や，調理機器の使用方法などを学ぶとともに，次回の作業計画や調理方法を検討する際に参考にする．

加熱による食品の科学的変化（水分の蒸発，放水，吸油など）は一度に用いる食品の量・種類，加熱機器などによって異なる．実習では，この科学的変化をよく観察して，煮物，揚げ物，焼き物，炒め物などの調理操作の基本を理解するとともに，食品の持ち味を生かした，おいしい料理ができるように研究してみる．

また大量調理の場合，食品に均一に熱を通すことがむずかしく，また火を消したあとの余熱が大きく，煮くずれ，焦げつき，炒めすぎなどが起こりやすいことなども考慮に入れて加熱方法を工夫する．加熱温度は温度計で実測し，次回の作業計画の参考にする．

なお，加熱調理では，食品の中心部まで熱が加えられるように十分加熱し，衛生的に安全な状態にする．

(2) 調味（味つけ）

　料理のおいしさは味つけによって大きく左右される.

　給食は対象が集団であるため,すべての人に好まれる味つけにすることはむずかしいが,調理学や調理実習で学んだ調理の基本に基づき,試作で検討した調味割合も加味して調味料の分量を算出する. ただし大量調理の場合,加熱による食品量や水分量の変化が少量調理の場合と異なるので,調味料の使用量も食数に比例しないことに注意する.

　調味料の分量を調味パーセントで表すと, だれでも同じ味に仕上げることができ, また小量でも大量でも応用ができて能率的である. 調味パーセントとは, 調味するものに対する調味料の割合であるが, 何に対しての割合なのか（だし汁に対してか, 材料に対してか）を明確化しておく必要がある. また, 調味料の分量は調味する前の食品量（乾物の場合はもどし倍率を考慮する）に対する割合で示すが, 加熱後の食品量, 水分量の変化に対応して調味することが大切である.

　調味に際しては, 算出した分量の調味料を一度に入れるのではなく, 2〜3回に分けて調味し, 味つけを完成させていくようにする. また, 塩分計や糖度計などで計測して適度な味つけの濃度（%）を知ることも大切である.

　また, 1食に用いる食塩量も栄養管理, 健康管理のうえで食事摂取基準の値以下となるように注意し, 各料理の味のバランスにも考慮する.

6）食器の準備

　食器係は, 料理に適した食器を選択し, 汚れや破損のないものを喫食者分に予備分を加えて用意する. 食器は, 衛生, 安全を第一とし, 洗浄, 消毒, 持ち運びには十分注意する. 消毒済みのものは使用時まで汚染されないように保管する.

7）盛りつけ

　盛りつけに際しては最適の温度で供食できるようにすることが原則である. また, 献立に示された1人分の量を, 均一に, 美しく, 能率的に盛りつけることが肝要であり, 実習では以下のことに注意し, 盛りつけの技術を訓練する.

(1) 均一な盛りつけ

　できあがりの総重量から1人分の盛りつけ重量を算出して盛りつけ,これを見本として,あとは目測により均等になるように盛りつける. 途中, 何度か重量をはかり, チェックする. この際, 食品の種類, 煮汁にも注意する. これは喫食者に適正な栄養量を提供するためにも重要である.

(2) 短時間で効率のよい盛りつけ

　盛りつけは流れ作業で行い,喫食時間に合わせて盛りつけを開始する. 盛りつける順番,人員の配置については適切に配慮し, 効率よく行うことで, 盛りつけ時間を短縮化し, 料理の温度変化を少なくする.

(3) 美しい盛りつけ

　食器との調和, 色彩のバランス, 各料理の配置などを考えて, 食欲をそそるよう, 美しく盛りつける. 「皿や鉢の絵柄を生かす」「鉢には中高に盛る」「皿の周囲はきれいにする」などは盛りつけの基本である.

（4）衛生の保持

　白衣，マスク，三角巾などを正しく着用し，手指を消毒し，消毒済みの箸やトング，スプーン，または専用の使い捨て手袋を用いて盛りつける．また，清潔の保持に留意する．

（5）配膳，配食

　配膳のときは，料理をおいしく感じる温度を維持することが大切である．このためには，料理のできあがり時間から喫食までの温度管理が重要である．温かい料理を温かいうちに提供するためには，皿の保温，料理のできあがり時間，盛りつけ時間などを工夫したり，保温のための機器類を使用する．冷たい料理のためには冷蔵庫を利用し，水分の出る和え物などは調味時間に注意する．

　定食献立の場合，「主食，汁物，主菜，副菜」を1セットとしてトレイに手早く配膳し，献立責任者は1人分を点検後，食券と引き換えに喫食者に手渡す．配食の際はサービスの心をもって対応する．

8）検食

　検食は，配食する前に献立責任者が行う．できあがった各料理を，栄養量，分量，色彩，温度，盛りつけ，味つけ，食材料の組み合わせ，衛生，嗜好，調理法などの観点から検討し，その結果を検食簿に記入する．

9）保存食

　給食施設では食中毒などの衛生上の事故が発生した場合の原因究明のために検査用保存食をとっておく．実習においても，毎回の給食の原材料（洗浄・消毒を行わず，購入した状態のもの）および十分に冷ました調理済みの食品を，食品ごとに殺菌済みの容器に50g程度ずつ入れて密封し，－20℃以下で2週間以上保存する．

10）食堂の整備

　食堂は，喫食者が落ち着いた雰囲気で快く食事ができる環境に整える．常に清潔で，明るく，整然としていることなどが必要である．給食開始の1時間前にはテーブルを拭き，いすを整理し，給湯，湯茶の準備などをすませる．

　食堂内には，食事時間や配膳方法などの給食のルールを表示したり，ときにテーブルを替えたり，季節の花を飾ったり，音楽を流したりする．これらにより，食事にふさわしい食堂の雰囲気をつくったり，演出したりすることも必要である．照明や換気などに配慮することも喫食率の向上に役立つ．

　また，栄養メモや献立メモの配置，栄養量の表示，ポスターやパネル，写真の掲示，料理模型や食品模型の設置など，食堂を食教育・栄養教育の場として活用する．

11）後片づけ

　調理後の後片づけは衛生管理のうえから重要な作業である．喫食後の食器は下膳カウンターで喫食者から受け取り，残食（残菜）はごみ容器（残食バケツ）に料理別に仕分けて入れ，料理ごとの残食量を計測・記録しておく（**図4-3**）．計測後の残菜（生ごみ）は不燃ごみと分別して，所定の場所に処理し，ごみ容器は必ず洗浄・乾燥して元の場所に返却する．

残食測定表

喫食者数　　　名（室温：　℃　湿度：　%）　　　　　　　年　　組　　班
　　　　　　　　　　　　　　　　　　　　　　　　　　　　責任者名

　　　　　　　　　　　　　　　　　　　　　　　　　　　　　　　　年　　月　　日

| 料理名 | 調味料 | | できあがり 全重量　g | 盛りつけ 残量　g | 1人分盛り つけ重量 g | 残食量 g | 残食率 % | 備　考 |
	種類	%						

図4-3　残食測定表フォーマットの一例

表4-3　後片づけの点検項目

(1) 包丁，まな板は整理したか．
(2) 床の掃除は完全か．
(3) 下水溝の掃除はすみましたか．また蓋は完全にしたか．
(4) 調理機械・器具の掃除および整理はできたか．
(5) 残食（残飯，残菜）などは所定の場所に捨てたか．
(6) 冷蔵庫，食品庫の整理はしたか．
(7) ふきんの洗浄・消毒はしたか．
(8) 食堂の清掃はできたか．
(9) ガス栓は閉じたか．
　　A．ガスレンジ
　　B．回転釜
　　C．消毒槽
　　D．湯沸かし器
　　E．炊飯器
　　F．フライヤー
(10) 窓その他の戸締まりはしたか．
　　A．実習室・食堂の窓
　　B．実習室・食堂の出入り口
　　C．実習室と食堂のさかい
　　D．食品保管庫
(11) 換気扇その他の動力機械のスイッチは切ったか．
(12) ガスの元栓は締めたか．
(13) 電灯のスイッチは切ったか．
(14) 出入り口の戸締まりはしたか．

　使用した食器はシンクに入れて下洗いし，種類別に洗浄ケースに入れて食器洗浄機にかける．洗浄後の食器は種類ごとに整頓して食器保管庫に収納する（食器類はときどき漂白する）．

　大型調理機器はそれぞれの洗浄・手入れ方法のマニュアルにしたがって処理し，元栓や電源を切る．その他の調理機器，作業台，器具類なども十分に洗浄，消毒，乾燥させ，整理・整頓する．この際，点検を行い，故障や破損の生じたものは必要な処置を施して次の使用に備える．

　またシンク，床，排水溝など，調理室内の清掃も十分に行う．調理後，すぐに清掃する場合は配膳，配食に関係のない部分から始める．

食堂も，床などに食べ残しなどがないように，きれいに清掃する.

最後にガス栓を確認し，元栓を閉める.

そして「後片づけの点検項目」(**表4-3**) を確認して当日の終了となる. 次回の実習に支障をきたさないようにしておく.

6-実習終了後の整理と反省

実習が終了したら，実習記録結果を各書類に整理・記入する. 献立表，作業計画表，味つけ基準などについては必要な修正を行い，食材料の発注伝票，納品書，受領書などは整理・整頓して会計報告書に記入する. また，残菜調査 (残菜量・率)，喫食者の感想，実習学生の反省なども記入して栄養管理報告書を作成する. これらの各書類を提出して実習終了とする.

反省項目としては次の点などがあげられる.

① 作業計画と実際の作業経過との比較.

② 作業配分の評価（作業配分が均等であったか）.

③ 実際の調理作業を通じて気づいた点.

④ 栄養量の評価（献立表どおりに供給できたか）.

⑤ 残食状況の記録とその原因についての考察.

⑥ 後片づけのチェック.

⑦ 衛生管理のチェック.

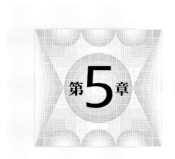

第5章 各種の給食管理

特定多数人を対象とした給食施設は，会社・事業所，学校，病院，社会福祉施設，児童福祉施設，自衛隊などに付属し，それぞれの給食対象によって，食事の目的や内容，回数，運営形態，供食方法などが異なっている．しかし，いずれの施設においても「それぞれの対象に見合った好ましい献立をつくり，衛生的に安全な調理を行い，おいしく，喜ばれる食事を提供する」という給食の基本的な考え方は同じである．

現代の日本における食事のあり方をみると，家庭内での食事が減少して家庭外での食事が増加しているが，家庭内の食事であっても市販惣菜や持ち帰り弁当などをそのまま食べる傾向も多くなってきている．家庭外の食事も多種多様であり，給食施設，レストラン，ファーストフード店，一般食堂などでの食事があげられる．これらのうち特定給食施設での給食は，喫食者に合わせて栄養的に調整した食事を提供しており，喫食者にとっては好ましい食事であるといえる．

1 会社・事業所給食

1-会社・事業所給食の目的と役割

会社・事業所給食は基本的には健康な男女を対象とした給食であり，喫食者の健康の維持・増進，また福利厚生を目的として，会社や団体，工場，それらに付属する寄宿舎（寮）などにおいて実施されている．

会社・事業所は働く人々の一人ひとりが生産性や仕事の能率を上げることを求めている．栄養面の考慮がなされた給食の提供は働く人の健康の維持・増進に寄与し，仕事の生産性や能率を上げ，欠勤率を低下させることにもつながる．また，食事をともにすることで協調性やコミュニケーションをはかることができるなどの利点がある．また，安価な給食の提供は働く人々にとって経済的なメリットがある．

それぞれの会社・事業所の事業内容や仕事内容はさまざまであり，同一会社・事業所内であっても部門によって仕事内容が異なるため，各人の労作の量や質が異なることが会社・事業所給食の特徴である．したがって，これらを考慮した給食内容にすることが必要である．また，給食対象者の年齢幅が広いことも特徴であり，年齢，性，生活条件，地域性（大都市圏と農村とでは食文化が異なることが多い）などについても考慮する．

また，食事を通して楽しいひとときを過ごすことができるような食事環境をつくることも大切な条件である．

食料難であった戦後しばらくの間は栄養不足解消のために食事を提供し，働く人の食欲

を満たすことが会社・事業所給食のおもな目的であった．しかし，社会が豊かになり飽食の時代を迎えると生活習慣病が増加してきた．このため，健康の維持・増進のために栄養量を調整した食事も会社・事業所給食に加えられるようになってきた．

　また，社会の変化に伴い個々人の食生活の形態も複雑になってきたため，食事の提供だけが栄養士の業務ではなく，健康管理の面から個人に合わせた栄養指導を行うこと，すなわち食生活アドバイザーとしての役割を担う時代になってきている．

2-経営形態

　　直営，委託，または準直営（準委託）方式がある．近年，経営の合理化や専門性への期待等から委託方式が大半を占めるようになってきている．

1）直営方式

　　給食部門を会社・事業所の一部門として設置し，給食業務を実施する方式をいう．したがって運営面，設備面とも，これに関わる費用はすべて会社・事業所の負担となるが，長所として以下の点などがあげられる．

　① 管理（給食管理，健康管理など）が徹底しやすく，経営者の方針に添うことが可能である．

　② 会社・事業所が設備費や人件費，光熱費などを負担（または一部負担）しているため食費が安い．

　　　これらの点から，また健康管理や食事に対する喫食者の満足感などを考えると，直営方式のほうが望ましい．

　一方，短所として以下の点などがあげられる．

　① 会社・事業所の経済的負担および給食の運営・管理面の負担が大きい．

　② 給食側，喫食者側とも同じ社員であるという意識があるためサービスの低下やマンネリ化を起こしやすい．

　このため，直営方式を中止し委託化するケースが近年，増えてきている．

2）委託方式

　　給食を業とする会社（給食会社）に給食業務を委託する方式をいう．この場合，会社・事業所の施設内で調理を行う方式と，給食サービスセンターで調理を行う方式（センター方式）とがある．

　　委託給食（コントラクト・フードサービス：contract food service）では，業務の一部または全部が外部に委託（アウトソーシング：outsourcing）される．この委託する範囲や方法は，委託側（クライアント：client）と受諾側（コントラクター：contractor）との間で契約によって決定される．

　　委託方式にする理由は，会社・事業所の経済的負担などを軽くするためであるが，給食会社自体も利益を追求しなければならないため，喫食者の経済的負担が大きくなりやすい．会社・事業所によっては補助金を出したり，経費を一部負担しているところもある．

　　委託方式の長所としては以下の点などがあげられる．

　① 会社・事業所は給食の運営・管理を委託するため，その分の労力と時間を他に向けら

れる.

② 会社・事業所の経済的負担が軽減される.

③ 調理従業員は喫食者を「お客さま」と意識しているので, 喫食者に対するサービスが向上する.

④ 大規模な給食会社はコスト管理を徹底しており, 大量仕入れにより食品を安く購入するばかりでなく, 安定した食品管理を行っている.

しかし, 短所として以下の点などがあげられる.

① 喫食者の経済的負担が大きくなりやすい.

② 一貫した健康管理がしにくい.

③ 給食会社自体の利益追求のために栄養的な配慮がなされない場合がある.

3) 準直営(準委託)方式

会社・事業所の給食部門を子会社として独立させ, その企業内の給食業務を運営させる方式である. この方式は直営と委託の中間であることから両方の長所を生かすことができる. すなわち,

① 経済的負担は少しかかるが, 喫食者に対して栄養的な配慮がなされた給食を提供することができる.

② 会社・事業所にとって経済的負担などが少し軽くなり, 運営方針に加わることができる.

短所としては, 子会社となった場合, 給食従業員の労働条件・待遇などが親会社に比べて低下することなどがあげられる.

3-供食形態

供食形態には, 単一定食献立, 複数献立, カフェテリア方式などがあるが, 食生活の多様化から, 料理を自分で自由に選択できるカフェテリア方式が多く採用されるようになってきている. また, 従来は単一定食献立であった施設も複数献立(選択メニュー)にしたり, ヘルシーメニューなどの特別献立を取り入れるようになりつつある.

なお, カフェテリア方式の場合, 料理の選択が喫食者の嗜好に任されるため, 必ずしも栄養的に満足した食事にならない場合がある. 見本ケース内に望ましい組み合わせ例を示すなど, 種々な食品を摂取することの大切さを伝えることが必要である.

4-給食管理

給食管理のおもな項目として, 栄養管理, 食品管理, 調理管理, 衛生・安全管理, 作業管理, 施設・設備管理, 事務管理, 経営管理などがあげられる. 詳細は第2章に記述したとおりである.

給食が昼食のみの場合, 1日分の栄養量の1/3を目安とする. また, 3食給食の場合は, 主食は1:1:1, 副食は1:1.5:1.5を目安として, それぞれの喫食者の状況により配分する.

献立の作成に際しては, 第2章に記述したとおり種々な条件を考慮することが必要であるが, 外食産業などの著しい発達などにより喫食者の嗜好も多様化していることから, よりおいしい, より喜ばれる新しい献立の開発が要求されている.

5-栄養指導

　　　加齢とともに生活習慣病なども多く発生し，また誤ったダイエットにより体調を崩して病的状態になっている者も多く見受けられ，適切な栄養指導を行うことが求められている．この場合，対象者の年齢，性，生活条件などを十分に考慮して指導計画を立てる．

　　　なお，正しい食事のとり方などについての指導と併せて，運動，休養のじょうずなとり方や実践方法についても指導する．

6-栄養士の配置と今後の期待

　　　平成15年に「健康増進法」が施行され，特定給食施設における栄養管理基準が示された．栄養士は，関係者の協力を得ながら，その責務を果たしていかなければならない．

② 学校給食

1-学校給食の目的と役割

　　　学校給食は，学校給食法に基づいて，児童・生徒を対象に義務教育諸学校（小・中学校，中等教育学校の前期課程，盲学校・ろう学校・養護学校の小学部または中学部）や夜間課程を置く高等学校などにおいて実施されている（**表5-1**）．

　　　学校給食法は昭和29年に制定され，その第1条に法律の目的として「学校給食は児童・生徒の心身の健全な発達に資するものであり，学校給食の普及及び充実及び学校における食育の推進を図ることを目的とする」旨が記され，第2条に学校給食の目標が記されている．

① 適切な栄養の摂取による健康の保持増進を図ること．
② 日常生活における食事について正しい理解を深め，健全な食生活を営むことができる判断力を培い，及び望ましい食習慣を養うこと．

表5-1　学校給食実施状況（国公私立）　　　　　　　　　　　　（平成30年5月1日現在）

区　分		全国総数	完全給食		補食給食		ミルク給食		計	
			実施数	百分比	実施数	百分比	実施数	百分比	実施数	百分比
小学校	学校数	19,635	19,350	98.5	51	0.3	52	0.3	19,453	99.1
	児童数	6,427,867	6,352,201	98.8	7,212	0.1	8,722	0.1	6,368,135	99.1
中学校	学校数	10,151	8,791	86.6	39	0.4	292	2.9	9,122	89.9
	生徒数	3,253,100	2,569,439	79.0	7,448	0.2	116,567	3.6	2,693,454	82.8
義務教育学校	学校数	82	82	100.0	0	0.0	0	0.0	82	100.0
	児童・生徒数	34,679	33,076	95.4	0	0.0	0	0.0	33,076	95.4
中等教育学校（前期課程）	学校数	52	28	53.8	0	0.0	5	9.6	33	63.5
	生徒数	16,277	8,266	50.8	0	0.0	1,720	10.6	9,986	61.4
特別支援学校	学校数	1,132	1,005	88.8	1	0.1	12	1.1	1,018	89.9
	幼児・児童・生徒数	143,379	125,188	87.3	40	0.0	832	0.6	126,060	87.9
夜間定時制高等学校	学校数	565	297	52.6	86	15.2	1	0.2	384	68.0
	生徒数	76,461	18,816	24.6	3,384	4.4	16	0.0	22,216	29.1
計	学校数	31,617	29,553	93.5	177	0.6	362	1.1	30,092	95.2
	幼児・児童・生徒数	9,951,763	9,106,986	91.5	18,084	0.2	127,857	1.3	9,252,927	93.0

③ 学校生活を豊かにし，明るい社交性及び協同の精神を養うこと．

④ 食生活が自然の恩恵のうえに成り立つものであることについての理解を深め，生命及び自然を尊重する精神並びに環境の保全に寄与する態度を養うこと．

⑤ 食生活が食にかかわる人々の様々な活動に支えられていることについての理解を深め，勤労を重んずる態度を養うこと．

⑥ わが国や各地域の優れた伝統的な食文化についての理解を深めること．

⑦ 食料の生産，流通及び消費について，正しい理解に導くこと．

　義務教育諸学校における学校給食（昼食給食）は小学校時代の６年間，中学校時代の３年間に実施されるが，この時期は心身の発育が著しい大切な時期である．したがって学校給食においては必要な栄養量を摂取させるとともに，望ましい食習慣の形成に寄与することも求められている．これらの点で学校給食はきわめて大切な役割を担っている．

2-学校給食と食教育・栄養教育

　食生活をとりまく社会環境の変化によって，成人に限らず児童・生徒においても，カルシウムの摂取不足，脂質やエネルギーの過剰摂取，誤ったダイエットなど，食生活に起因する栄養上の種々の問題が増加している．

　学校給食によって児童・生徒は，栄養バランスのとれた食事や多くの食情報などに直接触れることになるため，給食そのものを「生きた教材」として活用することができる．従来からも学校給食や関連教科などにおいて，食生活と健康との関連，疾病予防などについての指導・教育が行われているが，生涯を通じた健康づくりの観点から，学校給食栄養管理者（栄養士，栄養教諭）による，より適切な食教育・栄養教育が求められており，学級担任や養護教諭などの行う給食指導や健康指導に計画的に協力するなど，健康教育へのいっそうの参画が求められる．

　この際の指導内容は児童・生徒の発達段階に応じたものとし，また学校教育全体で行う健康教育の一環として行うことが必要で，このためには教科などの特性に応じた指導・教育内容とする．

　また，不登校やいじめなどの問題も深刻化しているが，豊かな人間関係を育成するうえで学校給食の果たす役割は大きい．

　なお，こうした教育効果をより向上させるためには，望ましい栄養管理や食習慣の形成などに関しての家庭教育を充実するよう，各家庭に働きかけていくことも必要である．

3-学校給食の運営形態

　学校給食の運営形態は，各校の施設内で調理を行う各校調理方式（単独校調理方式）と，給食センターや共同調理場で調理を行う共同調理方式（給食センター方式）の２つに大別される．

　戦後，学校給食はまず小学校から開始され，学校給食法にしたがってすべて各校調理方式で行われていたが，その後，中学校においても行われるようになると，設備費その他の経済性を考慮して，複数校を対象とした共同調理方式が取り入れられるようになった．

　また，昭和60年1月，合理化推進ということで，文部省より，民間委託や調理従業員のパート化を取り入れてもよいとの通達が出された．こうした経緯のもと，現在，各校調理

方式が減少し，その分，共同調理方式が増えている．民間委託はまだわずかであるが，栄養面，衛生面，安全面などにおいて質の低下をきたさないためには，学校関係者の監督と努力が必要である．

1）各校調理方式

それぞれの学校に調理設備（単独調理場）を設け，給食する方式である．各校調理方式の献立は，食材料の一括購入など経済性を考慮して各地域ごとの共同献立（統一献立）となっている．一般には単一献立であるが，食事に関する自己管理能力の育成をめざして，自分で食事を選択できるカフェテリア方式を取り入れているところもある．

現在，1回100食以上の給食を実施している学校では，その60％以上が栄養士を配置している（**表5-2**）．栄養士がいない学校については教育委員会の栄養士による巡回指導が行われているが，児童・生徒への栄養指導，食生活指導，地域性への配慮などを考えると，各校に栄養士が配置されることが望ましい．

各校調理方式の長所としては以下の点などがあげられる．

① 自校の中で食事がつくられるため，教師も児童・生徒も給食に関心が高い．

② 食教育・栄養教育について，学校栄養職員などの指導が行いやすい．

一方，短所としては以下の点などがあげられる．

① 給食に関する事務負担や，調理作業の管理負担が大きい．

② 各校の調理施設・設備費や諸経費の負担が大きい．

③ 共同献立により食品が一括購入されるため食品の衛生管理が徹底しにくい．

2）共同調理方式

いくつかの学校が共同で設置した調理場（共同調理場，給食センター）で調理した料理を車で各校に配送する方式である．

この方式の長所としては以下の点などがあげられる．

① 食材料などを大量に購入できるため，コストの低減がはかられる．

② 味つけ，その他で学校差が生じない．

③ 給食に関する事務負担や，調理作業の管理負担が小さい．

④ 各校の調理施設・設備費や諸経費の負担が小さい．

一方，短所としては以下の点などがあげられる．

① 自校のなかで食事がつくられないため，児童・生徒などが給食に関心が薄い．

② 食教育・栄養教育について，学校給食栄養管理者の指導が行いにくい．

③ 食中毒，その他の衛生的な事故が発生した場合，その範囲が広く，また原因の追及がしにくい．

④ 適温給食が実施しにくい．

⑤ 交通事故その他の問題が生じた場合，喫食時間に間に合わないことがある．

今後，児童・生徒の減少に伴って共同調理方式の採用が増えていくことが予想されるが，その長所・短所を十分に比較検討するとともに，採用する場合には短所を積極的に改善していくことが課題である．

表 5-2　給食施設数・管理栄養士数・栄養士数・調理師数，特定給食施設—その他の給食施設・施設の種類別

（平成 29 年度末）

	総数			管理栄養士のみいる施設		管理栄養士・栄養士どちらもいる施設			栄養士のみいる施設		管理栄養士・栄養士どちらもいない施設数
	施設数	管理栄養士数	栄養士数	施設数	管理栄養士数	施設数	管理栄養士数	栄養士数	施設数	栄養士数	
総数	91,002	63,763	61,744	19,659	27,714	17,761	36,049	31,950	22,998	29,794	30,584
学校	17,765	8,434	7,272	5,830	6,379	1,341	2,055	2,326	4,273	4,946	6,321
病院	8,445	26,493	13,848	2,525	6,801	5,736	19,692	13,735	88	113	96
介護老人保健施設	3,788	5,458	3,907	1,275	2,036	2,313	3,422	3,660	162	247	38
老人福祉施設	13,518	11,302	10,101	3,914	5,390	4,459	5,912	6,562	2,771	3,539	2,374
児童福祉施設	26,632	5,805	17,904	2,785	3,210	2,169	2,595	3,069	10,647	14,835	11,031
社会福祉施設	4,189	2,015	2,824	977	1,169	649	846	906	1,538	1,918	1,025
事業所	8,886	1,966	2,174	1,203	1,370	448	596	608	1,421	1,566	5,814
寄宿舎	1,885	285	508	201	221	54	64	73	365	435	1,265
矯正施設	155	67	24	49	52	11	15	15	9	9	86
自衛隊	242	181	72	157	162	18	19	26	44	46	23
一般給食センター	394	336	639	43	64	140	272	398	122	241	89
その他	5,103	1,421	2,471	700	860	423	561	572	1,558	1,899	2,422
特定給食施設	50,542	47,758	40,577	12,803	18,970	12,290	28,788	24,452	12,042	16,125	13,407
学校	15,772	8,097	6,903	5,540	6,079	1,312	2,018	2,288	3,964	4,615	4,956
病院	5,670	22,162	11,522	1,445	4,959	4,211	17,203	11,506	11	16	3
介護老人保健施設	2,865	4,376	3,163	909	1,534	1,875	2,842	3,029	75	134	6
老人福祉施設	4,832	6,344	4,823	1,669	2,593	2,647	3,751	4,153	444	670	72
児童福祉施設	13,206	3,317	10,136	1,474	1,725	1,307	1,592	1,936	5,542	8,200	4,883
社会福祉施設	764	655	741	223	308	225	347	362	274	379	42
事業所	5,492	1,744	1,762	1,093	1,232	396	512	521	1,113	1,241	2,890
寄宿舎	556	156	264	106	120	32	36	40	188	224	230
矯正施設	115	62	21	46	49	9	13	13	8	8	52
自衛隊	190	165	54	141	146	18	19	26	26	28	5
一般給食センター	376	322	628	40	61	137	261	391	118	237	81
その他	704	358	560	117	164	121	194	187	279	373	187
その他の給食施設	40,460	16,005	21,167	6,856	8,744	5,471	7,261	7,498	10,956	13,669	17,177
学校	1,993	337	369	290	300	29	37	38	309	331	1,365
病院	2,775	4,331	2,326	1,080	1,842	1,525	2,489	2,229	77	97	93
介護老人保健施設	923	1,082	744	366	502	438	580	631	87	113	32
老人福祉施設	8,686	4,958	5,278	2,245	2,797	1,812	2,161	2,409	2,327	2,869	2,302
児童福祉施設	13,426	2,488	7,768	1,311	1,485	862	1,003	1,133	5,105	6,635	6,148
社会福祉施設	3,425	1,360	2,083	754	861	424	499	544	1,264	1,539	983
事業所	3,394	222	412	110	138	52	84	87	308	325	2,924
寄宿舎	1,329	129	244	95	101	22	28	33	177	211	1,035
矯正施設	40	5	3	3	3	2	2	2	1	1	34
自衛隊	52	16	18	16	16	—	—	—	18	18	18
一般給食センター	18	14	11	3	3	3	11	7	4	4	8
その他	4,399	1,063	1,911	583	696	302	367	385	1,279	1,526	2,235
指定施設（特定給食施設の再掲）	2,816	11,949	5,827	1,028	2,678	1,616	9,271	5,710	90	117	82
学校	96	80	33	47	54	13	26	18	14	15	22
病院	1,640	10,623	5,151	356	1,883	1,284	8,740	5,151	—	—	—
介護老人保健施設	3	7	5	—	—	2	7	2	1	3	—
老人福祉施設	4	14	8	—	—	3	14	7	1	1	—
児童福祉施設	1	2	—	1	2	—	—	—	—	—	—
社会福祉施設	8	30	14	3	6	5	24	14	—	—	—
事業所	795	857	332	488	585	209	272	276	52	56	46
寄宿舎	18	21	14	9	11	8	10	13	1	1	—
矯正施設	52	48	9	37	40	6	8	8	1	1	8
自衛隊	77	81	21	64	68	12	13	20	1	1	—
一般給食センター	103	168	216	15	20	69	148	181	16	35	3
その他	19	18	24	8	9	5	9	20	3	4	3

4-給食形態と回数

　　　　学校給食のおもな形態は以下のとおりであり（学校給食法施行規則），その実施状況は
表 5-1 に示したとおりである．

表 5-3　学校給食摂取基準（幼児・児童・生徒1人1回あたり）　　　　　　　　　　　　（参考）

区　分	基　　　準　　　値							1日の食事摂取基準に対する学校給食の割合
	児童（6～7歳）の場合	児童（8～9歳）の場合	児童（10～11歳）の場合	生徒（12～14歳）の場合	夜間学校を置く高等学校の生徒の場合	特別支援学校の幼児の場合	特別支援学校の生徒の場合	
エネルギー　（kcal）	530	650	780	830	860	490	860	必要量の3分の1
たんぱく質　（%）	学校給食による摂取エネルギー全体の13～20%							
脂　質　（%）	学校給食による摂取エネルギー全体の20～30%							
ナトリウム（食塩相当量）（g）	2未満	2未満	2.5未満	2.5未満	2.5未満	1.5未満	2.5未満	目標量の3分の1未満
カルシウム　（mg）	290	350	360	450	360	290	360	推奨量の50%
マグネシウム　（mg）	40	50	70	120	130	30	130	推奨量の3分の1程度（生徒は40%）
鉄　（mg）	2.5	3	4	4	4	2	4	推奨量の40%程度（生徒<12～14歳>は3分の1程度）
ビタミンA（μgRAE）	170	200	240	300	310	180	310	推奨量の40%
ビタミンB₁　（mg）	0.3	0.4	0.5	0.5	0.5	0.3	0.5	推奨量の40%
ビタミンB₂　（mg）	0.4	0.4	0.5	0.6	0.6	0.3	0.6	推奨量の40%
ビタミンC　（mg）	20	20	25	30	35	15	35	推奨量の3分の1
食物繊維　（g）	4以上	5以上	5以上	6.5以上	7以上	4以上	7以上	目標量の40%以上

1. 表に掲げるもののほか，次に掲げるものについても示した摂取について配慮すること．
亜鉛…児童（6～7歳）2mg，児童（8～9歳）2mg，児童（10～11歳）2mg，生徒（12～14歳）3mg，夜間課程を置く高等学校の生徒3mg，特別支援学校の幼児1mg，特別支援学校の生徒3mg．
2. この摂取基準は，全国的な平均値を示したものであるから，適用にあたっては，個々の健康および生活活動等の実態並びに地域の実情に十分配慮し，弾力的に運用すること．
3. 献立の作成に当たっては，多用な食品を適切に組み合わせるよう配慮すること．
（資料：学校給食実施基準，夜間学校給食実施基準，特別支援学校の幼稚部及び高等部における学校給食実施基準の各別表　平成30年7月31日文部科学省告示第162号～第164号）

① 完全給食：パン＋ミルク＋おかず，または米飯＋ミルク＋おかず．
② 補食給食：ミルク＋おかずなど，主食は持参．
③ ミルク給食：ミルクのみ．

　米消費の拡大を求める時代の要請を背景に，食事内容の多様化をはかること，栄養に配慮した米飯の正しい食習慣を身につけさせることの見地から教育上有意義であるとして，米飯給食が昭和51年から取り入れられた．現在，週1～3回ほど実施されており，児童・生徒らに好評である．

　なお，完全給食のパンまたは米飯は，これらに準ずる小麦粉食品，米加工食品，その他の食品も含むとされている．給食回数は，「学校給食実施基準」第2条において，年間を通じ，原則として毎週5回授業日の昼食時に実施するとされている．

5-学校給食の栄養管理

　表5-3は文部科学省によって示された「学校給食摂取基準」であり，表5-4に学校給食の標準的な食品構成表を示している．

　この学校給食摂取基準については，性別や学年，個人，地域の特性などの変動要因を十分配慮して弾力的に運用することとされているが，平成21年の改定では，とくにたんぱく質およびビタミンAについては望ましい範囲が示されている．

表5-4　学校給食の標準食品構成表（幼児，児童，生徒一人一回当たり）
米飯・牛乳・おかずの部

（単位：g）

区分		幼児の場合	小学校児童の場合			中学校生徒の場合	夜間定時制高等学校生徒の場合
			低（6～7歳）	中（8～9歳）	高（10～11歳）		
米飯	精白米	65	70	80	100	110	110
	強化米	0.20	0.21	0.24	0.30	0.33	0.33
ミルク	牛乳	155	206	206	206	206	206
おかず	小麦粉及びその製品	2.0	2.5	3.0	3.5	4.0	5.0
	いも及びでん粉	28	36	40	45	50	55
	砂糖類	2.5	2.7	3.0	3.4	4.0	5.0
	油脂類	3.5	4.0	4.5	5.0	5.5	6.0
	種実類	1.0	1.5	1.5	1.5	2.0	2.0
	大豆及びその製品	20	23	25	27	35	35
	魚介類	14	15	17	20	22	20
	獣鳥肉類	12	14	16	18	20	18
	卵類	7	10	12	13	15	15
	乳製品類	2.0	3.0	4.0	5.0	6.0	7.0
	緑黄色野菜類	20	23	25	30	35	35
	その他の野菜類	50	55	60	70	80	90
	果実類	30	32	35	40	45	50
	藻類	1.0	1.5	1.5	1.5	2.0	2.0

（注）　標準食品構成表は，所要栄養量の基準を充足するために必要な標準的な食品構成を示したものである．したがって，適用に当たっては，幼児，児童，生徒の家庭における食生活や地域等の特性に十分配慮し，弾力的に運用すること．

6-学校給食栄養管理者の職務内容

　　　　学校給食法第7条に学校給食栄養管理者の定義が示され，栄養士だけでなく，栄養教諭の位置づけが追加されている．従って，従来の学校栄養職員の職務である「学校給食管理・運営」に加え，学校給食栄養管理者に求められる職務は「食に関する指導」の業務が必要となり，教育職員としての役割も追加される．

「学校給食管理・運営」に関する業務

　　限られた食費の枠内で，児童・生徒により喜ばれる食事を，安全に作るための管理をしなければならない．とくに衛生管理（食品の取り扱いと保管，調理時における食品内部温度のチェック，供食方法，保存食の管理など）については注意し，食中毒の発生がないようにしなければならない．

1）給食運営のための基本計画への参画

　　① 学校給食実施のための給食委員会等組織への参加．

　　② 学校給食に関する基本計画の策定・参画．

2）栄養管理

　　① 学校給食における食事摂取基準及び食品構成に配慮した献立の作成．

　　② 献立会議への参画・運営．

　　③ 食事内容及び児童・生徒の食生活の改善に資するために，必要な食事状況調査・嗜好調査・残菜調査等の実施．

　　④ 学校給食の栄養に関する専門的事項の処理に当たり，指導，助言，又は協力をする．

3) 衛生管理
　① 調理従事員の衛生，施設・設備の衛生，及び食品衛生の適正を期する.
　② 学校給食衛生管理基準に定める衛生管理者としての業務.
4) 検食・保存食など
　① 検食の実施及び検査用保存食の管理.
5) 物資管理
　① 学校給食用物資の選定，購入，検収及び保管に参画.
　② 調理，配食及び施設・設備に関する指導，助言.

「食に関する指導」の業務

　児童・生徒各人における栄養・食生活に関する指導により，自らが食物の選択ができるよう「食」を通した教育が必要である. 栄養教諭の役割として期待される食に関する指導内容は次のようである.
1) 児童・生徒への個別相談・指導
　① 身体的，栄養的等に問題をもつ児童・生徒に対する個別指導.
　② 校医・主治医等の連携調整の役割.
　③ アレルギー等疾病を持つ児童・生徒用の献立作成.
2) 教科・特別活動等における教育・指導
　① 給食時間や学級活動における指導.
　② 教科及び総合学習時間における担当者との連携による指導.
　③ 各種委員会，クラブ活動等における指導.
　④ 教育のための指導案作成.
3) 食に関する指導の連携・調整
　① 学校内における連携・調整.
　② 学校外における地域・家庭との連携・調整.

7-学校給食の施設・設備

　近年，学校給食に対して多様な献立が期待されるようになっており，米飯給食導入による炊飯設備などのほかオーブン設備なども必要で，「学校給食実施基準」に示された施設・設備のみでは実施できないのが現状である. また，共同調理場においては大型冷蔵室・冷凍室の設置は当然であるが，単独調理場においても，腸管出血性大腸菌 O157 などの食中毒防止の意味からも大型冷蔵室・冷凍室の設置が必要になった.

　また，学習の場と食事の場は，区別したほうが望ましい. 近年，空き教室をランチルームにしたり，独立型の食堂を設置する学校が増えてきている. 食堂の設置についても配慮する時代になってきた.

8-学校給食費

　学校給食は，発育盛りの児童・生徒の必要栄養量を満たし，かつ嗜好を満足させることが求められている. しかし，家庭の家計を考えると，給食費はできるだけ安いことが望まれており，学校給食費を，単純に必要経費のみでは算出できない.

「学校給食法」においては，学校給食の運営に必要な施設・設備の整備費，調理従業員などの人件費は学校の設置者の負担であり，それ以外の食材料費などの経費を給食費とし，原則として保護者が負担すべきものとしている．ただし保護者の経済的負担の現状などを考慮して，学校などが給食費の一部を負担することを禁止する意図はないとしている．

1）適正学校給食費の算出方法

学校給食費のほとんどは食材料費であり，適正給食費を算出するために一般的には以下の方法により算出する．

① 児童・生徒1人1回当たりの所要栄養量の基準，およびこれに基づく食品構成を満たす献立を作成する．

② 児童・生徒1人1回当たりの食品群別使用予定数量およびその単価を算出する．

③ 上記により1食の平均単価を算出し，これに年間各月の平均給食数を乗じて平均月額給食費を算出する．

④ 食事内容の向上，食材料費の上昇，行事食の実施なども加味した平均月額給食費を算出する．

2）学校給食費の決定

学校給食費は，その地域社会の食生活の形態や保護者の経済状態などについても十分考慮して，市町村または学校が決定する．その際，教育委員会または学校長は給食委員会にはかって決定することが望ましいとされている．

3）学校給食費の徴収

現在，学校給食費の徴収はほとんど金融機関を通じて行われている．学校給食費は保護者の負担が原則（生活保護法第6条第2項に規定する要保護者，これに準ずる困窮者は除く）であるが，100％の徴収はなかなか困難である．

9-衛生管理上の留意点

特定給食施設の衛生・安全管理については第2章第5項に詳述したので参照されたいが，とくに平成8年の腸管出血性大腸菌O157による集団食中毒の発生以来，学校給食の衛生管理については大きく変化し，以下の点など，さまざまな管理項目が確認された．

① 衛生管理責任者を定める．

② 衛生管理組織をつくる．

③ 点検項目を決定する．

④ 食中毒が発生した場合の連絡体制を確立する．

⑤ 食品衛生についての最新の情報を収集する．

⑥ 児童・生徒の保健体育の授業などにおいて衛生教育を実施する．

これまでも，高温多湿期には禁止の献立があり，たとえば和え物やサラダなどには制約があったが，腸管出血性大腸菌O157による集団食中毒の発生以後は，サラダドレッシングもすべて加熱処理するなど，衛生管理の徹底がはかられている．

10-栄養管理上の留意点

学校給食における栄養管理の改善をはかり，適正を期するために次の点に留意しなければならない．

① 学校給食関係者は，学校給食の意義および役割を十分認識し，むだのない合理的な運営をはかる．

② 常に栄養管理上の問題点や疑問点を見出し，これらの改善に努力する．

③ 個人差に留意する．たとえばアレルギーのある児童・生徒には，給食で行える範囲で除去食を実施する．

④ 嗜好の満足感の向上に努める．すべての児童・生徒の嗜好を満足させることは困難であるが，嗜好の育成をはかりつつ，常に工夫を続けることが必要である．ときにはリクエスト献立を募る．

⑤ 残食量の実態を把握する．　飽食の時代，残食量が多くなる傾向にあるが，実態を調査・把握し，食材料や重量の変更などを考慮する．

⑥ 料理の種類を増やし，バラエティーに富んだものとする．限られた施設・設備では困難を要するが，手作りの料理を提供することで本物の味を追求する．

⑦ できるだけ食品添加物や保存料の少ない食品を使用する．

⑧ 大量調理の技術の向上に努める．大量調理の調理技術はむずかしく，また経費・人手にも制約があるが，できるだけ本物の味の追求を心がけ，見た目にも美しくするように努める．

11-今後の課題

昭和62年の新学習指導要領では「生涯を通して健康で安全な生活が送れるように」とされ，学校給食についても，それぞれの発達段階での健康教育が実施されることが要求されている．このためには，教員や養護教諭などとチームをつくり，この実施を進めていかなければならない．

小・中学校などにおける児童・生徒の現状をみると，健康面では学童期の肥満，高脂血症，食物アレルギー，誤ったダイエットの低年齢化などの問題があり，教育上では不登校やいじめなどの問題が多発している．

児童・生徒の情操や豊かな人間関係を育成するうえで，見た目にも美しく，おいしい食事の提供や，健康教育の実施などを通して学校給食が果たす役割は大きい．また，健康の大切さについては，学校・家庭・地域が連携して指導していくことが必要である．

③ 病院給食

1-病院給食の目的と役割

入院患者に対する栄養補給法には経口摂取，経腸栄養，経静脈栄養などがあり，これらを単独で，あるいは併用して行っているが，経口摂取による方法は生理的であり，患者に食べる意欲と摂食機能があり，消化管に異常がなければ，基本的には経口摂取による栄養

補給が望ましい．経口的に食事をとることは入院生活におけるアメニティーの向上にもつながる．

　病院の入院患者に対して提供される食事は一般に治療食といわれ，医師の発行する食事箋に基づき，個々の入院患者の病態に応じて提供するもので，病気の治療・回復の促進，病気の増悪・再発の防止，体力の回復，健康の維持・増進をめざしており，医療の一環として大きな役割を果たしている．

　病院の食事は形態的には給食であるが，今日では患者の嗜好や希望についても考慮することが求められてきており，個別対応の面が大きい．

2-病院栄養士の業務

　病院栄養士の業務は，入院患者の栄養管理，入院患者や外来患者などに対する栄養指導，給食従業員に対する治療食についての正しい調理指導など，多岐にわたっている．また今日では，nutrition support team（NST，栄養補給チーム）の一員として，医師，薬剤師，看護師などと連携して患者の栄養補給に携わることが求められてきている．このため病院栄養士は，臨床栄養学を理解し実践できる能力を絶えず自己研鑽することが必要である．

　さらに，給食業務や栄養指導などを円滑に行うために，診療部門，看護部門，事務部門などとの連絡を密にするとともに，病院給食の目的にかなった食事を，よりおいしいものにするための工夫と努力も求められている．

3-病院給食の歴史

　わが国における病院給食の歴史は古い（江戸時代の小石川養生所が始まりとされている）が，第二次世界大戦後に今日の病院給食の形態がつくられ，以後，発展してきた．

① 昭和26年1月，「社会保険入院料の完全看護並びに完全給食に関する取扱いについて」により完全給食承認基準が示された．

② 昭和26年6月，病院給食栄養士業務についての通達により，栄養士業務の内容，栄養指導についての国の指導体制が確立された．

③ 昭和29年5月より社会保険病院で完全給食が開始された．

④ 昭和33年6月，厚生省告示第178号により完全給食制度が基準給食制度に改められて基準給食とその基準が定められ，病院給食のあり方が明確にされた．

⑤ 昭和50年6月，厚生省告示第174号により厚生省告示第178号の一部が改正され，患者の栄養量および食事はその患者の性，年齢，病状に応じた適切なものにするとの内容に改められた．また，給食部門の組織，業務担当者，経営，給食業務内容，実務，補食・給食に伴う衛生・消毒，その他の留意事項について承認基準が示された．

⑥ 平成6年，基準給食制度は「入院時食事療養制度」に改編され，食事の質の向上をはかるための種々の加算がされることとなった．

⑦ 平成8年4月，院外調理の開始が許可．

4-入院時食事療養制度

　「健康保険法等の一部改正」が行われて平成6年10月1日より「入院時食事療養制度」が施行され，昭和33年以来続けられてきた「基準給食制度」は廃止されるとともに「給食」

という言葉が「食事」という言葉に置き換えられた.

1）入院時食事療養制度の目的と実施に伴う一般的留意事項

「入院時食事療養制度の新設に伴う実施上の留意事項」が平成 6 年 8 月 15 日保険発第
104 号として示され，そのなかで，まず，病院の食事は医療の一環として提供されるもので
あり，病態に応じた要件を満たさなければならないが，一方，病院生活におけるアメニ
ティーの向上のためにも，食事の質の向上と患者サービスの改善をめざして行われるべきで
あるとしている．入院時食事療養制度は，こうした背景のもと，食事療養費の一部自己負
担を導入するとともに「適時・適温での提供，選択メニュー，食堂の整備など」，食事の質
の向上とサービスの改善について評価を行うことを目的としている．

なお，この「留意事項」のなかで，患者への食事提供について病棟関連部門と食事療養
部門は連絡を十分にとること，調理方法・味つけ・盛りつけ・配膳などについては患者の
嗜好を配慮すること，果物類，菓子類など，病状に影響しない程度の適当量の嗜好品を摂
取することは差しつかえない，患者に十分な栄養指導を行うこと，食事療養の内容につい
ては医師を含めた会議で検討を加えること，その他を示している．

2）入院時食事療養費

保険医療機関の入院患者に提供する食事の費用は「入院時食事療養費」といわれ，以下
の（Ⅰ）と（Ⅱ）に分けられる．入院時食事療養費（Ⅰ）を算定するためには，**表 5-5** の
入院時食事療養（Ⅰ）の基準を満たしている保険医療機関であることが必要である．入院
時食事療養（Ⅰ）の届け出を行った保険医療機関が留意しなければならない事項等は，巻
末の関係法規を参照のこと．

入院時食事療養費（Ⅱ）は，（Ⅰ）を算定する保険医療機関以外の保険医療機関に入院し
ている患者について食事療養を行ったときに算定する．

❶ 入院時食事療養（Ⅰ）……1 食につき 640 円

　注 1　別に厚生労働大臣が定める基準に適合しているものとして地方社会保険事務局
　　　　長に届け出て当該基準による食事療養を行う保険医療機関に入院している患者に
　　　　ついて，当該食事療養を行ったときに，1 日につき 3 食を限度として算定する．

　　　2　別に厚生労働大臣が定める特別食を提供したときは，1 食単位で 1 日につき 3
　　　　食を限度として加算する．

　　　3　当該患者（療養病棟に入院する患者を除く）について，食堂における食事療養
　　　　を行ったときは，1 日につき病棟又は診療所単位で加算する．

❷ 入院時食事療養（Ⅱ）……1 食につき 506 円

　注　入院時食事療養（Ⅰ）を算定する保険医療機関以外の保険医療機関に入院してい
　　　る患者について，食事療養を行ったときに，1 日につき 3 食を限度として算定する．

❸ 栄養管理実施加算（入院基本料等に包含される）

　⑴ 栄養管理実施加算は，入院患者ごとに作成された栄養管理計画に基づき，関係職種
　　　が共同して患者の栄養状態等の栄養管理を行うことを評価したものである．

　⑵ 当該加算は，入院基本料，特定入院料又は短期滞在手術基本料 2 を算定している入
　　　院患者に対して栄養管理を行った場合に算定できる．

表 5-5　入院時食事療養（I）を算定すべき食事療養及び入院時生活療養（I）を算定すべき生活療養の基準

1　入院時食事療養（1）を算定すべき食事療養及び入院時生活療養（I）を算定すべき生活療養の基準
　⑴ 原則として，当該保険医療機関を単位として行うものであること．
　⑵ 入院時食事療養及び入院時生活療養の食事の提供たる療養は，管理栄養士又は栄養士によって行われていること．
　⑶ 患者の年齢，病状によって適切な栄養量及び内容の入院時食事療養及び入院時生活療養の食事の提供たる療養が適時に，かつ適温で行われていること．
　⑷ 地方社会保険事務局長に対して当該届出を行う前6カ月間において当該届出に係る事項に関し，不正又は不当な届出（法令の規定に基づくものに限る）を行ったことがないこと．
　⑸ 地方社会保険事務局長に対して当該届出を行う前6カ月間において療担規則及び薬担規則並びに療担基準に基づき厚生労働大臣が定める掲示事項等（平成18年厚生労働省告示第107号）第3に規定する基準に違反したことがなく，かつ，現に違反していないこと．
　⑹ 地方社会保険事務局長に対して当該届出を行う時点において，厚生労働大臣の定める入院患者数の基準及び医師等の員数の基準並びに入院基本料の算定方法（平成18年厚生労働省告示第104号）に規定する入院患者数の基準に該当する保険医療機関又は医師等の員数の基準に該当する保険医療機関でないこと．
　⑺ 地方社会保険事務局長に対して当該届出を行う前6カ月間において，健康保険法（大正11年法律第70号）第78条第1項の規定に基づく検査等の結果，診療内容又は診療報酬の請求に関し，不正又は不当な行為が認められたことがないこと．
2　入院時食事療養及び入院時生活療養の食事の提供たる療養に係る特別食
　疾病治療の直接手段として，医師の発行する食事せんに基づき提供された適切な栄養量及び内容を有する腎臓食，肝臓食，糖尿病食，胃潰瘍食，貧血食，膵臓食，高脂血症食，痛風食，フェニールケトン尿食，楓糖尿食，ホモシスチン尿症食，ガラクトース血症食，治療乳，無菌食及び特別な場合の検査食（単なる流動食及び軟食を除く）

　　⑶ 管理栄養士をはじめとして，医師，薬剤師，看護師その他の医療従事者が共同して栄養管理を行う体制を整備し，あらかじめ栄養管理手順（栄養スクリーニングを含む栄養状態の評価，栄養管理計画，定期的な評価等を作成すること．

　　⑷ 栄養管理は，次に掲げる内容を実施するものとする．

　　　ア．入院患者ごとの栄養状態に関するリスクを入院時に把握すること（栄養スクリーニング）．

　　　イ．栄養スクリーニングを踏まえて栄養状態の評価を行い，入院患者ごとに栄養管理計画を作成すること．

　　　ウ．栄養管理計画には，栄養補給に関する事項（栄養補給量，補給方法特別食の有無等），栄養食事相談に関する事項（入院時栄養食事指導，退院時の指導の計画等），その他栄養管理上の課題に関する事項，栄養状態の評価の間隔等を記載すること．

　　　エ．栄養管理計画を入院患者に説明し，当該栄養管理計画に基づき栄養管理を実施すること．

　　　オ．栄養管理計画に基づき患者の栄養状態を定期的に評価し，必要に応じて当該計画を見直していること．

　　⑸ 当該栄養管理の実施体制に関する成果を含めて評価し，改善すべき課題を設定し，継続的な品質改善に努めること．

　　⑹ 当該保険医療機関以外の管理栄養士等により栄養管理を行っている場合は，算定できない．

　❹ 食堂加算……1日につき算定する

　　a．下記の要件を満たす患者食堂を備える病棟または診療所に入院している患者について，病棟または診療所単位で算定．

b．患者食堂は他の病棟の入院患者との共用，談話室などとの兼用は差し支えない．ただし，加算の対象にする食堂の床面積は，当該食堂を利用する病棟または診療所病床1床当たり，内法で 0.5 m² 以上とする．

c．療養型病床群療養環境加算（Ⅰ）（Ⅱ）（Ⅲ）など食堂設置が要件となって点数を算定している場合は食堂加算を併せて算定することはできない．

❺ 特別食加算……1食につき 76 円（1食単位で1日3食を限度として算定する）

a．厚生労働大臣が定める特別食（後述）を，医師の発行する食事箋に基づいて提供した場合に算定．

b．当該加算を行う場合は特別食の献立表が作成されていなければならない．

❻ 特別メニュー食

入院時食事療養（Ⅰ）（Ⅱ）のいずれの保険診療機関であっても，食事に関して患者の多様なニーズがあることに対応して，患者から特別の料金の支払いを受ける特別メニューの食事を提供することができ，必要な条件を満たした場合，妥当な範囲内で患者の負担を求めることができる．

5-一般食と特別食

病院の入院患者に対して提供される食事は一般食（一般治療食，普通食）と特別食（特別治療食）に分けられる．

1）一般食（一般治療食，普通食）

一般食（一般治療食，普通食）とは，エネルギー，各栄養素などについての特別な制限のない食事をいい，主食の形態によって，①常食，②軟食（三分粥食，五分粥食，七分粥食，全粥食があり，副菜もこれに準じる），③流動食，に分類される．消化・吸収のよい，刺激性の少ない食事など，患者の受容能力に応じた調理形態とし，平成16年12月28日健発第 1228001 号「日本人の食事摂取基準の策定について」に基づき，食事摂取基準の数値を適切に用いるものとする．

2）特別食（特別治療食）

特別食（特別治療食）とは，医師が発行する食事箋に基づき，栄養士が病態に応じてエネルギー，各栄養素などを特別に調整した献立を作成，調理した食事である．

入院時食事療養制度により特別食加算がなされる特別食と，加算外の特別食とに分けることができる．

（1）加算対象の特別食

疾病治療の直接手段として，医師の発行する食事箋に基づき，患者の年齢，病状などに対応した栄養量および内容を有する治療食，無菌食，特別な場合の検査食をいう．

① 治療食：表5-6 に加算対象の治療食を示す．

② 無菌食：対象となる患者は，入院環境料に関わる無菌治療室管理加算を算定している者．

③ 特別な場合の検査食：潜血食をいう．大腸X線検査，大腸内視鏡検査のために，とくに残渣の少ない調理済み食品を使用した場合も特別な場合の検査食として取り扱って

表 5-6　入院時食事療養制度により特別食加算がなされる特別食

(1) 腎臓食……心臓疾患，妊娠高血圧症候群などに対して減塩食療法を行う場合は腎臓食に準じて取り扱うことができる．この場合の減塩食とは食塩総量 6 g 未満の場合をいう．高血圧症に対する減塩食療法は加算対象とならない．

(2) 肝臓食……肝庇護食，肝炎食，肝硬変食，閉鎖性黄疸食(胆石症および胆嚢炎による閉鎖性黄疸の場合も含む) などをいう．

(3) 糖尿食

(4) 胃潰瘍食……十二指腸潰瘍の場合も胃潰瘍食として取り扱ってよい．手術前後の高カロリー食は加算対象としない．侵襲の大きな消化管の手術後において胃潰瘍食に準ずる食事を提供する場合は特別食の加算が認められる．クローン病，潰瘍性大腸炎などにより腸管の機能が低下している患者に対する低残渣食も特別食として取り扱ってよい．

(5) 貧血食……対象となる患者は，血中ヘモグロビン濃度が 10 g/dl 以下で，原因が鉄分の欠乏に由来すること．

(6) 膵臓食

(7) 脂質異常症食……対象となる患者は，空腹時定常状態における LDL コレステロール値が 140 mg/dl 以上である者，または HDL コレステロール値が 40 mg/dl 未満である者若しくは中性脂肪値が 150 mg/dl 以上である者．高度肥満症（肥満度が +70%以上，または BMI が 35 以上）に対して食事療法を行う場合は脂質異常症食に準じて取り扱うことができる．

(8) 痛風食

(9) フェニールケトン尿症食

(10) 楓糖尿症食

(11) 2 ホモシスチン尿症食

(12) ガラクトース血症食

(13) 治療乳……いわゆる乳児栄養障害症（離乳を終わらない者の栄養障害症）に対する酸乳，バター穀粉乳のように直接調製する治療乳をいい，治療乳既製品（プレミルクなど）を用いる場合，および添加含水炭素の選定使用などは含まない．

よい．

④ 小児食物アレルギー食：外来栄養食事指導料及び入院栄養食事指導料に限る．

(2) 加算対象外の特別食

　　上記加算対象の治療食など以外で，栄養士が特別に栄養成分や食事形態などに配慮した食事などをいう．

① 通常の流動食，軟食．

② 妊産婦食．

③ 嚥下困難食．

④ 治療乳を除く乳児の人工栄養のための調乳，離乳食，幼児食．

⑤ 高血圧症患者対象の減塩食．

⑥ その他．

6-疾患別栄養管理と栄養成分別管理

　　入院患者の栄養管理のためには，疾患別栄養管理と栄養成分別管理とがある．疾患別栄養管理とは，腎臓食，肝臓食，糖尿食，膵臓食などというように，疾患別に分類して栄養管理する方式であり，一般に多く行われている．

　　栄養成分別管理とは，エネルギーコントロール食，たんぱく質コントロール食，脂質コントロール食というように，食事に含まれる栄養成分の特徴によって分類し栄養管理する方式で，糖尿病や肥満などはエネルギーコントロール食，腎臓病などはたんぱく質コントロール食，肝臓病や膵臓病などは脂質コントロール食であり，栄養成分別に栄養管理をしようというもので，欧米ではこの方式が一般的である．わが国でもしだいに普及しつつある．

7-病院給食業務の留意点

　　　病院・診療所における入院患者の栄養管理や給食作業管理などを適切に進めるうえでは，重要な事項が非常に多くあり，第2章でも述べているが，ここではさらに留意すべき点をいくつかあげる.

1）栄養管理

　　　入院患者の栄養管理は，患者の在院日数を短縮して医療経済に寄与する面と，患者のQOLの点で，栄養部門の中心的業務である.

　　　入院患者の食事開始の連絡が栄養部門に入り，個々の患者の栄養・食事療法，栄養管理が開始される.指示された食事箋の栄養基準が患者の病態のレベル，性，年齢，体重，栄養状態などに対して適切であるかどうかをチェックする.問題のある場合は，医師に直接連絡をとり，管理栄養士としての提言を行い，変更食事箋を発行してもらう.

2）食数管理

　　　毎食の食数を把握する食数管理業務は食品発注，保険診療報酬と直接的に関わる重要な業務である.

　　　コンピュータによる食事箋のオーダリングシステムが整備されている医療機関もあれば，病棟からの食事箋を栄養部門で受理しパソコンに入力しているところや電話やファックスで食事依頼がくるところもあるなどさまざまであるが，食事箋が栄養部門にこないかぎり患者に食事を提供することはできない.

　　① 食事箋の記入もれは配膳後のトラブルの原因となるため，関連の部門で細心の注意を払ってもらうとともに，栄養部門でコンピュータへ入力する場合は入力ミスのないように注意し，関連部門の信頼を失わないようにする.

　　② 食事箋の発行に際し，医師や病棟から栄養に関しての問い合わせが栄養部門にくるため，各診療科の医学用語や略語，疾患についての基礎知識などを絶えず習得する努力が必要である.

　　③ 関連業務には，患者の食事カードのチェック，食事箋の整理，調理係への各食種数の指示，緊急の食事オーダーへの対応，食数に関する集計，荷重平均栄養量の算出などがある.

3）食品管理

　　　食材料となる食品の購入計画の立案に際しては，医療機関の規模により異なるが，食数の統計をもとに，曜日による変動や年末年始の変動などについて考慮し，変動パターンを把握して購入ロスを最小限に抑える.

　　　また，食品発注の事務を簡素化するために，コンピュータにより自動的に発注伝票が作成できるプログラムを採用することが必要である.

　　　患者の入退院が激しい医療機関では，一般食と特別食の食数の変動も大きく，予定数での発注がむずかしいことが多い.そのような場合は実施数で調整しなければならない.

4）調理・配膳・食器洗浄業務管理

病院の調理部門は，一般に，調理業務，配膳業務，下膳・食器洗浄業務などに分けられる．これらのなかで，特に留意すべきことをあげる．

（1）調理業務

喫食率の向上をはかるために，今日では患者の嗜好や希望についても対応することが求められてきている．また入院患者の高齢化に伴って，刻み食，半固形食，嚥下困難食など，調理後に再加工する調理も増えてきており，適切な対応が求められている．

（2）配膳業務

❶ 配膳方法

配膳方法には，中央配膳方法，病棟配膳方法，食堂方式（各病棟にパントリーを設置）などがある．中央配膳とは中央（調理室）でベルトコンベアーなどにより個人別に盛りつけ，配膳車に乗せて各病棟へリフトやエレベーターで搬送する方式であり，病棟配膳とは病棟まで料理をまとめて搬送し，各病棟で個人別に盛りつける方式である．それぞれの配膳方法のメリット，デメリットを十分認識して対応し，盛りつけミスのないようにする．

適温配膳のために各種の適温配膳車（保温・保冷配膳車）や保温食器，保温トレイなどが採用されているが，これもそれぞれのメリット，デメリットを十分認識して対応する．

❷ 配膳時間

病棟の患者の1日のスケジュールは，看護部門による朝の検温からスタートし，検査，投薬，リハビリなどが決められた時間に行われているため，配膳時間が遅れると，患者の治療に影響を与えることにもなる．したがって，配膳時間は厳守する．一般的な病院の配膳時間は，特別管理加算を受けている場合，朝食は7時30分，昼食12時，夕食は18時以降である．

消化器系の手術後などの場合，頻回食（1日5〜6回）となることがある．

また，午後3時前後におやつを配膳する病院も多い．

❸ 下膳時間

遅くとも食後1時間以内には下膳を終了する．

衛生面では，配膳車と下膳車が別であることが望まれる．

（3）食器洗浄業務

3食の下膳後に毎回食器洗浄を実施する方法と，夕食の下膳後に残食の処理をし，その後，シンクに食器を漬けておき，翌朝に洗浄を実施する方法とがある．

人事管理上，食器洗浄業務を外部業者に委託している病院もある．

洗浄後，食器の抜き取り検査を実施し，でんぷん質，たんぱく質，脂質，洗剤などの残留をチェックする．

8-衛生管理

これについても第2章で詳述しているが，病院の場合，入院患者の食事を都合で中止するということはできない．そのため，食中毒や食事に伴う感染症などは，万全の方策を講じて防止しなければならない．そのためには，HACCP などに基づいて衛生管理を適切に実施するとともに，栄養部門スタッフの健康管理と衛生概念の教育の実施，施設・設備の衛生の点検などが重要である．

9-災害時管理

　　震災など災害時に対応できる体制を整備しておく．連絡網，緊急対策マニュアルなどを作成し，スタッフ教育を行う．また，最低3日間の食料品などの備蓄を行う（非常時備蓄品の管理）．

10-人事管理

　　栄養部門スタッフの職務分担と各人の職務活動を分析・評価し，人事考課を行う．これは栄養部門のレベル向上のための重要な業務である．この場合，勤務計画表（予定表），実施勤務表（時間外勤務のチェック）などを参考にする．公的出張，自費による研究会などへの参加などについても評価する．

　　また新人教育，中堅職員の教育，後継者育成のための教育を行うことも必要である．

　　これらの人事管理を通して，働きがいのある職場環境を整備する．

11-院外調理と衛生管理

　　平成5年2月「病院，診療所等の業務委託について」の通知により，受託者の選定，院外調理に関する衛生管理，病院の対応などが示された．すなわち，それまでは入院患者に提供する食事の調理作業などは病院内の施設で行うとされ，外部業者に調理作業などを委託する場合であっても病院内の施設を使用することで認められていたが，この通知により，院外の調理加工施設を使用して行う「院外調理」が認められるようになった．

　　この背景には，上述のように，病院におけるアメニティーの向上や食事サービスなどについて，患者の要望が高度化，多様化したことに加え，近年，院外施設での調理技術や衛生管理，運搬・保管技術などの向上がある．

1）病院における給食業務の範囲

　　「医療法の一部を改正する法律の一部の施行について」（平成5年2月15日健政発第18号，最終改正平成10年5月15日健政発第627号）のなかで，病院における給食業務の範囲および委託方法について定め，病院が自ら実施しなければならない業務を**表5-7**のように示している．献立表の作成については，病院が定めた作成基準に基づいて病院もしくは給食業者が行うこと，院外調理を行った食事の再加熱は，喫食直前，病院内で行うとしている．

2）院外での調理加工方式

　　院外での調理加工方式は次の4方式によって行われているので，院外調理とする場合はこれらを適切に組み合わせることが必要である．

(1) クックチル

　　食材を加熱調理後，30分以内に冷却を開始し，冷水または冷風で急速冷却（90分以内に中心温度3℃以下まで冷却）を行い，冷蔵（3℃以下）により運搬・保管し，提供時に再加熱（中心温度75℃以上で1分間以上）することを前提にした調理方式である．

表 5-7　病院が自ら実施しなければならない業務

区　分	業務内容	備　考
栄養管理	・病院給食運営の総括 ・栄養管理委員会の開催，運営 ・院内関係部門との連絡・調整 ・献立表の確認 ・食数の注文・管理 ・食事箋の管理 ・嗜好調査・喫食調査などの企画・実施 ・検食の実施・評価 ・関係官庁などに提出する給食関係の書類 　などの確認・提出・保管管理	受託責任者などの参加を求める． 治療食などを含む． 受託責任者などの参加を求めること．
調理管理	・作業仕様書の確認 ・作業実施状況の確認 ・管理点検記録の確認	治療食の調理に対する指示を含む．
材料管理	・食材の点検 ・食材の仕様状況の確認	病院外の調理加工施設を用いて調理する場 合を除く．
施設等管理	・調理加工施設，主要な設備の設置・改修 ・使用食器の確認	病院の施設・設備に限る．
業務管理	・業務分担・従事者配置表の確認	
衛生管理	・衛生面の遵守事項の作成 ・衛生管理簿の点検・確認 ・緊急対応を要する場合の指示	
労働衛生管理	・健康診断実施状況などの確認	

（平成 5 年 2 月 15 日健政発第 18 号，最終改正平成 26 年 3 月 31 日医政発 0331）

（2）クックフリーズ

　　食材を加熱調理後，急速冷凍し，冷凍（-18℃以下）により運搬・保管し，提供時に再加熱（中心温度 75℃以上で 1 分間以上）することを前提にした調理方式である．

（3）クックサーブ

　　食材を加熱調理後，冷凍または冷蔵しないですみやかに運搬・提供することを前提にした調理方式である．

（4）真空調理（真空パック）

　　食材を真空包装したうえ，低温にて加熱調理後，急速に冷却または冷凍し，冷蔵または冷凍にて運搬・保管し，提供時に再加熱(中心温度 75℃以上で 1 分間以上）することを前提にした調理方式である．

3）院外調理における衛生管理

　　院外調理を行う場合，常温（10℃以上，60℃未満）での運搬は衛生面の不安が払拭できないことから，クックチル，クックフリーズ，真空調理を行い，加熱調理後の運搬を冷蔵もしくは冷凍状態で行うことを原則としたのは衛生面での安全確保のためである．クックサーブの場合は病院と調理加工施設が近接していることが原則である．

　　院外調理においては，いずれの調理加工方式をとる場合も，運搬時に限らず，調理時から喫食時まで，衛生管理に万全を期すように努め，受託業者は HACCP の概念に基づく適切な衛生管理を行うとともに，食中毒と感染症予防のための研修を従業員に課さなければならない．

12-栄養指導（栄養食事指導）

　　入院患者や外来患者などに対する栄養指導の目的は，栄養についての正しい知識や，食事療法の重要性とその正しい実践方法を習得してもらうことにあり，入院患者の栄養管理とともに病院栄養士のもっとも重要な業務の一つである．

　　医師の発行する食事せんに基づき提供された適切な栄養量及び内容を有する特別食が対象である．外来栄養食事指導料，入院時栄養食事指導料，集団栄養食事指導料及び在宅患者訪問栄養食事指導料に規定する特別食は，心臓疾患及び妊娠高血圧症候群に対する減塩食，潰瘍食，低残渣食，高度肥満症に対する治療食，高血圧症に対する減塩食，小児食物アレルギー食（外来栄養食事指導料及び入院時栄養食事指導料に限る）である．

1）栄養食事指導料

　　保険診療報酬における栄養食事指導料は，入院時食事療養費とともに栄養部門の採算管理の根幹をなすものである．

（1）外来栄養食事指導料

① 入院中の患者以外の患者であって，別に厚生大臣が定める特別食を医師が必要と認めた者に対して管理栄養士が行う．

② 管理栄養士が医師の食事箋に基づき，患者ごとに，その生活条件，嗜好を勘案し，食品構成に基づく食事計画案または少なくとも数日間の具体的な献立を示した食事指導箋を交付する．

③ おおむね15分以上指導した場合に算定する．

④ 医師は診療録に管理栄養士への指示事項を記載し，管理栄養士は患者ごとに栄養指導記録を作成し，指導を行った献立または食事計画の例について，総カロリー，栄養素別の計算および指導内容の要点を明記する．

⑤ 管理栄養士への指示事項は当該患者ごとに適切なものとするが，少なくとも熱量・熱量構成，たんぱく質量，脂質量，脂質構成（不飽和脂肪酸/飽和脂肪酸比）についての具体的な指示を含まなければならない．

⑥ 管理栄養士は常勤である必要はなく，要件に適した指導が行われていれば算定できる．

⑦ 初回の指導を行った月にあっては1カ月に2回を限度とし，その他の月にあっては1カ月に1回を限度として算定する．

（2）入院栄養食事指導料

① 入院中の患者であって，別に厚生労働大臣が定める特別食を医師が必要と認めた者に対して管理栄養士が行う．

② 管理栄養士が医師の指示箋に基づき，患者ごとに，その生活条件，嗜好を勘案し，食品構成に基づく食事計画案または少なくとも数日間の具体的な献立を示した栄養食事指導箋または食事計画案を交付する．

③ おおむね15分以上指導した場合に，入院中2回を限度として算定する．ただし1週間に1回を限度とする．

(3) 集団栄養食事指導料

① 厚生労働大臣が定める特別食を医師が必要とする者に対し，管理栄養士が医師の指示に基づき，複数の患者を対象に指導を行った場合，患者1人につき，月1回に限り算定する．

② 入院中の患者と入院以外の患者が混在して指導が行われた場合であっても算定できる．

③ 1回の指導における患者の人数は15人以下を標準とする．

④ 1回の指導時間は40分を超えるものとする．

(4) 在宅患者訪問栄養食事指導料

① 居宅で療養を行っており，疾病，負傷のため通院による療養が困難であって，厚生労働大臣が定める特別食を医師が必要と認めた患者またはその家族などに対して管理栄養士が行う．

② 管理栄養士が医師の指示箋に基づき，患家を訪問し，その生活条件，嗜好などを勘案し，食品構成に基づく食事計画案または具体的な献立を示した栄養食事指導箋を交付するするとともに，指導箋にしたがった調理を介して実技を伴う指導を行った場合に算定できる．

③ 1回の指導に要する時間は30分以上とする．

④ 初回の指導を行った月にあっては1カ月に2回を限度とし，その他の月にあっては1カ月に1回を限度として算定する．

(5) 栄養サポートチーム加算

栄養障害の状態にある患者や栄養管理をしなければ栄養障害の状態になることが見込まれる患者に対し，患者の生活の質の向上，原疾患の治癒促進及び感染症等の合併症予防を目的として，栄養管理に関わる専門的知識を有した多職種からなるチームが診療することを評価したものである．

(6) 摂食障害入院医療管理加算

摂食障害の患者に対して，集中的かつ多目的な治療が計画的に提供されることを評価したものである．

2）栄養指導の実際

各病院の栄養指導は，それぞれの病院の専門性（特定機能病院，一般病院，療養型病床群を有する病院など）や，各病院の理念，目的，目標などにより指導システムに特徴がみられるが，疾病の治療や予防，進展の阻止などのために重要な役割を果たすものである．

(1) 適切な指導内容・方法の選択

栄養指導の目的を達成するためには，多くの場合，患者の食生活や食行動の変容を求めることになる．このため，画一的な指導ではなく，患者の性，年齢，理解力，知識の程度，性格，嗜好や生活背景などを十分に考慮して，適切な指導内容や方法を選択することが必要である．

指導効果を上げるためには，患者自身に病気を回復しようとする強い意欲をもつように動機づけすることが必要であり，そのためには指導者と患者との間に信頼関係を築かなければならない．

(2) 栄養アセスメント

栄養管理に際しては，それぞれの患者の栄養状態を評価し，それに基づいて栄養管理計画を立てることが必要であるが，栄養指導に際しても栄養アセスメントに基づいて指導計画を立てることが求められている．

栄養アセスメントのパラメータには，食事の摂取状況，身体状況，身体計測値，各種の臨床検査値などがある．

(3) 指導媒体としての病院の食事

入院中に病院から出される食事は栄養指導のもっとも具体的な指導媒体（実物教育）であり，栄養指導で示された内容に合致した食事でなければならない．また，退院後に患者やその家族が容易に実践できるよう，特殊な食材料や調理器具を用いていないこと，料理法が簡便で，調理時間も短くてすみ，おいしいことなども必要な要件である．

(4) 入院中の個人指導

患者の入院後，できるだけ早期に病棟訪問を行って食事の説明を行い，また患者の身体状況や栄養状態などをチェックする．この際，治療食についてのポイントをまとめたリーフレットなどを用いて説明するとよい．患者にとっては初めて手にする治療食についての資料であり，インパクトが強い．以後，患者の経過をみながら指導を進め，退院後の外来指導につなげて食事療法を継続させる．

(5) 外来の個人指導

外来での栄養指導対象者は，退院後に定期的に外来を訪れる患者と，最初から外来患者である場合とに分けられる．

いずれの場合も，栄養アセスメントと疾患の程度の把握を十分に行い指導計画を立てる．指導は，管理栄養士が継続して行うようにする．

最初から外来患者である場合，一般に症状が軽度である場合が多いため，動機づけをはかることが困難な場合もあり，患者に応じた指導法の工夫が必要である．

(6) 集団指導

栄養指導は個人指導が基本であるが，医療スタッフと患者のコミュニケーション，患者同士のコミュニケーションをはかることを目的として集団指導を行う．講演会形式，食事会を伴うものなどがある．栄養部門だけで行う場合もあるが，医師や看護部門などの協力を得て行うことが多い．

(7) 教育入院

入院加療が必要でない患者であっても，療養生活の方法をより具体的に習得してもらうことを目的とした入院である．疾患としては糖尿病が中心であり，入院期間は通常1〜2週間である．医師，看護部門，栄養部門，薬剤師などとのチーム医療による教育が計画的に行われる．

(8) 栄養指導記録

すべての栄養指導について，それを行ったつど栄養指導記録を患者個々のカルテに添付または記入する．

これをPOS（problem-oriented system，問題志向型システム）に基づくSOAP記載方法で記録することが望ましい．これは，栄養指導記録を主観的情報，客観的情報，評価，計画の4項目に分けて記載することにより，患者の栄養問題を明確にし，問題解決のため

の計画を立案・実行することで，問題の解決を理論的に進めていくことができるからである．

④ 老人福祉施設給食

　福祉施設には，大別して成人を対象とする社会福祉施設と，満18歳未満の者を対象とする児童福祉施設（後述）があり，これらの施設には，身体的，精神的になんらかの障害をもつ人々，あるいは家庭的に恵まれない人々，あるいは経済的に恵まれない人々などが入所，または通所している．

　社会福祉施設とは，社会福祉事業法のもとにその事業が行われ，社会福祉の増進に資することを目的とした施設をいい，法律ごとに分類すると以下のようになる．

　① 生活保護法：救護施設，更生施設，医療保護施設など．

　② 老人福祉法：後述．

　③ 身体障害者福祉法：身体障害者更生施設，身体障害者養護施設，身体障害者福祉ホーム，身体障害者授産施設など．

　④ 知的障害者福祉法*：知的障害者更生施設，知的障害者授産施設，知的障害者福祉ホーム，知的障害者通勤寮．

　⑤ 母子及び寡婦福祉法：母子福祉センター，母子休養ホーム．

　⑥ 児童福祉法：後述．

　以下，この項では，社会福祉施設のうちの老人福祉施設について述べる．なお，一般には65歳以上の高齢者を老人とよんでいる．

1-高齢社会と老人福祉施設

　医学の進歩による平均寿命の伸長，女性の社会進出や経済的問題などによる出生率の低下により，わが国の人口構造は著しい速度で高齢社会に向かっている．65歳以上人口の割合は，昭和45年では7.1％であったが，平成7年では14.7％となっており，平成22年には21％，平成32年には25.5％と推計されている．

　これに伴って，寝たきりや認知症，虚弱，身体障害などの要介護高齢者が増加が見込まれ，これらの高齢者を支えるための施設，サービスの充実が大きな問題になっている．

2-老人福祉施設の種類・目的

老人福祉法第5条の3に規定されている老人福祉施設は以下の7つである．

(1) 老人デイサービスセンター

　① 対象：65歳以上の者で，身体上または精神上の障害があるために日常生活を営むのに支障のある者．

　② 目的：入浴，食事の提供，機能訓練，介護方法の指導などを行う．

　③ 給食：通常は昼食1食とおやつ．会食サービスや配食サービスを行っているところもある．

---

*現在，精神薄弱者という呼称の使用を避け，知的障害者とよぶようになってきているが，まだ精神薄弱者という呼称が残っている法律がある．

(2) 老人短期入所施設

① 対象：65歳以上の者で，本人の疾病その他の理由により居宅で介護を受けることが一時的に困難な者.

② 目的：政令の定める基準にしたがって短期間入所（ショートステイ）させ，養護する．入所期間は原則として7日以内.

③ 給食：1日3食とおやつ.

(3) 養護老人ホーム

① 対象：65歳以上の者で，身体上または精神上または環境上の理由および経済上の理由によって居宅で養護を受けることが困難な者.

② 目的：入所させて養護する.

③ 給食：1日3食とおやつ.

(4) 特別養護老人ホーム

① 対象：65歳以上の者で，身体上または精神上著しい障害があるために常時の介護を必要とし，かつ居宅でこれを受けることが困難な者.

② 目的：入所させて養護する.

③ 給食：1日3食とおやつ.

(5) 軽費老人ホーム

① 対象：60歳以上の者で，家庭環境，住宅事情などにより居宅において生活することが困難な者.

② 目的：低額な料金で入所させ，日常生活上必要な便宜を供与し，健康で明るい生活が送れるようにする.

③ 給食：1日3食とおやつ.

(6) 老人福祉センター

① 対象：地域の60歳以上の者.

② 目的：無料または低額な料金で，各種の相談に応じるとともに，健康の増進，教養の向上，およびレクリエーションのための便宜を総合的に供与し，健康で明るい生活が送れるようにする.

(7) 老人介護支援センター

① 対象：65歳以上の者（必要と認められた65歳未満の者も含む）.

② 目的：老人の福祉に関し，必要な情報の提供ならびに相談に応じ，老人の心身の健康の保持に関する援助を総合的に行う.

以上のうち，老人短期入所施設，養護老人ホーム，特別養護老人ホーム，軽費老人ホームは入所施設であり，他は利用施設（通所施設）である.

3-老人福祉施設給食に関する規定

老人福祉施設の給食に関しての規定があるのは養護老人ホーム，特別養護老人ホーム，軽費老人ホームのみで，以下のように規定されている.

昭和41年7月厚生省令第19号「養護老人ホームの設備及び運営に関する基準」の第14条には「給食はあらかじめ作成された献立に従って行うこととし，その献立は，栄養並びに入所者の身体的状況及び嗜好を考慮したものでなければならない」ことが記されている.

平成11年3月厚生省令第46号「特別養護老人ホームの設備及び運営に関する基準」の第17条には「食事の提供は，栄養並びに入所者の身体の状況及び嗜好を考慮したものとするとともに，適切な時間に行う．また可能な限り食堂で行うよう努めなければならない」としている．昭和47年2月社老第17号「軽費老人ホームの設備及び運営について」の第2-6においては「①利用者に対して三食を給し，老人に適した食生活を営ませること，②栄養士による献立表及び実施献立表を作成すること，③食糧を貯蔵する設備を設け，これを清潔かつ安全に管理すること」と記されている．

4-老人福祉施設給食の目的と役割

これらの施設における給食では，対象者の健康の維持・増進，また病弱者に対しては病気の治療・回復の促進，増悪・再発の防止などをめざした食事づくりが行われているが，高齢者の場合，日常生活のなかで食事に寄せる関心は非常に高く，食べることが生きがいに直接つながっていることが多い．したがって，老人福祉施設の給食は，高齢者の健康の維持・増進や病気の予防などとともに，高齢者の食べる楽しみを十分に満たすものでなければならない．

ただし，高齢者の場合，加齢に伴う生理的老化や病的老化に加え，これまでの長年にわたる食生活で育んできた食の嗜好は個性として確立されており，食生活や食行動の変容を求めることには抵抗があるので，その必要がある場合は十分に時間をかけて対応しなければならない．

そうしたさまざまな要望や条件があるなかで，老人福祉施設に入所または通所しているすべての人に満足してもらう食事をつくることは困難であるが，一般的な高齢者の身体的・精神的特徴を理解したうえで，できるだけ個別対応に努め，少しでも喫食率を高める努力が必要である．

5-老人福祉施設給食の栄養管理

給与栄養目標量は日本人の食事摂取基準(**表5-8**)を参考にして決めるが，施設に入所している高齢者は65～90歳以上と年齢差が著しく，生活活動レベルの個人差も大きい．またさまざまな疾病や障害を有している場合も多い．したがって高齢者の基準栄養量を算出する際は，年齢・性別・生活活動レベル等を勘案して個別対応することが望ましい．

高齢者の場合，医師から食事療法を指示されていることも多い．とくに特別養護老人ホームなどの入所者の場合，そうした情報を的確に把握して，医療スタッフと連携して適切に対応する．生活の場である福祉施設の場合，食事療法を実施する場合は対象者や家族の

表5-8　高齢者の推定エネルギー必要量　　　　　　（単位：kcal）

		50～64歳	65～74歳
生活活動レベルⅠ (低い)	男	2,200	2,050
	女	1,650	1,550
生活活動レベルⅡ (ふつう)	男	2,600	2,400
	女	1,950	1,850
生活活動レベルⅢ (高い)	男	2,950	2,750
	女	2,250	2,100

資料）厚生労働省：日本人の食事摂取基準（2020年版）より

了解のもとに行うことが必要である.

　また，高齢者の余命が限られたものである場合，治療食に固執して食事の楽しみを奪わないように配慮する必要がある.

6-老人福祉施設給食における献立作成上の注意

　老人福祉施設給食の献立作成に際しては以下の点に配慮する.

① 高齢者の身体状況をよく把握し，個々人に適した献立，調理法，また障害などに応じた食事形態とする.

② 旬の食材や行事食などを取り入れるなどして変化に富んだ献立とする.

③ 個人差の大きい食習慣や嗜好面にも配慮する.

④ 一般に消化・吸収能力が低下しているので消化のよい食事とする.

⑤ 咀嚼・嚥下障害のある者に対してはそれぞれの障害の程度に対応した食事形態とする.

⑥ 片麻痺などの障害のある者に対してはそれぞれに対応した食事形態とし，また食器などについても配慮する.

⑦ 加齢に伴う味覚の低下により味の濃いものを好む傾向があるので,調理法や1食の献立の味のバランスを工夫する.

⑧ 消化器活動の低下により便秘がちになるので食物繊維量が不足しないようにする.

⑨ 体内の水分量が不足していても口渇感があまり起こらず脱水傾向になりやすいので水分の摂取量に配慮する.

⑩ 歯の欠損に伴う咀嚼力の低下によって軟らかい糖質の食品に偏ったり,繊維性食品が不足する傾向にあるので，そうした点にも配慮する.

7-食事形態

　対象者それぞれの摂食能力に応じた食事形態とするが，食事形態を常食以外の形態にする場合は，介護スタッフ，看護師などと話し合って，どのような形態にするかを決める.

（1）流動食

　咀嚼しなくても摂取できる，固形物のない流動状態の食事．おも湯，野菜スープ，ジュース，牛乳などが主体となるため，十分な栄養補給が期待できないことから，できるだけ軟菜食などへの早期移行を考慮する.

（2）軟菜食

　粥（三分粥，五分粥，全粥など）を主食とし，副食は常食よりも軟らかく仕上げたり，軟らかい食材料を選択した食事．消化器疾患を伴う場合，あるいは歯の治療中などに対応する.

（3）刻み食

　常食を食べやすい大きさに刻んだ食事．歯の欠損などによって咀嚼障害がある人や，身体障害によって箸が上手に使えない人などに対応する．この際，食品ごとに刻んだり，食欲をそそるような刻み方にしたり，盛りつけを工夫するといった配慮をする.

（4）極刻み食

　常食や刻み食をみじん切り状にした食事．咀嚼力が非常に低下している人や嚥下困難な

人などに対応する．食品の原形がなくなるため，刻み食よりもさらに盛りつけの工夫に配慮する．

⑸ ミキサー食

常食または軟菜食を料理ごとにミキサーにかけて滑らかな状態に仕上げたもので，消化がよく，残渣や物理的刺激が少なく，流動性のある食事．消化器疾患はないが，歯の欠損や口腔内の異常のために咀嚼困難な人などに対応する．

⑹ とろみ食

くず粉やかたくり粉などでとろみをつけたり，寒天やゼラチンを使用して喉ごしをよくした食事（嚥下困難食）．嚥下障害がある人などに対応する．

8-食事環境の設定

高齢者の喫食率を少しでも向上させるために，その食事環境について種々配慮することが必要である．

⑴ 適切な食事時間帯の設定

対象者の特性を配慮した適切な食事時間帯の設定が望まれる．基本的には，朝食から夕食までは10時間以上あけ，就寝から朝食までの時間は13時間以上あけないようにする．

また，毎食の食事時間は，個々人の食事ペースが守られるようにゆとりをもって設定する．

⑵ 離床の推進

食堂のある施設では，寝たきりになりがちな人に対しても，できるだけ食事に際しては離床してもらうように心がけ，筋力の低下を防止する．

⑶ よりよい雰囲気づくり

ゆったりと落ち着いて食事ができる食事環境をつくる．たとえばリラックスできる音楽を流したり，季節の花を飾ったり，高齢者が好む食器を用いるなどの工夫をする．また年中行事の日に行事食を出したり，誕生日などにメッセージカードを添えるなど工夫してよりよい雰囲気づくりに役立つ．

⑷ 食欲を刺激する色彩の工夫

料理に合った食器に彩りよく盛りつけたり，食欲を刺激する赤やオレンジなどの色を取り入れたり，食器やテーブルクロス，壁紙などの色彩についても考慮する．

⑸ 食事姿勢への配慮

安定していて食事がしやすいテーブルや椅子の選択が必要となる．また，身体が不自由な人の場合，食事が見られる体位とする．

⑹ 自助具などの活用

身体的に機能障害のある人の場合，エプロンや障害者用食器，特殊ホルダーつきのスプーンやフォークなどの自助具の使用により，できるだけ自分で食べる楽しみがもてるように工夫する．

9-今後の課題

老人福祉施設給食に携わる栄養士は，高齢者の食事に対する満足度を高めるとともに，給食を通して，健康の維持・増進，疾病の予防などをはかり，さらには生きる意欲を高め

るように努力することが重要である.

　また，施設で提供する食事が高齢者の食事の模範になるものであること，介護家族に適切な栄養指導を行うことなどのほか，施設内の活動にとどまらず，地域福祉サービスに積極的に参画することが期待されている.

[5] 児童福祉施設給食

　児童福祉法では18歳未満を児童とよび，さらに満1歳に満たない者を乳児，満1歳から小学校就学の始期に達するまでの者を幼児，小学校就学の始期から満18歳に達するまでの者を少年とよんでいる.

　これら児童が入所または通園している児童福祉施設において給食を実施する場合，栄養士は児童が心身とも健やかに成長発育することを最大の目標とするが，その他，施設の特性に応じた種々な目的の達成が求められており，それぞれの施設の特性に対応した食事づくりを行わなければならない.

1-児童福祉施設の種類・目的

　児童福祉法に規定されている児童福祉施設とその目的は以下のとおりである.

(1) 助産施設

　保健上必要があるにもかかわらず，経済的理由により，入院助産を受けることができない妊産婦を入所させ，助産を受けさせる.

(2) 乳児院

　家庭で保育を受けられない乳児を入院させて養育する.

(3) 母子生活支援施設

　配偶者のいない女子（またはこれに準ずる女子）およびその児童を入所させ，保護するとともに，自立の促進のために，その生活を支援する.

(4) 保育所

　日々，保護者の委託を受けて，保育に欠ける乳児または幼児を保育する．なお，とくに必要があるときは，日々，保護者の委託を受けて，保育に欠けるその他の児童を保育することができる.

(5) 児童厚生施設

　児童に健全な遊びを与えて，その健康を増進し，または情操を豊かにする．児童遊園，児童館などがこれに当たる.

(6) 児童養護施設

　保護者のいない児童，虐待されている児童，その他環境上養護を要する児童を入所させて養護し，併せてその自立を支援する．乳児を除く.

(7) 知的障害児施設

　知的障害のある児童を入所させ，保護するとともに，独立自活に必要な知識・技能を与える.

(8) 知的障害児通園施設

　知的障害のある児童を日々保護者のもとから通わせて，保護するとともに，独立自活に

必要な知識・技能を与える.

(9) 盲・ろうあ児施設

盲児(強度の弱視児を含む)またはろうあ児(強度の難聴児を含む)を入所させて,保護するとともに,独立自活に必要な指導または援助をする.

(10) 肢体不自由児施設

上肢,下肢または体幹の機能の障害のある児童を治療するとともに,独立自活に必要な知識・技能を与える.

(11) 重症心身障害児施設

重度の知的障害および重度の肢体不自由が重複している児童を入所させて,保護するとともに,治療および日常生活の指導をする.

(12) 情緒障害児短期治療施設

軽度の情緒障害を有する児童を,短期間入所させ,または保護者のもとから通わせて,その情緒障害を治す.

(13) 児童自立支援施設

不良な行為をなし,またはそのおそれのある児童,および家庭環境その他の環境上の理由により生活指導を要する児童を入所させ,または保護者のもとから通わせて,個々の児童の状況に応じて必要な指導を行い,その自立を支援する.

(14) 児童家庭支援センター

地域の児童の福祉に関する各種の問題について,児童,母子家庭その他の家庭,地域住民その他からの相談に応じ,必要な助言を行うとともに,児童相談所長から委託された指導を行い,あわせて児童相談所,児童福祉施設などとの連絡調整を行う.

以上の14施設のうち,乳児院,児童養護施設,知的障害児施設,知的障害児通園施設,盲・ろうあ児施設,肢体不自由児施設,重症心身障害児施設,児童自立支援施設については栄養士の必置が定められている.

また,入所施設については1日3食とおやつが,また知的障害児通園施設などにおいては昼食1食とおやつの給食が実施されている.

2-児童福祉施設給食の目的と役割

児童福祉施設に入所している児童は,心身ともに健やかに,そして社会に適応するよう育成されなければならない.児童福祉施設給食もまたこの目的に適うものでなければならず,昭和23年12月厚生省令第63号・改正平成24年厚生労働省令第88号「児童福祉施設の設備及び運営に関する基準」においては,給食に関し第11条において次のように規定している.

① 児童福祉施設の入所者に給食を実施するときは,その献立はできるかぎり変化に富み,入所者の健全な発育に必要な栄養量を含有するものでなければならない.

② 食品の種類および調理方法については,栄養ならびに入所者の身体的状況,および嗜好を考慮したものでなければならない.

③ 調理は,あらかじめ作成された献立にしたがって行われなければならない.

また,児童福祉施設の長は入所者に健康診断を実施し,その結果を把握しなければならないとされているが,栄養士は,健康診断結果から児童の発育状況などを把握することに

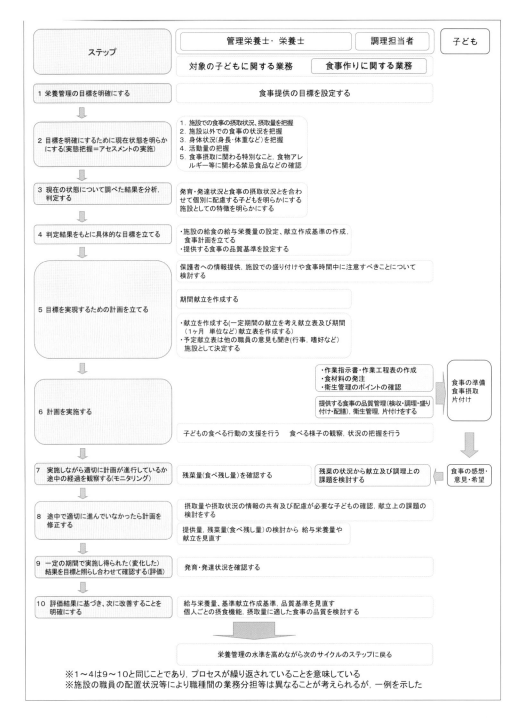

図 5-1　児童福祉施設における栄養・調理担当者による PDCA サイクルを踏まえた食事提供の進め方（例）

努め，問題があれば給食内容に反映することが必要である．

また，家庭環境に恵まれないなどの理由で入所している児童に対しては，家庭的な，温かい食事環境をつくることが求められている．

さらに，幼児や学童期の児童に対して偏食を矯正し，食事のマナーや正しい食習慣を身

につけさせることなどもまた児童福祉施設における給食の重要な役割である.

　ただし，給食を実施している児童福祉施設はそれぞれに特性があり，また入所者の個人差も大きいことから，それぞれの施設の特性と，入所者の個々の年齢や性，嗜好などに十分配慮することが求められている（**図 5-1**）.

3-児童福祉施設給食の栄養管理

　児童福祉施設における食事の提供に当たっては，日本人の食事摂取基準を参考に実施されている．2015 年版策定に伴って平成 27 年 3 月に厚生労働省より，「児童福祉施設における食事の提供に関する援助及び指導について」ならびに「児童福祉施設における『食事摂取基準』を活用した食事計画について」の通知がなされ，適用されることとなった.

児童福祉施設における食事の提供に関する援助及び指導について（抜粋）

1　児童福祉施設における食事の提供に係る留意事項について

(1)　入所施設における栄養素の量（以下「給与栄養量」という）の目標については，別紙のとおり平成 27 年度から適用される「食事摂取基準」によることとするので参考とされたいこと．なお，通所施設において昼食など 1 日のうち特定の食事を提供する場合には，対象となる子どもの生活状況や栄養摂取状況を把握，評価した上で，1 日全体の食事に占める特定の食事から摂取されることが適当とされる給与栄養量の割合を勘案し，その目標を設定するよう努めること.

(2)　提供する食事の量と質についての計画（以下「食事計画」という）について，「食事摂取基準」を活用する場合には，施設や子どもの特性に応じた適切な活用を図ること．障害や疾患を有するなど身体状況や生活状況等が個人によって著しく異なる場合には，一律に適用することが困難であることから，個々人の発育・発達状況，栄養状態，生活状況等に基づき給与栄養量の目標を設定し，食事計画を立てること.

(3)　食事計画の実施に当たっては，子どもの発育・発達状況，栄養状態，生活状況等について把握・評価するとともに，計画どおりに調理及び提供が行われたか評価を行うこと．この際，施設における集団の長期的評価を行う観点から，特に幼児について，定期的に子どもの身長及び体重を測定するとともに，幼児身長体重曲線（性別・身長別標準体重）等による肥満度に基づき，幼児の肥満及びやせに該当する者の割合が増加していないかどうか評価し，食事計画の改善を図ること.

(4)　日々提供される食事について，食事内容や食事環境に十分配慮すること．また，子どもや保護者等に対する献立の提示等食に関する情報の提供や，食事づくり等食に関する体験の機会の提供を行うとともに，将来を見据えた食を通じた自立支援につながる「食育」の実践に努めること.

(5)　食事の提供に係る業務が衛生的かつ安全に行われるよう，食中毒や感染症の発生防止に努めること.

(6)　子どもの健康と安全の向上に資する観点から，子どもの食物アレルギー等に配慮した食事の提供を行うとともに，児童福祉施設における食物アレルギー対策に取り組み，食物アレルギーを有する子どもの生活がより一層，安心・安全なものとなるよう誤配及び誤食等の発生予防に努めること．なお，児童福祉施設では，食物アレルギーなどへの対応が必要な子どもが増えている．また，子ども自身が自分の食物アレルギーの状況を自覚し，食物アレルギーを有していることを自身の言葉で伝えることが困難であることなども踏まえ，施設内の職員は，生活管理指導票等を活用するなどして，状況を把握するよう留意するとともに，子どもの異変時の対応等に備え，平素より危機管理体制を構築しておくこと.

(7)　災害発生に備えて，平常時から食料等を備蓄するとともに，災害時の連絡・協力体制を事前に確認するなど体制を構築しておくよう努めること.

2　食事の提供に関する援助及び指導に係る留意事項について

(1)　児童福祉施設の食事の提供に関する援助及び指導に当たっては，児童福祉施設の所管部（局）が主体となり，栄養改善及び衛生管理等に関し，衛生主管部（局）と連携を図り，必要に応じて助言を得ながら実施すること．なお，認定こども園について，教育委員会が所管している場合には，教育委員会とも連携を図ること.

(2)　子どもの特性に応じて提供することが適当なエネルギー及び給与栄養量が確保できる食事の提供について，必要な援助及び指導を行うこと.

(3)　食事の提供に当たっては，子どもの発育・発達状況，栄養状態，生活状況等について把握し，提供

する食事の量と質についての食事計画を立てるとともに，摂食機能や食行動の発達を促すよう食品や調理方法に配慮した献立作成を行い，それに基づき食事の提供が行われるよう援助及び指導を行うこと．特に，小規模グループケア，グループホーム化を実施している児童養護施設や乳児院においては留意すること．

(4)　食事を適正に提供するため，定期的に施設長を含む関係職員による情報の共有を図るとともに，常に施設全体で，食事計画・評価を通して食事の提供に係る業務の改善に努めるよう，援助及び指導を行うこと．また，家庭的養護の観点から，小規模グループケアやグループホーム化を推進する施設においては，調理をすることにより食を通じた関わりが豊かに持てることの意義を踏まえ，施設の栄養士などが施設内での調理に積極的に関わることができるよう支援を行うこと．

(5)　施設職員，特に施設長に対して，食事の提供に係る業務の重要性についての認識の向上を図るとともに，食事の提供に関係する職員に対しては，適時，講習会，研究会等により知識及び技能の向上を図るよう，援助及び指導を行うこと．

(6)　適切な食事のとり方や望ましい食習慣の定着，食を通じた豊かな人間性の育成等，心身の健全育成を図る観点から，食事の提供やその他の活動を通して「食育」の実践に努めるよう，援助及び指導を行うこと．

(7)　食物アレルギー対策の観点から，児童福祉施設に適切な情報を提供するとともに，施設が適確に対応できるよう，施設や関係機関等と調整を行い，必要な支援体制を構築するよう努めること．

(8)　災害発生に備えて，地域防災計画に栄養・食生活支援の具体的な内容を位置づけるよう，関係部局と調整を行うこと．

児童福祉施設における「食事摂取基準」を活用した食事計画について（抜粋）

1　児童福祉施設における「食事摂取基準」を活用した食事計画の基本的考え方

(1)　「食事摂取基準」は，エネルギーについて，成人においては「ボディ・マス・インデックス（BMI）」，参考として「推定エネルギー必要量」，栄養素については「推定平均必要量」「推奨量」「目安量」「耐容上限量」「目標量」といった複数の設定指標により構成されていることから，各栄養素及び指標の特徴を十分理解して活用すること．

(2)　「食事摂取基準」は，健康な個人及び集団を対象とし，国民の健康の保持・増進，生活習慣病の予防を目的とし，エネルギー及び各栄養素の摂取量の基準を示すものである．よって，児童福祉施設において，障害や疾患を有するなど身体状況や生活状況等が個人によって著しく異なる場合には，一律の適用が困難であることから，個々人の発育・発達状況，栄養状態，生活状況等に基づいた食事計画を立てること．

(3)　子どもの健康状態及び栄養状態に応じて，必要な栄養素について考慮すること．子どもの健康状態及び栄養状態に特に問題がないと判断される場合であっても，基本的にエネルギー，たんぱく質，脂質，ビタミンA，ビタミンB_1，ビタミンB_2，ビタミンC，カルシウム，鉄，ナトリウム（食塩），カリウム及び食物繊維について考慮するのが望ましい．

(4)　食事計画を目的として「食事摂取基準」を活用する場合には，集団特性を把握し，それに見合った食事計画を決定した上で，献立の作成及び品質管理を行った食事の提供を行い，一定期間ごとに摂取量調査や対象者特性の再調査を行い，得られた情報等を活かして食事計画の見直しに努めること．その際，管理栄養士等による適切な活用を図ること．

2　児童福祉施設における「食事摂取基準」を活用した食事計画の策定に当たっての留意点

(1)　子どもの性，年齢，発育・発達状況，栄養状態，生活状況等を把握・評価し，提供することが適当なエネルギー及び栄養素の量（以下「給与栄養量」という．）の目標を設定するよう努めること．なお，給与栄養量の目標は，子どもの発育・発達状況，栄養状態等の状況を踏まえ，定期的に見直すように努めること．

(2)　エネルギー摂取量の計画に当たっては，参考として示される推定エネルギー必要量を用いても差し支えないが，健全な発育・発達を促すために必要なエネルギー量を摂取することが基本となることから，定期的に身長及び体重を計測し，成長曲線に照らし合わせるなど，個々人の成長の程度を観察し，評価すること．

(3)　たんぱく質，脂質，炭水化物の総エネルギーに占める割合（エネルギー産生栄養素バランス）については，三大栄養素が適正な割合によって構成されることが求められることから，たんぱく質については13%～20%，脂質については20%～30%，炭水化物については50%～65%の範囲を目安とすること．

(4)　1日のうち特定の食事（例えば昼食）を提供する場合は，対象となる子どもの生活状況や栄養摂取状況を把握，評価した上で，1日全体の食事に占める特定の食事から摂取することが適当とされる給与栄養量の割合を勘案し，その目標を設定するよう努めること．

（5）　給与栄養量が確保できるように，献立作成を行うこと．
（6）　献立作成に当たっては，季節感や地域性等を考慮し，品質が良く，幅広い種類の食品を取り入れるように努めること．また，子どもの咀嚼や嚥下機能，食具使用の発達状況等を観察し，その発達を促すことができるよう，食品の種類や調理方法に配慮するとともに，子どもの食に関する嗜好や体験が広がりかつ深まるよう，多様な食品や料理の組み合わせにも配慮すること．また，特に，小規模グループケアやグループホーム化を実施している児童養護施設や乳児院においては留意すること．

3　児童福祉施設における食事計画の実施上の留意点
（1）　子どもの健全な発育・発達を目指し，子どもの身体活動等を含めた生活状況や，子どもの栄養状態，摂食量，残食量等の把握により，給与栄養量の目標の達成度を評価し，その後の食事計画の改善に努めること．
（2）　献立作成，調理，盛りつけ・配膳，喫食等場面を通して関係する職員が多岐にわたることから，定期的に施設長を含む関係職員による情報の共有を図り，食事の計画・評価を行うこと．
（3）　日々提供される食事が子どもの心身の健全育成にとって重要であることに鑑み，施設や子どもの特性に応じて，将来を見据えた食を通じた自立支援にもつながる「食育」の実践に努めること．
（4）　食事の提供に係る業務が衛生的かつ安全に行われるよう，食事の提供に関係する職員の健康診断及び定期検便，食品の衛生的取扱い並びに消毒等保健衛生に万全を期し，食中毒や感染症の発生防止に努めること．

4-保育所給食

　保育所（保育園）は，保護者が働いていたり，病気であるなどの理由により昼間保育ができない家庭の０歳から就学前までの乳幼児の保育を目的とした児童福祉施設である．ここでの給食対象者となる乳幼児は，生涯にわたる望ましい食習慣や味覚の基礎づくりをなすもっとも大切な時期にあることから，保育所給食の果たす役割は大きい．

　なお，近年，乳幼児をとりまく社会状況の変化により，保育ニーズは年々多様化し，産休明け保育，延長保育，障害児保育，夜間保育，一時保育なども行われる．

1）保育所給食の目的

　保育所給食は以下の点を目的としているが，家庭と一緒になって，その目的達成をめざすことが大切である．
　① 乳幼児の心身の健やかな発育・発達を促す．
　② 将来の望ましい食習慣の基礎づくりをする．
　③ 栄養・衛生の基本的な知識を身につけ，実践する能力を養う．

2）保育所給食の内容

　保育所給食の対象者は３歳未満児と３歳以上児に大別され，３歳未満児は０歳児と１〜２歳児に分けられている．

　一般に，０歳児には乳汁から離乳食までが，１〜２歳児には完全給食（主食・おかず・おやつの給食）が，３歳以上児には副食給食（ご飯，パン，めんなどの主食を除くおかず・おやつの給食）が実施されているが，３歳以上児にも完全給食を実施している施設は多い．なお，乳幼児期は味覚形成の時期でもあり，副食の味つけは薄味を基本とする．

　図 5-2 に保育所給食の概要を示す．

　なお，離乳食については平成19年授乳・離乳の支援ガイド策定に関する研究会による「授乳・離乳の支援ガイド」**図 5-3** を参考に，保護者や保育士，看護師などと連携を密にし，乳児の発育状況や摂食機能の発達をみながら実施する．

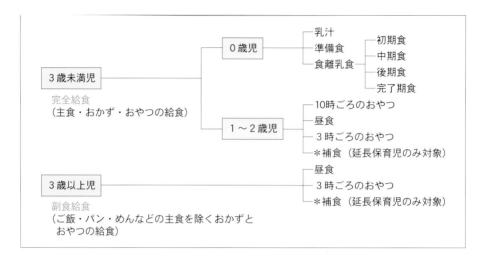

図 5-2　保育所給食の内容
（3歳以上児に完全給食を実施している施設も多い）

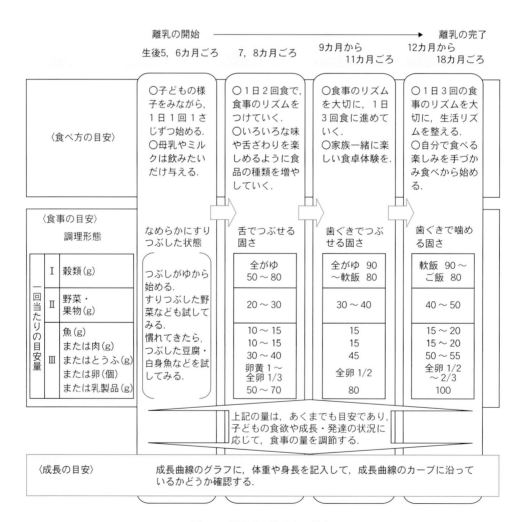

図 5-3　離乳食の進め方の目安

３）今後の課題

　保育ニーズは年々多様化しており，また育児に対する家庭の相談も多くなってきている．さらには乳幼児をとりまく食環境の変化に伴う食生活上の問題点も年々増大しており，保育所栄養士に求められる課題は大きい．地域の住民を対象にした栄養相談や料理講習会を実施しているところもある．

　また多くの保育所においては，３歳児以上についての給食は副食のみで，主食は家庭から持参しているが，その日の献立に合わせて主食を提供することや，夏期などにおける衛生上の観点からは，３歳児以上についても完全給食の制度化が望まれる．

　また，多くの保育所は調理業務を直営で行っているが，平成10年４月１日「児童福祉施設最低基準の一部改正」により調理業務の委託化が認められた．これにより委託化が進行した場合，保育士・栄養士・調理員の緊密な連携がとれなくなり，個々の乳幼児に対応した給食づくりに支障をきたすことが懸念される．

　また保育所における栄養士の必置が明文化されていないため，専任の栄養士を採用していない保育所も多い．保育所給食のレベルアップのために，早急に栄養士の必置の法令化および職務内容の確立が望まれる．

６　自衛隊給食

　自衛隊給食は「防衛庁職員の健康管理に関する訓令」（昭和29年防訓令第31号）に基づき，医師または栄養士が栄養および調理上の技術指導を行い，指導を受けた給食担当官および給食係員の調製した食事が隊員に支給される．

　この自衛隊給食の実施に当たっては「防衛庁給食の実施に関する訓令」（昭和35年防訓令第54号）に基づき，原則として栄養士である栄養担当官が献立作成，栄養価計算，および栄養管理を行う．

　自衛隊には陸上自衛隊，航空自衛隊，海上自衛隊があり，以下ではおもに陸上自衛隊給食について述べる．

1-自衛隊給食の目的

　自衛隊給食の目的は「隊員に必要な栄養を補充してその生存を維持するとともに，体力を増進して部隊の人的戦闘力発揮に寄与する」ことであり，「体力を常にベストの状態に保つ」ことができる栄養管理が求められる．

　また，隊員には，毎日の規則正しい食生活が健康の維持・増進，とくに演習時の持久力を養うためにも重要であることを認識・理解させる必要がある．

2-自衛隊給食の特性

① 自衛隊給食は「防衛庁職員の給与等に関する法律」に基づき，現物給与の一環として３食が支給されるもので，その食費は訓令や通達によって規定されており，基本食，基本食に定額を加えた加給食，演習時の増加食がある．

② 給食は駐屯地（営内）と野外（演習地）の２面から成る．

③ 部隊の特性や行動によって，給食の形態を考慮する．

表 5-9　自衛隊給食の栄養摂取量基準

内　訳	一　般　隊　員	新　隊　員 陸曹候補生等 自衛隊生徒 幹部候補生
エネルギー　　（kcal）	3,200	3,300
たんぱく質　　　（g）	100	110
脂　　質　　　　（g）	90	95
ビタミン A　（μgRE）	600（許容上限摂取量：1,500）	600（許容上限摂取量：1,500）
ビタミン D　　（μg）	5	5
ビタミン E（mgαTE）	10	10
ビタミン K　　（μg）	65	65
ビタミン B$_1$　（mg）	1.3	1.3
ビタミン B$_2$　（mg）	1.5	1.5
ナイアシン　（mgNE）	20	20
ビタミン B$_6$　（mg）	1.6	1.6
葉　　酸　　　μg	200	200
ビタミン B$_{12}$（mg）	2.4	2.4
ビタミン C　　（mg）	100	100
カルシウム　　（mg）	800	800
鉄　　　　　　（mg）	12	12
リ　ン　　　　（mg）	700	700
マグネシウム　（mg）	350	350
カリウム　　　（mg）	2,000	2,000
銅　　　　　　（mg）	1.8	1.8
亜　鉛　　　　（mg）	12	12
食物繊維　　　（g）	10 g/1,000 kcal	
食　塩　　　　（g）	10	

摘要
1　中間目標の設定
　　別に示す時期まで，食物繊維及び食塩に関しては以下の数値を目標として管理する．
　　（1）　食物繊維　9 g/1,000 kcal
　　（2）　食　塩　13 g
2　ビタミン A については，許容上限摂取量を超過しないように管理する．

（防衛省資料）

④ 給食の主対象は健康な青年集団であり，営内生活（駐屯地での生活）では1日3食の完全給食を休日も含めて実施する．

⑤ 給食の実施は，栄養摂取量基準，食品構成基準および定額（食費）によって律せられている．

⑥ 野外給食能力の練成のために，調理，配食の担当は3カ月交代の隊員によって構成される．

⑦ 駐屯地によっては特別体育課程食を実施する．

3-自衛隊給食の形態

駐屯地での営内生活においては食堂で喫食する（営内喫食）．演習時においては，以下の形態をとる．

① 運搬食：駐屯地で調理したものを，毎食，目的地まで運搬する．

② 携行食：調理済みのものを，駐屯地を出発する前に，あらかじめ携行する．

③ 現品：食材料の交付を受け，目的地で食事をつくる．

④ 現地調達：食材料や食事を現地で調達する．

表 5-10　基本食の定量及び栄養摂取量の試行基準

		隊員区分 内　　訳	一　般　隊　員	新　隊　員 陸曹候補生等 自衛隊生徒 幹部候補生
定量の基準（g）	主食	精　　白　　米	355	365
		大　　麦　　類	30	30
		小　麦　製　品	100	100
		計	485	495
	副食	い も 及 び で ん 粉 類	115	115
		砂 糖 及 び 甘 味 類	30	30
		豆　　　　　　類	105	110
		種　　実　　類	適　宜	適　宜
		野菜類　緑黄色野菜	150	150
		その他の野菜	200	200
		計	350	350
		果　　実　　類	150	150
		き　の　こ　類	15	15
		藻　　　　　　類	6	6
		魚　　介　　類	110	110
		肉　　　　　　類	100	110
		卵　　　　　　類	50	50
		乳　　　　　　類	250	260
		油　　脂　　類	23	23
		菓　　子　　類	10	10
		し　好　飲　料　類	適　宜	適　宜
		調 味 料 及 び 香 辛 料 類	55	55
		調 味 加 工 食 品 類	適　宜	適　宜
		計	1,369	1,394
		合　　　計	1,854	1,889

摘要	1　種実類，し好飲料類及び調理加工食品類の使用に当たっては，栄養 　　摂取量の基準に応じて適切に使用するものとする． 2　食品の区分，重量変化率等細部については，五訂「日本食品標準成 　　分表」（科学技術庁資源調査会 編）による．

定量及び栄養摂取量の基準運用要領
（1）　部隊等の教育訓練及び隊員の勤務実態に応じ，適切に運用するものとする．
（2）　特別体育課程隊員については自衛隊体育学校長が，患者については自衛隊
　　病院長がそれぞれ定めるものとする．　　　　　　　　　　（防衛省資料）

4-自衛隊給食の栄養管理

　　自衛隊給食の栄養摂取量基準は**表 5-9**のとおりで，食品構成基準は**表 5-10**のとおりである．

　　献立の作成に際しては，給食の特性や形態に沿ったものであることが必要である．なかでも，演習時に食材料の交付を受けて目的地で給食を実施する場合は，各部隊に野外献立表を配布し，それをもとに部隊ごとに訓練の内容に対応した献立を作成する．その献立表には「訓練の種類による時間当たりのエネルギー消費量」ならびに「料理別のエネルギー・たんぱく質・カルシウム・ビタミンなど」が示されている．

　　また，陸上自衛隊の演習は野外で行われるため，自然環境もさまざまであり，これに対応することも求められる．さらに訓練や職務の種類によって栄養素や水分の補給を考慮することも重要である．

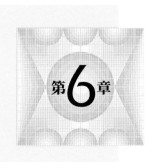 第**6**章 給食管理などの
臨地・校外実習

1 臨地・校外実習の目的と内容

　給食管理における臨地・校外実習は，校内で学んだ諸科目の内容を実際の業務環境のなかで実地に学び，応用さらには研究することによって，栄養士または管理栄養士として備えるべき知識や技術を体得するためのものであり，「管理栄養士養成施設における臨地実習及び栄養士養成施設における校外実習要領」によって実習方法，内容などが決められている．

　その修得すべき単位数は，栄養士養成施設においては給食の運営について1単位以上，管理栄養士養成施設においては「臨床栄養学」「公衆栄養学」「給食経営管理論」で4単位以上とし，なお，「給食の運営」に係る校外実習の1単位を含むものとすることとなっている．

　各実習に当たっては，校内で行った給食管理実習の経験を生かし，栄養学，食品学，調理学，食品衛生学，公衆衛生学，栄養指導論などの諸科目の理論を実地に応用することになる．実際には頭のなかでは別々の知識となっている諸科目の知識を，臨地・校外実習によって統合的に応用し，知識と実際を結びつけることにより，栄養士または管理栄養士としての認識をより深めることができるとともに，個人や集団に対する栄養指導の方法もその環境において具体的に学びとることができる．

　このためには，実習に際しては，周到な準備のもとに，明確な意志と高い目的意識をもって臨むことが必要である．

1-臨地実習の目的

　臨地実習の目的は，「実践活動の場での課題発見，解決を通して，栄養評価・判定に基づく適切なマネジメントを行うために必要とされる専門的知識及び技術の統合を図り，管理栄養士として具備すべき知識及び技能を修得させること」である．

　実習施設においては，指導者として管理栄養士が専従する施設であることとされている．（実習要領）

1）臨床栄養学の実習

　病院における医療の一環として，傷病者の病態や栄養状態の特徴に基づいた適正な栄養管理の把握とともに，栄養指導の実際について修得する．

　すなわち，病院の実習では，①栄養アセスメントに基づいた栄養ケアプランの作成，実施，評価に関する総合的なマネジメントの考え方を理解する，②栄養状態の評価・判定，

栄養補給について，栄養教育の行い方，食品と医薬品の相互作用について修得する．③医療・介護制度やチーム医療における管理栄養士の役割について理解したうえで栄養教育・指導の実際を学ぶ，こととなる．

2）公衆栄養学の実習

保健所，保健センターまたはこれに準ずる施設の性格を知り，その活動の実際，とくに栄養士の活動内容および栄養行政の概要を把握し，地域や職域等における保健・医療・福祉・介護システムの栄養関連サービスに関するプログラムの作成・実施・評価を総合的にマネジメントする能力を養うことを目的としている．

すなわち，保健所の実習では，栄養教育・指導論，公衆衛生学，応用栄養学，公衆栄養学などで学んだことを実際に活用して栄養指導の実際を学ぶこととなる．

3）給食経営管理論の実習

特定給食施設における給食管理の実際を体得するとともに，給食運営や関連の資源を総合的に判断し，栄養面，安全面，経済面全般のマネジメントを行う能力を養うことを目的としている．また，マーケティングの原理や応用を理解するとともに，組織管理などのマネジメントの基本的な考え方や方法を修得する．

すなわち，会社・事業所の実習では，サービスも含めた給食実習を経験するとともに，人間関係までも学ぶことができる．また，自分から積極的に仕事を求めることにより，施設の機構や組織体系のあり方，さらには産業界の一端も観察することができるであろう．

2-校外実習の内容

校外実習の目的は，「給食業務を行うなめに必要な給食サービス提供に関し，栄養士として具備すべき知識及び技能を修得させること」を目的としている．実習施設は，指導者として管理栄養士または栄養士が専従する施設であることとしている．（実習要領）

実習施設としては，病院，介護老人保健施設，社会福祉施設，児童福祉施設，学校，会社・事業所等の特定給食施設が適用される．各給食施設において，調理技術や給食計画立案，ならびに給食業務に関する処理能力を修得する．すなわち，実践活動の場での実体験を通して食事の計画や調理を含めた給食提供に関する知識と技術の統合を図ることとなる．

② 臨地・校外実習の心得と反省・評価

実習に際しては，最大の学習効果が得られるように，また実習を受け入れていただく各施設が効率的に実習指導ができるように，さらには各施設に迷惑をかけないためにも，実習前や実習中，さらには実習後の心得について十分に認識し，実行するとともに，反省・評価などは実習後，早期に行って今後の指針とするように努めることが大切である．

1-臨地・校外実習の心得

臨地・校外実習における，実習前，実習中，実習後において順守すべき大切な事項や心

得などは以下のとおりである.

1）実習前

　　実習に際しては前もって以下の点などについて十分にチェックし，あるいは準備しておく.

　　① 実習に際してはあらかじめ栄養指導論，給食管理，栄養関係法規，臨地・校外実習ノートなどに目を通し，予備知識をもって実習に臨む.

　　② 事前に「実習を通して何を学ぶか」「栄養士にとって重要なポイントは何か」を考え，課題を決めて実習に臨む.

　　③ 実習開始の前週に班全員そろって担当教員に挨拶に行き,細部にわたる注意事項や情報を得る.

　　④ 実習先の場所，集合時間，また施設内のどこの部門を訪ねるかを確認しておく.

　　⑤ 持参すべきものについて確認し，忘れない. 臨地・校外実習票，細菌検査証明書，健康診断書，印鑑，健康保険証のコピー，白衣，三角巾，前かけ，腕章，名札，タオル，綿ソックス，長靴，包丁，校外実習ノート，食品成分表，筆記用具，計算器具，その他実習先で指示されたもの.

　　　　細菌検査証明書は実習日1週間以内のものであること，施設によっては検査項目が異なることがあるので，事前に検査項目と検査期間内での提出日を確認しておく.

2）実習中

　　実習中は以下の点を順守する.

　　① 服装は紺またはグレイのスーツ,白のブラウスとし,靴はスーツに合ったものとする.

　　② 出勤時刻は厳守し，決められた時間の15分前には身支度を整え，直ちに作業を開始できる状態で集合する.

　　③ やむをえない事故などにより欠席や遅刻をするときは,直ちに実習先の指導担当者に電話連絡し，指示を仰ぐと同時に，学校の担当教員に連絡する. あらかじめわかっている場合は，早めに担当教員に届け出て相談する.

　　④ 実習先では，出勤時，退出時の挨拶を忘れずに行う.

　　⑤ 指導担当者の指示にしたがって行動する. 学生であるという甘えた考えは排除し，積極的に，責任をもって真剣に仕事をする.

　　⑥ 言葉づかいに注意し，教えていただくという学生らしい態度で臨む. 指導担当者にはもちろん，調理師，調理作業員に対しても礼を尽くし，全員が先生であることを忘れず，陰口，噂話は慎み，円満な人間関係をつくる.

　　⑦ 常に研究的態度で臨み，質問や依頼されたことに対してははっきりと返答する. わからないことについては失礼のないように聞き直す.

　　⑧ 実習中の身支度は清潔を第一とする.

　　⑨ 健康に留意し，怪我などもしないようにして，定められた実習期間中に実習が無事終了するようにする.

3）実習終了後

実習を終了したら以下の点を順守する.

① 実習終了の報告を決められた日時に担当教員に行う.

② 実習先の指導担当者に，1週間以内に礼状を出す.

③ 臨地・校外実習ノート，臨地・校外実習票を1週間以内に担当教員に提出する.

2-臨地・校外実習の反省と評価

臨地・校外実習を無事終了したら，時を置かずに反省会を開き，実習の反省・評価を行う. 実習での感銘や感想，体験などは時間がたつと忘れやすく，せっかくの実習による学習効果を十分に生かすことができなくなる. また，体験や知識は繰り返し反復することにより，生きた知識として必要なときに役立つことになる.

1）反省会

反省会の方法はさまざまであるが，各班，各施設ごとの体験を話し合って，すべての行動を再確認する必要がある. 実習内容を話し合うことで一人の経験が他の人の経験に付加され，いくつもの施設で勉強したのと同じ効果を得ることができる.

反省会は，司会者，板書記録者，筆記記録者などを決めて整理・進行する. 反省会のメンバーは学生だけでなく，オブザーバーとして担当教員や施設の栄養士などにも出席してもらい，助言や総括的な評価をしてもらうと，いっそう有意義な反省会となる.

担当教員も，教室外の現場における学生の体験や認識，また社会の要請などを知ることで，学生の創造力や適応力を伸ばすための知識・技術を考慮する手がかりとする.

反省会では，学生側，施設側，そして担当教員側がそれぞれ問題点を踏まえて前向きの姿勢で総合的に判断・処置するようにし，次の実習のプロセスを含んだ反省の材料とするなど，いっそうの教育効果が上がるように運営する.

2）評価

実習中の評価については，各施設に学生個人の評価をしてもらったり，担当教員が巡回指導の際に評価を聞くなど，各施設に対応した方法がとられている. また，実習終了後に，学校側と各施設の懇談会を開き，総合的に評価をしてもらう場合もある.

担当教員側の評価は，学生の事前準備の内容，各施設での評価，事後の提出物などを総合的に判断して行い，単位の修得を認定することになる.

③ 臨地・校外実習の見直し

平成12年4月7日，栄養士法の一部を改正する法律が公布され，それに伴い平成13年9月21日にはカリキュラムの改正が行われ，校外実習についても実習内容の大幅な充実・強化が図られることになった. その後，平成14年4月1日付けで文部科学省および厚生労働省より「管理栄養士養成施設における臨地実習及び栄養士養成施設における校外実習について」という，実習要領が通知された.

現行の校外実習では，栄養士については事業所などでの給食管理のみが必修（1単位以

上）となっており，管理栄養士については，病院における臨床栄養，保健所での公衆栄養，事業所などの給食管理について，それぞれ1単位以上（合計3単位以上）が必修となっているが，平成14年度入学生から管理栄養士の養成における校外実習は「臨地実習」と呼称が変更され，実習の目的・種類および単位数・内容・方法等が新たに示された．

1-管理栄養士養成施設における臨地実習要領

実習の目的は「実践活動の場での課題発見，解決を通して，栄養評価・判定に基づく適切なマネジメントを行うために必要とされる専門的知識及び技術の統合を図り，管理栄養士として具備すべき知識及び技能を修得させること」としている．

実習の単位数は，「臨床栄養学」「公衆栄養学」「給食経営管理論」で4単位以上とし，「給食の運営」にかかわる校外実習の1単位を含むものとする．実習の実施時期は原則として養成期間の後半に，管理栄養士が専従する施設において行う．実習の内容は，「臨床栄養学」「公衆栄養学」「給食経営管理論」の各教育内容の目標に則し，かつ専門的な知識および技術の統合を図ることに留意した実習内容とする．その方法は，原則として少数グループにより行い，担当教員はあらかじめ，実習施設の管理責任者および直接指導に当たる管理栄養士と内容について十分協議のうえ実施する．そして，教育効果があがるよう学内において事前および事後評価を行う体制を整える．

今回のカリキュラム改正において，管理栄養士業務は従来の献立・食品・栄養成分といったモノ中心の業務から，ヒトを中心とした業務への転換を図ろうとするところに重点がおかれており，臨地実習はその実践能力を身につけるための重要な役割をなすものである．

2-栄養士養成施設における校外実習要領

実習の目的は「給食業務を行うために必要な，食事の計画や調理を含めた給食サービス提供に関し，栄養士として具備すべき知識及び技能を修得させること」としている．

実習の単位数は，「給食の運営」について1単位以上とする．実習の実施時期は原則として養成期間の後半に，指導者として管理栄養士または栄養士が専従する事業所等の給食施設において行う．実習の内容は，「給食の運営」の教育目標に則し，給食業務の概要について理解し，給食計画・給食実務の実際について理解することに留意した実習内容とする．その方法は，原則として少数グループにより行い，担当教員はあらかじめ，実習施設の管理責任者および直接指導に当たる管理栄養士または栄養士と内容について十分協議のうえ実施する．そして，教育効果があがるよう学内において事前および事後評価を行う体制を整える．

以上のような実習要領に則し，充実した臨地・校外実習を実施するには，学生自らが問題意識をもち積極的に実習に臨むことが必要である．卒業後，栄養士は適切な給食管理業務が実践できる人材，また，管理栄養士は給食管理業務並びに高度化する専門知識や技術等の総合的能力をもって指導できる人材が望まれる．臨地・校外実習は，その基礎をつくるという意味において重要であり，大きな役割をはたすものである．

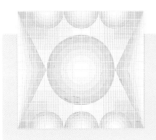

給食管理関係法規

① 栄養士法（抄）

（昭和 22 年 12 月 29 日法律第 245 号）

（最終改正　平成 13 年 6 月 29 日法律第 87 号）

（栄養士及び管理栄養士の定義）

第 1 条　この法律で栄養士とは，都道府県知事の免許を受けて，栄養士の名称を用いて栄養の指導に従事することを業とする者をいう.

②　この法律で管理栄養士とは，厚生労働大臣の免許を受けて，管理栄養士の名称を用いて，傷病者に対する療養のため必要な栄養の指導，個人の身体の状況，栄養状態等に応じた高度の専門的知識及び技術を要する健康の保持増進のための栄養の指導並びに特定多数人に対して継続的に食事を供給する施設における利用者の身体の状況，栄養状態，利用の状況等に応じた特別の配慮を必要とする給食管理及びこれらの施設に対する栄養改善上必要な指導等を行うことを業とする者をいう.

（免許）

第 2 条　栄養士の免許は，厚生労働大臣の指定した栄養士の養成施設（以下「養成施設」という.）において 2 年以上栄養士として必要な知識及び技能を修得した者に対して，都道府県知事が与える.

②　養成施設に入所することができる者は，学校教育法（昭和 22 年法律第 26 号）第 56 条に規定する者とする.

③　管理栄養士の免許は，管理栄養士国家試験に合格した者に対して，厚生労働大臣が与える.

（免許の欠格条項）

第 3 条　次の各号のいずれかに該当する者には，栄養士又は管理栄養士の免許を与えないことがある.

1　罰金以上の刑に処せられた者
2　前号に該当する者を除くほか，第 1 条に規定する業務に関し犯罪又は不正の行為があった者

第 3 条の 2　都道府県に栄養士名簿を備え，栄養士の免許に関する事項を登録する.

②　厚生労働省に管理栄養士名簿を備え，管理栄養士の免許に関する事項を登録する.

（免許証）

第 4 条　栄養士の免許は，都道府県知事が栄養士名簿に登録することによつて行う.

②　都道府県知事は，栄養士の免許を与えたときは，栄養士免許証を交付する.

③　管理栄養士の免許は，厚生労働大臣が管理栄養士名簿に登録することによつて行う.

④　厚生労働大臣は，管理栄養士の免許を与えたときは，管理栄養士免許証を交付する.

（免許の取消し等）

第 5 条　栄養士が第 3 条各号のいずれかに該当するに至ったときは，都道府県知事は，当該栄養士に対する免許を取り消し，又は 1 年以内の期間を定めて栄養士の名称の使用の停止を命ずることができる.

②　管理栄養士が第 3 条各号のいずれかに該当するに至ったときは，厚生労働大臣は，当該管理栄養士に対する免許を取り消し，又は 1 年以内の期間を定めて管理栄養士の名称の使用の停止を命ずることができる.

③　都道府県知事は，第 1 項の規定により栄養士の免許を取り消し，又は栄養士の名称の使用の停止を命じたときは，速やかに，その旨を厚生労働大臣に通知しなければならない.

④　厚生労働大臣は，第 2 項の規定により管理栄養士の免許を取り消し，又は管理栄養士の名称の使用の停止を命じたときは，速やかに，その旨を当該処分を受けた者が受けている栄養士の免許を与えた都道府県知事に通知しなければならない.

（管理栄養士試験）

第 5 条の 2　厚生労働大臣は，毎年少なくとも 1 回，管理栄養士として必要な知識及び技能について，管理栄養士国家試験を行う.

（受験資格）

第 5 条の 3　管理栄養士国家試験は，栄養士であつて次の各号のいずれかに該当するものでなければ，受けることができない.

1　修業年限が 2 年である養成施設を卒業して栄養士の免許を受けた後厚生労働省令で定める施設において 3 年以上栄養の指導に従事した者
2　修業年限が 3 年である養成施設を卒業して栄養士の免許を受けた後厚生労働省令で定める施設において 2 年以上栄養の指導に従事した者
3　修業年限が 4 年である養成施設を卒業して栄養士の免許を受けた後厚生労働省令で定める施設において 1 年以上栄養の指導に従事した者
4　修業年限が 4 年である養成施設であつて，学校（学校教育法第 1 条の学校並びに同条の学校の設置者が設置している同法第 82 条の 2 の専修学校及び同法

第83条の各種学校をいう．以下この号において同じ．）であるものにあつては文部科学大臣及び厚生労働大臣が，学校以外のものにあつては厚生労働大臣が，政令で定める基準により指定したもの（以下「管理栄養士養成施設」という．）を卒業した者

（不正行為）

第5条の4　（略）

第5条の5　管理栄養士は，傷病者に対する療養のため必要な栄養の指導を行うに当たつては，主治の医師の指導を受けなければならない．

（名称の使用制限）

第6条　栄養士でなければ，栄養士又はこれに類似する名称を用いて第1条第1項に規定する業務を行つてはならない．

②　管理栄養士でなければ，管理栄養士又はこれに類似する名称を用いて第1条第2項に規定する業務を行つてはならない．

（管理栄養士国家試験委員）

第6条の2　管理栄養士国家試験に関する事務をつかさどらせるため，厚生労働省に管理栄養士国家試験委員を置く．

（管理栄養士国家試験委員等の義務）

第6条の3　管理栄養士国家試験委員その他管理栄養士国家試験に関する事務をつかさどる者は，その事務の施行に当たつて厳正を保持し，不正の行為がないようにしなければならない．

【参照】罰則＝栄養士法7条の2

（権限の委任）

第6条の4　この法律に規定する厚生労働大臣の権限は，厚生労働省令で定めるところにより，地方厚生局長に委任することができる．

②　前項の規定により地方厚生局長に委任された権限は，厚生労働省令で定めるところにより，地方厚生支局長に委任することができる．

【参照】1・2項「厚生労働省令」＝厚生労働省組織規則711条6号

（政令への委任）

第7条　この法律に定めるもののほか，栄養士の免許及び免許証，養成施設，管理栄養士の免許及び免許証，管理栄養士養成施設，管理栄養士国家試験並びに管理栄養士国家試験委員に関し必要な事項は，政令でこれを定める．

（罰則）

第7条の2　第6条の3の規定に違反して，故意若しくは重大な過失により事前に試験問題を漏らし，又は故意に不正の採点をした者は6月以下の懲役又は50万円以下の罰金に処する．

第8条　次の各号のいずれかに該当する者は，30万円以下の罰金に処する．

1　第5条第1項の規定により栄養士の名称の使用の停止を命じられた者で，当該停止を命ぜられた期間中に，栄養士の名称を使用して第1条第1項に規定する業務を行ったもの

2　第5条第2項の規定により管理栄養士の名称の使用の停止を命ぜられた者で，当該停止を命ぜられた期間中に，管理栄養士の名称を使用して第1条第2項に規定する業務を行ったもの

3　第6条第1項の規定に違反して，栄養士又はこれに類似する名称を用いて第1条第1項に規定する業務を行つた者

4　第6条第2項の規定に違反して，管理栄養士又はこれに類似する名称を用いて第1条第2項に規定する業務を行つた者

②　健康増進法（抄）

（平成14年8月2日　法律第103号）

第1章　総則

（目的）

第1条　この法律は，我が国における急速な高齢化の進展及び疾病構造の変化に伴い，国民の健康の増進の重要性が著しく増大していることにかんがみ，国民の健康の増進の総合的な推進に関し基本的な事項を定めるとともに，国民の栄養の改善その他の国民の健康の増進を図るための措置を講じ，もって国民保健の向上を図ることを目的とする．

（国民の責務）

第2条　国民は，健康な生活習慣の重要性に対する関心と理解を深め，生涯にわたって，自らの健康状態を自覚するとともに，健康の増進に努めなければならない．

（国及び地方公共団体の責務）

第3条　国及び地方公共団体は，教育活動及び広報活動を通じた健康の増進に関する正しい知識の普及，健康の増進に関する情報の収集，整理，分析及び提供並びに研究の推進並びに健康の増進に係る人材の養成及び資質の向上を図るとともに，健康増進事業実施者その他の関係者に対し，必要な技術的援助を与えることに努めなければならない．

（健康増進事業実施者の責務）

第4条　健康増進事業実施者は，健康教育，健康相談その他国民の健康の増進のために必要な事業（以下「健康増進事業」という．）を積極的に推進するよう努めなければならない．

（関係者の協力）

第5条　国，都道府県，市町村（特別区を含む．以下同じ．），健康増進事業実施者，医療機関その他の関係者は，国民の健康の増進の総合的な推進を図るため，相互に連携を図りながら協力するよう努めなければならない．

（定義）

第6条　この法律において「健康増進事業実施者」とは，次に掲げる者をいう．

一　健康保険法（大正11年法律第70号）の規定により健康増進事業を行う政府，健康保険組合又は健康保険組合連合会

二　船員保険法（昭和14年法律第73号）の規定により健康増進事業を行う政府

三　国民健康保険法（昭和33年法律第192号）の規定により健康増進事業を行う市町村，国民健康保険組合又は国民健康保険団体連合会

四　国家公務員共済組合法（昭和33年法律第128号）の規定により健康増進事業を行う国家公務員共済組合又は国家公務員共済組合連合会

五　地方公務員等共済組合法（昭和37年法律第152号）の規定により健康増進事業を行う地方公務員共済組合又は全国市町村職員共済組合連合会

六　私立学校教職員共済法（昭和28年法律第245号）の規定により健康増進事業を行う日本私立学校振興・共済事業団

七　学校保健法（昭和33年法律第56号）の規定により健康増進事業を行う者

八　母子保健法（昭和40年法律第141号）の規定により健康増進事業を行う市町村

九　労働安全衛生法（昭和47年法律第57号）の規定により健康増進事業を行う事業者

十　老人保健法（昭和57年法律第80号）の規定により健康増進事業を行う市町村

十一　その他健康増進事業を行う者であって，政令で定めるもの

第2章　基本方針等

（基本方針）

第7条　厚生労働大臣は，国民の健康の増進の総合的な推進を図るための基本的な方針（以下「基本方針」という．）を定めるものとする．

2　基本方針は，次に掲げる事項について定めるものとする．

一　国民の健康の増進の推進に関する基本的な方向

二　国民の健康の増進の目標に関する事項

三　次条第1項の都道府県健康増進計画及び同条第2項の市町村健康増進計画の策定に関する基本的な事項

四　第10条第1項の国民健康・栄養調査その他の健康の増進に関する調査及び研究に関する基本的な事項

五　健康増進事業実施者間における連携及び協力に関する基本的な事項

六　食生活，運動，休養，飲酒，喫煙，歯の健康の保持その他の生活習慣に関する正しい知識の普及に関する事項

七　その他国民の健康の増進の推進に関する重要事項

3　厚生労働大臣は，基本方針を定め，又はこれを変更しようとするときは，あらかじめ，関係行政機関の長に協議するものとする．

4　厚生労働大臣は，基本方針を定め，又はこれを変更したときは，遅滞なく，これを公表するものとする．

（都道府県健康増進計画等）

第8条　都道府県は，基本方針を勘案して，当該都道府県の住民の健康の増進の推進に関する施策についての基本的な計画（以下「都道府県健康増進計画」という．）を定めるものとする．

2　市町村は，基本方針及び都道府県健康増進計画を勘案して，当該市町村の住民の健康の増進の推進に関する施策についての計画（以下「市町村健康増進計画」という．）を定めるよう努めるものとする．

3　都道府県及び市町村は，都道府県健康増進計画又は市町村健康増進計画を定め，又は変更したときは，遅滞なく，これを公表するものとする．

（健康診査の実施等に関する指針）

第9条　厚生労働大臣は，生涯にわたる国民の健康の増進に向けた自主的な努力を促進するため，健康診査の実施及びその結果の通知，健康手帳（自らの健康管理のために必要な事項を記載する手帳をいう．）の交付その他の措置に関し，健康増進事業実施者に対する健康診査の実施等に関する指針（以下「健康診査等指針」という．）を定めるものとする．

2　厚生労働大臣は，健康診査等指針を定め，又はこれを変更しようとするときは，あらかじめ，総務大臣，財務大臣及び文部科学大臣に協議するものとする．

3　厚生労働大臣は，健康診査等指針を定め，又はこれを変更したときは，遅滞なく，これを公表するものとする．

第3章　国民健康・栄養調査等

（国民健康・栄養調査の実施）

第10条　厚生労働大臣は，国民の健康の増進の総合的な推進を図るための基礎資料として，国民の身体の状況，栄養摂取量及び生活習慣の状況を明らかにするため，国民健康・栄養調査を行うものとする．

2　厚生労働大臣は，独立行政法人国立健康・栄養研究所（以下「研究所」という．）に，国民健康・栄養調査の実施に関する事務のうち集計その他の政令で定める事務の全部又は一部を行わせることができる．

3　都道府県知事（保健所を設置する市又は特別区にあっては，市長又は区長．以下同じ．）は，その管轄区域内の国民健康・栄養調査の執行に関する事務を行う．

（調査世帯）

第11条　国民健康・栄養調査の対象の選定は，厚生労働省令で定めるところにより，毎年，厚生労働大臣が調査地区を定め，その地区内において都道府県知事が調査世帯を指定することによって行う．

2　前項の規定により指定された調査世帯に属する者は，国民健康・栄養調査の実施に協力しなければならない．

（国民健康・栄養調査員）

第12条　都道府県知事は，その行う国民健康・栄養調査の実施のために必要があるときは，国民健康・栄養調査員を置くことができる．

2　前項に定めるもののほか，国民健康・栄養調査員に関し必要な事項は，厚生労働省令でこれを定める．

（国の負担）

第13条　国は，国民健康・栄養調査に要する費用を負担する．

（調査票の使用制限）

第14条　国民健康・栄養調査のために集められた調査票は，第10条第1項に定める調査の目的以外の目的のために使用してはならない．

（省令への委任）

第15条　第10条から前条までに定めるもののほか，国民健康・栄養調査の方法及び調査項目その他国民健康・栄養調査の実施に関して必要な事項は，厚生労働省令で定める．

（生活習慣病の発生の状況の把握）

第16条　国及び地方公共団体は，国民の健康の増進の総合的な推進を図るための基礎資料として，国民の生活習慣とがん，循環器病その他の政令で定める生活習慣病（以下単に「生活習慣病」という．）との相関関係を明らかにするため，生活習慣病の発生の状況の把握に努めなければならない．

第4章　保健指導等

（市町村による生活習慣相談等の実施）

第17条　市町村は，住民の健康の増進を図るため，医師，歯科医師，薬剤師，保健師，助産師，看護師，准看護師，管理栄養士，栄養士，歯科衛生士その他の職員に，栄養の改善その他の生活習慣の改善に関する事項につ

き住民からの相談に応じさせ，及び必要な栄養指導その他の保健指導を行わせ，並びにこれらに付随する業務を行わせるものとする．

（都道府県による専門的な栄養指導その他の保健指導の実施）

第18条　都道府県，保健所を設置する市及び特別区は，次に掲げる業務を行うものとする．

一　住民の健康の増進を図るために必要な栄養指導その他の保健指導のうち，特に専門的な知識及び技術を必要とするものを行うこと．

二　特定かつ多数の者に対して継続的に食事を供給する施設に対し，栄養管理の実施について必要な指導及び助言を行うこと．

三　前2号の業務に付随する業務を行うこと．

2　都道府県は，前条の規定により市町村が行う業務の実施に関し，市町村相互間の連絡調整を行い，及び市町村の求めに応じ，その設置する保健所による技術的事項についての協力その他当該市町村に対する必要な援助を行うものとする．

（栄養指導員）

第19条　都道府県知事は，前条第1項に規定する業務（同項第1号及び第3号に掲げる業務については，栄養指導に係るものに限る．）を行う者として，医師又は管理栄養士の資格を有する都道府県，保健所を設置する市又は特別区の職員のうちから，栄養指導員を命ずるものとする．

第5章　特定給食施設等

第1節　特定給食施設における栄養管理

（特定給食施設の届出）

第20条　特定給食施設（特定かつ多数の者に対して継続的に食事を供給する施設のうち栄養管理が必要なものとして厚生労働省令で定めるものをいう．以下同じ．）を設置した者は，その事業の開始の日から1月以内に，その施設の所在地の都道府県知事に，厚生労働省令で定める事項を届け出なければならない．

2　前項の規定による届出をした者は，同項の厚生労働省令で定める事項に変更を生じたときは，変更の日から1月以内に，その旨を当該都道府県知事に届け出なければならない．その事業を休止し，又は廃止したときも，同様とする．

（特定給食施設における栄養管理）

第21条　特定給食施設であって特別の栄養管理が必要なものとして厚生労働省令で定めるところにより都道府県知事が指定するものの設置者は，当該特定給食施設に管理栄養士を置かなければならない．

2　前項に規定する特定給食施設以外の特定給食施設の設置者は，厚生労働省令で定めるところにより，当該特定給食施設に栄養士又は管理栄養士を置くように努めなければならない．

3　特定給食施設の設置者は，前2項に定めるもののほか，厚生労働省令で定める基準に従って，適切な栄養管理を行わなければならない．

（指導及び助言）

第22条　都道府県知事は，特定給食施設の設置者に対し，前条第1項又は第3項の規定による栄養管理の実施を確保するため必要があると認めるときは，当該栄養管理の実施に関し必要な指導及び助言をすることができる．

（勧告及び命令）

第23条　都道府県知事は，第21条第1項の規定に違反して管理栄養士を置かず，若しくは同条第3項の規定に違反して適切な栄養管理を行わず，又は正当な理由がなくて前条の栄養管理をしない特定給食施設の設置者があるときは，当該特定給食施設の設置者に対し，管理栄養士を置き，又は適切な栄養管理を行うよう勧告をすることができる．

2　都道府県知事は，前項に規定する勧告を受けた特定給食施設の設置者が，正当な理由がなくてその勧告に係る措置をとらなかったときは，当該特定給食施設の設置者に対し，その勧告に係る措置をとるべきことを命ずることができる．

（立入検査等）

第24条　都道府県知事は，第21条第1項又は第3項の規定による栄養管理の実施を確保するため必要があると認めるときは，特定給食施設の設置者若しくは管理者に対し，その業務に関し報告をさせ，又は栄養指導員に，当該施設に立ち入り，業務の状況若しくは帳簿，書類その他の物件を検査させ，若しくは関係者に質問させることができる．

2　前項の規定により立入検査又は質問をする栄養指導員は，その身分を示す証明書を携帯し，関係者に提示しなければならない．

3　第1項の規定による権限は，犯罪捜査のために認められたものと解釈してはならない．

第2節　受動喫煙の防止

第25条　学校，体育館，病院，劇場，観覧場，集会場，展示場，百貨店，事務所，官公庁施設，飲食店その他の多数の者が利用する施設を管理する者は，これらを利用する者について，受動喫煙（室内又はこれに準ずる環境において，他人のたばこの煙を吸わされることをいう．）を防止するために必要な措置を講ずるように努めなければならない．

第6章　特別用途表示及び栄養表示基準

（特別用途表示の許可）

第26条　販売に供する食品につき，乳児用，幼児用，妊産婦用，病者用その他厚生労働省令で定める特別の用途に適する旨の表示（以下「特別用途表示」という．）をしようとする者は，厚生労働大臣の許可を受けなければならない．

2　前項の許可を受けようとする者は，製品見本を添え，商品名，原材料の配合割合及び当該製品の製造方法，成分分析表，許可を受けようとする特別用途表示の内容その他厚生労働省令で定める事項を記載した申請書を，その営業所の所在地の都道府県知事を経由して厚生労働大臣に提出しなければならない．

3　厚生労働大臣は，研究所に，第1項の許可を行うについて必要な試験を行わせるものとする．

4　第1項の許可を申請する者は，実費（前項の試験に係る実費を除く．）を勘案して政令で定める額の手数料を国に，前項の試験に係る実費を勘案して政令で定める額の手数料を研究所に納めなければならない．

5　第1項の許可を受けて特別用途表示をする者は，当該許可に係る食品（以下「特別用途食品」という．）につき，厚生労働省令で定める事項を厚生労働省令で定めるところにより表示しなければならない．

（特別用途食品の検査及び収去）

第27条　厚生労働大臣又は都道府県知事は，必要があると認めるときは，当該職員に特別用途食品の製造施設，貯蔵施設又は販売施設に立ち入らせ，販売の用に供する当該特別用途食品を検査させ，又は試験の用に供するのに必要な限度において当該特別用途食品を収去させることができる．

2　前項の規定により立入検査又は収去をする職員は，その身分を示す証明書を携帯し，関係者に提示しなければならない．

3　第1項に規定する当該職員の権限は，食品衛生法(昭和22年法律第233号)第19条第1項に規定する食品衛生監視員が行うものとする．

4　第1項の規定による権限は，犯罪捜査のために認められたものと解釈してはならない．

5　厚生労働大臣は，研究所に，第1項の規定により収去された食品の試験を行わせるものとする．

（特別用途表示の許可の取消し）

第28条　厚生労働大臣は，第26条第1項の許可を受けて特別用途表示をする者が同条第5項の規定に違反し，又は虚偽の表示をしたときは，当該許可を取り消すことができる．

（特別用途表示の承認）

第29条　本邦において販売に供する食品につき，外国において特別用途表示をしようとする者は，厚生労働大臣の承認を受けることができる．

2　第26条第2項から第5項までの規定は前項の承認について，第27条の規定は同項の承認に係る食品について，前条の規定は同項の承認を受けて特別用途表示をする者について準用する．この場合において，第26条第2項中「その営業所の所在地の都道府県知事を経由して厚生労働大臣」とあるのは「厚生労働大臣」と，第27条第1項中「製造施設，貯蔵施設」とあるのは「貯蔵施設」と，前条中「同条第5項」とあるのは「次条第2項において準用する第26条第5項」と読み替えるものとする．

（特別用途表示がされた食品の輸入の許可）

第30条　本邦において販売に供する食品であって，第26条第1項の規定による許可又は前条第1項の規定による承認を受けずに特別用途表示がされたものを輸入しようとする者については，その者を第26条第1項に規定する特別用途表示をしようとする者とみなして，同条及び第37条第2号の規定を適用する．

（栄養表示基準）

第31条　販売に供する食品（特別用途食品を除く．）につき，栄養表示（栄養成分（厚生労働省令で定めるものに限る．以下この条において同じ．）又は熱量に関する表示をいう．以下同じ．）をしようとする者及び本邦において販売に供する食品であって栄養表示がされたもの(第29条第1項の承認を受けた食品を除く．以下この条において「栄養表示食品」という．)を輸入する者は，厚生労働大臣の定める栄養表示基準（以下単に「栄養表示基準」という．）に従い，必要な表示をしなければならない．ただし，販売に供する食品（特別用途食品を除く．）の容器包装及びこれに添付する文書以外の物に栄養表示をする場合その他政令で定める場合は，この限りでない．

2　栄養表示基準においては，次に掲げる事項を定めるものとする．

一　食品の栄養成分の量及び熱量に関し表示すべき事項並びにその表示の方法

二　栄養成分のうち，国民の栄養摂取の状況からみてその欠乏が国民の健康の保持増進に影響を与えているものとして厚生労働省令で定めるものにつき，その補給ができる旨を表示するに際し遵守すべき事項又はその旨が表示された栄養表示食品で輸入されたものを販売するに際し遵守すべき事項

三　栄養成分のうち，国民の栄養摂取の状況からみてその過剰な摂取が国民の健康の保持増進に影響を与えているものとして厚生労働省令で定めるもの又は熱量につき，その適切な摂取ができる旨を表示するに際し遵守すべき事項又はその旨が表示された栄養表示食品で輸入されたものを販売するに際し遵守すべき事項

3　厚生労働大臣は，栄養表示基準を定めたときは，遅滞なく，これを告示しなければならない．

（勧告等）

第32条　厚生労働大臣は，栄養表示基準に従った表示をしない者があるときは，その者に対し，栄養表示基準に従い必要な表示をすべき旨の勧告をすることができる．

2　厚生労働大臣は，前項に規定する勧告を受けた者が，正当な理由がなくてその勧告に係る措置をとらなかったときは，その者に対し，その勧告に係る措置をとるべきことを命ずることができる．

3　第27条の規定は，販売に供する食品であって栄養表示がされたもの(特別用途食品及び第29条第1項の承認を受けた食品を除く．)について準用する．

（再審査請求）

第33条　第27条第1項(第29条第2項及び前条第3項において準用する場合を含む.)の規定により保健所を設置する市又は特別区の長が行う処分についての審査請求の裁決に不服がある者は，厚生労働大臣に対して再審査請求をすることができる．

第7章　雑　則

（事務の区分）

第34条　第10条第3項，第11条第1項，第26条第2項及び第27条第1項(第29条第2項及び第32条第3項において準用する場合を含む.)の規定により都道府県，保健所を設置する市又は特別区が処理することとされている事務は，地方自治法（昭和22年法律第67号）第2条第9項第1号に規定する第1号法定受託事務とする．

（権限の委任）

第35条　この法律に規定する厚生労働大臣の権限は，厚生労働省令で定めるところにより，地方厚生局長に委任することができる．

2　前項の規定により地方厚生局長に委任された権限は，厚生労働省令で定めるところにより，地方厚生支局長に委任することができる．

第8章　罰　則

第36条　国民健康・栄養調査に関する事務に従事した公務員，研究所の職員若しくは国民健康・栄養調査員又はこれらの職にあった者が，その職務の執行に関して知り得た人の秘密を正当な理由がなく漏らしたときは，1年以下の懲役又は50万円以下の罰金に処する．

2　職務上前項の秘密を知り得た他の公務員又は公務員

であった者が，正当な理由がなくその秘密を漏らした
ときも，同項と同様とする．

第37条　次の各号のいずれかに該当する者は，50万円
以下の罰金に処する．

一　第23条第2項又は第32条第2項の規定に基づく
命令に違反した者

二　第26条第1項の規定に違反した者

第38条　次の各号のいずれかに該当する者は，30万円
以下の罰金に処する．

一　第24条第1項の規定による報告をせず，若しくは
虚偽の報告をし，又は同項の規定による検査を拒み，
妨げ，若しくは忌避し，若しくは同項の規定による
質問に対して答弁をせず，若しくは虚偽の答弁をし
た者

二　第27条第1項(第29条第2項及び第32条第3項
において準用する場合を含む.)の規定による検査又
は収去を拒み，妨げ，又は忌避した者

第39条　法人の代表者又は法人若しくは人の代理人,使
用人その他の従業者が，その法人又は人の業務に関し,
前2条の違反行為をしたときは，行為者を罰するほか,
その法人又は人に対して各本条の刑を科する．

附則

（施行期日）

第1条　この法律は，公布の日から起算して9月を超え
ない範囲内において政令で定める日から施行する．た
だし，第9条及び附則第8条から19条までの規定は，
公布の日から起算して2年を超えない範囲内において
政令で定める日から施行する．

（栄養改善法の廃止）

第2条　栄養改善法（昭和27年法律第248号）は廃止す
る．

（経過措置）

第3条　この法律の施行の際現に存する特定給食施設の
設置者は，この法律の施行の日（以下「施行日」とい
う．）から3月を経過する日までの間は，第20条第1
項の届出をしないで，引き続きその事業を行うことが
できる．

第4条　施行日前にした附則第2条の規定による廃止前
の栄養改善法の規定による許可，承認その他の処分又
は申請その他の手続は，この附則に別段の定めがある
場合を除き，この法律の相当の規定によってした許可,
承認その他の処分又は申請その他の手続とみなす．

③　**健康増進法施行令**

（平成14年12月4日　政令第361号）

内閣は，健康増進法（平成14年法律第103号）第10条
第2項，第16条，第26条第4項（同法第29条第2項に
おいて準用する場合を含む.），第31条第1項及び附則第
6条の規定に基づき，この政令を制定する．

（独立行政法人国立健康・栄養研究所の行う事務）

第1条　健康増進法（以下「法」という.）第10条第2
項の政令で定める事務は，集計とする．

（発生の状況の把握を行う生活習慣病）

第2条　法第16条の政令で定める生活習慣病は,がん及
び循環器病とする．

（特別用途表示の許可等に係る手数料）

第3条　法第26条第4項（法第29条第2項において準

用する場合を含む.）に規定する政令で定める手数料の
額は，次の各号に掲げる手数料について，それぞれ当
該各号に定める額とする．

一　国に納める手数料　9,400円

二　独立行政法人国立健康・栄養研究所に納める手数
料　172,000円

（栄養表示基準に従い必要な表示を行う必要がない場
合）

第4条　法第31条第1項ただし書の政令で定める場合
は，同項に規定する栄養表示食品であってその容器包
装及びこれに添付する文書に同項に規定する栄養表示
がされていないものを輸入する場合とする．

附則　（抄）

（施行期日）

第1条　この政令は,法の施行の日（平成15年5月1日）
から施行する．

（栄養改善法施行令の廃止）

第2条　栄養改善法施行令（昭和59年政令第138号）は,
廃止する．

（法附則第6条の政令で定める経過措置）

第3条　法附則第3条に規定する特定給食施設の設置者
であって，法の施行の際現に法第20条第1項の厚生労
働省令で定める事項について都道府県知事（保健所を
設置する市又は特別区にあっては，市長又は区長）に
届け出ているものは，同項の規定による届出をした者
とみなす．

○**健康増進法施行規則**

（平成15年4月30日　厚生労働省令第86号）

（特定給食施設）

第5条　法第20条第1項の厚生労働省令で定める施設
は，継続的に1回100食以上又は1日250食以上の食
事を供給する施設とする．

（特定給食施設の届出事項）

第6条　法第20条第1項の厚生労働省令で定める事項
は，次のとおりとする．

一　給食施設の名称及び所在地

二　給食施設の設置者の氏名及び住所（法人にあって
は，給食施設の設置者の名称，主たる事務所の所在
地及び代表者の氏名）

三　給食施設の種類

四　給食の開始日又は開始予定日

五　1日の予定給食数及び各食ごとの予定給食数

六　管理栄養士及び栄養士の員数

（特別の栄養管理が必要な給食施設の指定）

第7条　法第21条第1項の規定により都道府県知事が
指定する施設は，次のとおりとする．

一　医学的な管理を必要とする者に食事を供給する特
定給食施設であって，継続的に1回300食以上又は
1日750食以上の食事を供給するもの

二　前号に掲げる特定給食施設以外の管理栄養士によ
る特別な栄養管理を必要とする特定給食施設であっ
て，継続的に1回500食以上又は1日1500食以上の
食事を供給するもの

（特定給食施設における栄養士等）

第8条　法第21条第2項の規定により栄養士又は管理
栄養士を置くように努めなければならない特定給食施

設のうち，1回300食又は1日750食以上の食事を供給するものの設置者は，当該施設に置かれる栄養士のうち少なくとも1人は管理栄養士であるように努めなければならない．

（栄養管理の基準）

第9条 法第21条第3項の厚生労働省令で定める基準は，次のとおりとする．

一 当該特定給食施設を利用して食事の供給を受ける者（以下「利用者」という．）の身体の状況，栄養状態，生活習慣等（以下「身体の状況等」という．）を定期的に把握し，これらに基づき，適当な熱量及び栄養素の量を満たす食事の提供及びその品質管理を行うとともに，これらの評価を行うよう努めること．

二 食事の献立は，身体の状況等のほか，利用者の日常の食事の摂取量，嗜好等に配慮して作成するよう努めること．

三 献立表の掲示並びに熱量及びたんぱく質，脂質，食塩等の主な栄養成分の表示等により，利用者に対して，栄養に関する情報の提供を行うこと．

四 献立表その他必要な帳簿等を適正に作成し，当該施設に備え付けること．

五 衛生の管理については，食品衛生法（昭和22年法律第223号）その他関係法令の定めるところによること．

④ **学校給食法（抄）**

（昭和29年6月3日法律第160号）
（最終改正 平成20年6月11日法律第49号）

（この法律の目的）

第1条 この法律は，学校給食が児童及び生徒の心身の健全な発達に資するものであり，かつ，児童及び生徒の職に関する正しい理解と適切な判断力を養ううえで重要な役割を果たすものであることとにかんがみ，学校給食及び学校給食を活用した食に関する指導の実施に関し必要な事項を定め，もって学校給食の普及及び充実及び学校における食育の推進を図ることを目的とする．

（学校給食の目標）

第2条 学校給食を実施するに当たっては，義務教育所学校における教育の目的を実現するために，次に掲げる目標が達成されるように努めなければならない．

一 適切な栄養の摂取による健康の保持増進を図ること．

二 日常生活における食事について正しい理解を深め，健全な食生活を営むことができる判断力を培い，及び望ましい食習慣を養うこと．

三 学校生活を豊かにし，明るい社交性及び協同の精神を養うこと．

四 食生活が自然の恩恵のうえに成り立つものであることについての理解を深め，生命及び自然を尊重する精神並びに環境の保全に寄与する態度を養うこと．

五 食生活が食にかかわる人々の様々な活動に支えられていることについての理解を深め，勤労を重んずる態度を養うこと．

六 わが国や各地域の優れた伝統的な食文化についての理解を深めること．

七 食料の生産，流通及び消費について，正しい理解に導くこと．

略

第2章 学校給食の実施に関する基本的な事項

（学校給食栄養管理者）

第7条 義務教育所学校又は共同調理場において学校給食の栄養に関する専門的事項をつかさどる職員は，教育職員免許法第4条第2項に規定する栄養教諭の免許状を有する者又は栄養士法第2条第1項の規定による栄養士の免許を有する者で学校給食の実施に必要な知識若しくは経験を有する者でなければならない．

（学校給食実施基準）

第8条 文部科学大臣は，児童又は生徒に必要な栄養量その他の学校給食の内容及び学校給食を適切に実施するために必要な事項について維持されることが望ましい基準を定めるものとする．

2 学校給食を実施する義務教育所学校の設置者は，学校給食実施基準に照らして適切な学校給食の実施に努めるものとする．

（学校給食衛生管理基準）

第9条 文部科学大臣は，学校給食の実施に必要な施設及び設備の整備及び管理，調理の過程における衛生管理その他の学校給食の適切な衛生管理を図るうえで必要な事項について維持されることが望ましい基準（以下「学校給食衛生管理基準」という）を定めるものとする．

2 学校給食を実施する義務教育所学校の設置者は，学校給食衛生管理基準に照らして適切な衛生管理に努めるものとする．

3 義務教育諸学校の校長又は共同調理場の長は，学校給食衛生管理基準に照らし，衛生管理上適正を欠く事項があると認めた場合には，遅滞なく，その改善のために必要な措置を講じ，又は当該措置を講ずることができないときは，当該義務教育諸学校若しくは共同調理場の設置者に対し，その旨を申し出るものとする．

第3章 学校給食を活用した食に関する指導

第10条 栄養教諭は，児童又は生徒が健全な食生活を自ら営むことができる知識及び態度を養うため，学校給食において摂取する食品と健康の保持増進との関連性についての指導，食に関しての特別の配慮を必要とする児童または生徒に対する個別的な指導その他の学校給食を活用した食に関する実践的な指導を行うものとする．この場合において，校長は，当該指導が効果的に行われるよう，学校給食と関連付けつつ当該義務教育諸学校における食に関する指導の全体的な計画を作成することその他の必要な措置を講ずるものとする．

2 栄養教諭が前項前段の指導を行うに当たっては，当該義務教育諸学校が所在する地域の産物を学校給食に活用することその他の創意工夫を地域の実情に応じて行い，当該地域の食文化，食に係る産業又は自然環境の恵沢に対する児童又は生徒の理解の増進を図るよう努めるものとする．

3 栄養教諭以外の学校給食栄養管理者は，栄養教諭に準じて，第1項前段の指導を行うよう努めるものとする．この場合においては，同後段及び前項の規定を準用する．

第4章　雑　則
（経費の負担）
第11条　略
（国の補助）
第12条　略
（補助金の返還等）
第13条　文部科学大臣は，前条の規定による補助金の交付の決定を受けた者が次の各号のいずれかに該当するときは，補助金の交付をやめ，または既に交付した補助金を返還させるものとする．　一〜五　略

⑤　学校給食法施行規則（抄）

（昭和29年9月28日文部省令第24号）
（最終改正　平成12年10月31日文部省令第53号）
（学校給食の開設等の届出）
第1条　学校給食法施行令（以下「令」という．）第1条に規定する学校給食の開設の届出は，学校ごとに次の各号に掲げる事項を記載した届出書をもってしなければならない．
　1　学校給食の実施人員
　2　完全給食，補食給食又はミルク給食の別（以下「学校給食の区分」という．）及び毎週の実施回数
　3　学校給食の運営のための職員組織
　4　学校給食の運営に要する経費及び維持の方法
　5　学校給食の開設の時期
2　完全給食とは，給食内容がパン又は米飯（これらに準ずる小麦粉食品，米加工食品その他の食品を含む．），ミルク及びおかずである給食をいう．
3　補食給食とは，完全給食以外の給食で，給食内容がミルク及びおかず等である給食をいう．
4　ミルク給食とは，給食内容がミルクのみである給食をいう．

⑥　学校給食実施基準（抄）

（昭和29年9月28日文部省告示第90号）
（最終改正　平成15年5月30日文部科学省告示第108号）
（趣旨）
第1条　学校給食法（昭和29年法律第160号）に定める学校給食（以下「学校給食」という．）の実施については，この実施基準に適合するように努めることとし，もって同法施行の趣旨の徹底を図るものとする．
（学校給食の実施の対象）
第2条　学校給食は，当該学校に在学するすべての児童又は生徒に対し実施されるものとする．
（学校給食の実施回数等）
第3条　学校給食は，年間を通じ，原則として毎週5回以上，授業日の昼食時に実施されるものとする．
（学校給食に供する食物の栄養内容）
第4条　学校給食に供する食物の栄養内容は，第1号に掲げる児童又は生徒1人1回当りの平均所要栄養量の基準による．
（学校給食施設）
第5条　学校給食の実施に必要な施設及び設備は，保健衛生上及び管理上適切なものでなければならない．

⑦　夜間課程を置く高等学校における
　　学校給食に関する法律（抄）

（昭和31年6月20日法律第157号）
（最終改正　平成14年2月8日法律第1号）
（目的）
第1条　この法律は，勤労青年教育の重要性にかんがみ，働きながら高等学校（中等教育学校の後期課程を含む．以下同じ．）の夜間課程において学ぶ青年の身体の健全な発達に資し，あわせて国民の食生活の改善に寄与するため，夜間学校給食の実施に関し必要な事項を定め，かつ，その普及充実を図ることを目的とする．
（定義）
第2条　この法律で「夜間学校給食」とは，夜間において授業を行う課程（以下「夜間課程」という．）を置く高等学校において，授業日の夕食時に，当該夜間課程において行う教育を受ける生徒に対し実施される給食をいう．
（設置者の任務）
第3条　夜間課程を置く高等学校の設置者は，当該高等学校において夜間学校給食が実施されるように努めなければならない．
（国及び地方公共団体の任務）
第4条　国及び地方公共団体は，夜間学校給食の普及と健全な発達を図るように努めなければならない．
（経費の負担）
第5条　夜間学校給食の実施に必要な施設及び設備に要する経費並びに夜間学校給食の運営に要する経費のうち政令で定めるものは，夜間課程を置く高等学校の設置者の負担とする．
2　前項に規定する経費以外の夜間学校給食に要する経費は，夜間学校給食を受ける生徒の負担とする．
（国の補助）
第6条　国は，夜間課程を置く公立又は私立の高等学校の設置者に対し，政令で定めるところにより，予算の範囲内において，夜間学校給食の開設に必要な施設又は設備に要する経費の一部を補助することができる．

⑧　夜間学校給食実施基準（抄）

（昭和32年4月2日文部省告示第28号）
（最終改正　平成15年5月30日文部科学省告示第108号）
（趣旨）
第1条　夜間課程を置く高等学校における学校給食に関する法律（昭和31年法律第157号）に定める夜間学校給食（以下「夜間学校給食」という．）の実施については，この実施基準に適合するように努めることとし，もって同法施行の趣旨の徹底を図るものとする．
（夜間学校給食の実施回数等）
第2条　夜間学校給食は，年間を通じ，原則として毎週5回を基準として，授業日の夕食時に実施されるものとする．
2　前項の夕食時は，生徒の保健衛生及び教育に支障のないように定められなければならない．
（夜間学校給食に供する食物の栄養内容）
第3条　夜間学校給食に供する食物の栄養内容は，第1号表に掲げる生徒1人1回当りの平均所要栄養量の基準による．

（夜間学校給食施設）

第4条 夜間学校給食の実施に必要な施設及び設備は，保健衛生上及び管理上適切なものでなければならない．

⑨ **盲学校，聾学校及び養護学校の幼稚部及び高等部における学校給食に関する法律（抄）**

（昭和32年5月20日法律第118号）

（最終改正　平成3年5月21日法律第79号）

（目的）

第1条　この法律は，盲学校，聾学校及び養護学校における教育の特殊性にかんがみ，これらの学校の幼稚部及び高等部において学ぶ幼児及び生徒の心身の健全な発達に資し，あわせて国民の食生活の改善に寄与するため，学校給食の実施に関し必要な事項を定め，かつ，その普及充実を図ることを目的とする．

（定義）

第2条　この法律で「学校給食」とは，盲学校，聾学校又は養護学校の幼稚部又は高等部において，その幼児又は生徒に対して実施される給食をいう．

（設置者の任務）

第3条　盲学校，聾学校及び養護学校の設置者は，当該学校において学校給食が実施されるように努めなければならない．

（国及び地方公共団体の任務）

第4条　国及び地方公共団体は，学校給食の普及と健全な発達を図るように努めなければならない．

（経費の負担）

第5条　学校給食の実施に必要な施設及び設備に要する経費並びに学校給食に要する経費のうち政令で定めるものは，盲学校，聾学校又は養護学校の設置者の負担とする．

2　前項に規定する経費以外の学校給食に要する経費は，学校給食を受ける幼児又は生徒の保護者等（幼児又は未成年の生徒については学校教育法（昭和22年法律第26号）第22条第1項に規定する保護者，成年に達した生徒についてはその者の就学に要する経費を負担する者をいう．）の負担とする．

⑩ **学校給食実施基準の施行について**

（平成21年4月1日21文科ス第6007号）

学校給食の適切な実施については，かねてから格別の御配慮をお願いしているところですが，このたび，学校保健法等の一部を改正する法律（平成20年法律第73号）により改正された学校給食法（昭和29年法律第160号，以下「法」という．）第8条第1項の規定に基づき，別紙のとおり，「学校給食実施基準」（平成21年文部科学省告示第61号，以下「本基準」という．）が平成21年3月31日に公布され，平成21年4月1日から施行されました．

本基準の概要等については，下記のとおりですので，法第8条の趣旨を踏まえ，本基準に照らした適切な学校給食の実施をお願いします．

なお，各都道府県教育委員会におかれては，域内の市町村教育委員会及び所管の学校に対して，各都道府県知事におかれては，所轄の学校及び学校法人等に対して，

国立大学法人学長におかれては，その管下の学校に対して周知を図るとともに，適切な対応が図られるよう配慮願います．

記

1　本基準の概要

一　学校給食は，在学するすべての児童生徒に対して実施されるものとすること（第1条関係）

二　学校給食は，年間を通じ，原則として毎週5回，授業日の昼食時に実施されるものとすること（第2条関係）

三　学校給食の実施に当たって，児童生徒の個々の健康及び生活活動等並びに地域の実情等に配慮すべきものとすること（第3条関係）

四　学校給食に供する食物の栄養内容の基準（「学校給食摂取基準」）について定めたこと（第4条関係）

2　留意事項

一　総則的事項

1．法の趣旨の徹底について

法の第8条2項において，学校給食を実施する義務教育諸学校の設置者は，本基準に照らして適切な学校給食の実施に努めることとされており，法の規定に基づき，学校給食の適切な実施に努められたいこと．（法第8条第2項）

2．本基準の策定について

本基準は，学校給食法の改正に伴い，学校給食実施基準（昭和29年文部省告示第90号，以下「旧基準」という．）の内容を踏まえ，改正されたこと．

二　個別的事項

1．主な変更点について

旧基準からの主な変更点は，以下のとおりである．

⑴　旧基準第3条では，学校給食の実施回数が「原則として毎週5回以上」を，本基準では，「原則として毎週5回」としたこと．（第2条関係）

⑵　「学校給食の実施に当たっては，児童又は生徒の個々の健康及び生活活動等の実態並びに地域の実情等に配慮するものとする．」を追加したこと．（第3条関係）

2．学校給食摂取基準について

⑴　学校給食における摂取基準（以下「学校給食摂取基準」という．）については，別表にそれぞれ掲げる基準によること．

⑵　これらの学校給食摂取基準については厚生労働省が定める「日本人の食事摂取基準（2005年版）」（以下「食事摂取基準」という．）を参考とし，その考え方を踏まえるとともに，文部科学省が平成19年度に行った「児童生徒の食生活等の実態調査」（以下「食生活等実態調査」という．）結果を勘案し，児童生徒の健康の増進及び食育の推進を図るために望ましい栄養量を算出したものである．したがって，本基準は児童生徒の1人1回当たりの全国的な平均値を示したものであるから，適用に当たっては，個々の児童生徒の健康状態及び生活活動の実態並びに地域の実情に十分配慮し，弾力的に適用すること．

⑶　学校給食摂取基準についての基本的な考え方は次のとおりである．

1　エネルギー

エネルギーについては，学校保健統計調査か

ら児童生徒の標準体重を求め，食生活等実態調査結果を参考として，身体活動レベル1.75を用いて算出した1日の必要量の33％とした．

2　たんぱく質

　食事摂取基準においては，成長期のたんぱく質の算定方法が変更になったことから，たんぱく質の推奨量が「第6次改定日本人の栄養所要量」より低い値となっている．しかし，主菜の量，児童生徒の嗜好及び学校給食においてカルシウムの供給源としての牛乳が通常毎日提供されていること及び食生活等実態調査結果などを勘案すると，基準値は現行程度が適切と考えられる．よって，食事摂取基準の推奨量(1日)の50％を基準値とした．また，高たんぱく質・高脂質の食事嗜好を助長しないよう食事摂取基準の推奨量（1日）の33％から食生活等実態調査結果の摂取量1日分の40％を範囲とした．

3　脂質

　脂質の過剰摂取は，肥満並びに血中コレステロール値などの問題も指摘されることから，将来の生活習慣病予防の観点から，脂質の基準値は，現行同様に脂肪エネルギー比率で示し，総エネルギー摂取量の25～30％とした．

4　ナトリウム（食塩相当量）

　ナトリウムについては食事摂取基準において，生活習慣病予防の目的から過剰摂取対策として，成人女性8 g/日，男性は10 g/日未満を目標量としている．1～11歳については，推定エネルギー必要量に応じて目標量を設定していることから，学校給食においては，その33％未満を基準値とした．

5　カルシウム

　カルシウムについては，食生活等実態調査結果や平成14年に独立行政法人日本スポーツ振興センターが実施した「児童生徒の食事状況調査」の結果から，家庭において不足している実態を踏まえ，食事摂取基準の目標量(1日)の50％を基準値とした．

　また，食事摂取基準においてはさらに摂取することが望まれるカルシウム量として目安量を示していることから，学校給食においては摂取することが望まれるカルシウム量を目標値として示したので，可能な限り目標値の摂取に努めること．

6　鉄

　鉄については，食事摂取基準の推奨量（1日）の33％とした．鉄の摂取は，家庭はもとより学校給食においても容易でないことから，学校給食においては献立の創意工夫を行い，摂取の確保に努めること．

7　ビタミン類

　ビタミンについては，基本的には食事摂取基準の推奨量（1日）の33％とした．ただし，日本人が欠乏しやすいビタミンB₁は食事摂取基準（1日）の40％とし，ビタミンB₂についても牛乳1本（200 m*l*）をつけると1日の推奨量の40％程度となることから，食事摂取基準（1日）の40％とした．なお，ビタミンAについて

は食品の選択の幅を確保するという観点から，1日の推奨量の33％を基準値とし，その3倍までを摂取範囲とした．

8　食物繊維

　食物繊維については，食事摂取基準において，成長期の必要量は示されていないが，成人の場合，1,000 kcal当たり10 gが望ましいと規定されており，食生活等実態調査における排便に関する調査結果を踏まえ，現行より若干減じて基準値とした．

9　マグネシウム及び亜鉛

　マグネシウムは食事摂取基準の推奨量（1日）の50％，亜鉛については，33％を望ましい数値とした．

3．学校給食における食品構成について

　食品構成については，学校給食摂取基準を踏まえつつ，多様な食品を適切に組み合わせて，食に関する指導や食事内容の充実を図ること．また，各地域の実情や家庭における食生活の実態把握の上，日本型食生活の実践，我が国の伝統的な食文化の継承について十分配慮すること．

　さらに，独立行政法人日本スポーツ振興センターが実施した「児童生徒の食事状況調査」によれば，学校給食のない日はカルシウム不足が顕著であり，カルシウム摂取に効果的である牛乳等についての使用に配慮すること．なお，家庭の食事においてカルシウムの摂取が不足している地域にあっては，積極的に牛乳，調理用牛乳，乳製品，小魚等についての使用に配慮すること．

4．学校給食の食事内容の充実等について

⑴　学校給食の食事内容については，学校における食育の推進を図る観点から，学級担任，栄養教諭等が給食時間はもとより各教科等における食に関する指導に学校給食を活用した指導が行えるよう配慮すること．

　1　献立に使用する食品や献立のねらいを明確にした献立計画を示すこと．

　2　各教科等の食に関する指導と意図的に関連させた献立作成とすること．

　3　地場産物や郷土に伝わる料理を積極的に取り入れ，児童生徒が郷土に関心を寄せる心を育むとともに，地域の食文化の継承につながるよう配慮すること．

　4　児童生徒が学校給食を通して，日常又は将来の食事作りにつなげることができるよう，献立名や食品名が明確な献立作成に努めること．

　5　食物アレルギー等のある児童生徒に対しては，校内において校長，学級担任，養護教諭，栄養教諭，学校医等による指導体制を整備し，保護者や主治医との連携を図りつつ，可能な限り，個々の児童生徒の状況に応じた対応に努めること．なお，実施に当たっては財団法人日本学校保健会で取りまとめられた「アレルギー疾患対応の学校生活管理指導表」及び「学校のアレルギー疾患に対する取り組みガイドライン」を参考とすること．

⑵　献立作成に当たっては，常に食品の組み合わせ，調理方法等の改善を図るとともに，児童生徒の嗜

好の偏りをなくすよう配慮すること.
1 魅力あるおいしい給食となるよう,調理技術の向上に努めること.
2 食事は調理後できるだけ短時間に適温で提供すること.調理に当たっては,衛生・安全に十分配慮すること.
3 家庭における日常の食生活の指標になるように配慮すること.
(3) 食器具については,安全性が確保されたものであること.また,児童生徒の望ましい食習慣の形成に資するため,料理形態に即した食器具の使用に配慮するとともに,食文化の継承や地元で生産される食器具の使用に配慮すること.
(4) 喫食の場所については,食事にふさわしいものとなるよう改善工夫を行うこと.
(5) 望ましい生活習慣を形成するため,適度な運動,調和のとれた食事,十分な休養・睡眠という生活習慣全体を視野に入れた指導に配慮すること.
5. 特別支援学校における食事内容の改善について
(1) 特別支援学校の児童及び生徒については,障害の種類と程度が多様であり,身体活動レベルも様々であることから,学校給食摂取基準の適用に当たっては,個々の児童生徒の健康状態や生活活動の実態,地域の実情等に十分配慮し,弾力的に運用するとともに次の点に留意すること.
1 障害のある児童生徒が無理なく食べられるような献立及び調理について十分配慮すること.
2 食に関する指導の教材として,障害に応じた効果的な教材となるよう創意工夫に努めること.
(2) 特別支援学校における児童生徒に対する食事の管理については,家庭や寄宿舎における食生活や病院における食事と密接に関連していることから,学級担任,栄養教諭,学校栄養職員,養護教諭,学校医,主治医及び保護者等の関係者が連携し,共通理解を図りながら,児童生徒の生活習慣全体を視野に入れた食事管理に努めること.
6. その他
文部科学省に調査研究協力者会議を設置し,検討を行ったので,「学校給食における食事摂取基準等について(報告)」及び改訂に際し基礎資料として実施した「児童生徒の食生活等実態調査結果」を参考とされたいこと.
7. 従前の通知の廃止
「学校給食における食事内容について」(文部科学省スポーツ・青少年局長通知20文科ス第754号)

⑪ 入院時食事療養実施上の留意事項について

(改正 平成20年3月19日保医発第0319003号)
厚生省保険局医療課長から都道府県民生主管部(局)保険主管課(部)長,国民健康保険主管課(部)長宛
標記の件については,本日,「入院時食事療養費に係る食事療養の費用の額の算定に関する基準」(平成18年厚生労働省告示第99号)が公布されたところであるが,この実施に伴う留意事項は下記のとおりであるので,その

取扱いに遺憾のないよう関係者に対し,周知徹底を図られたい.
記
1 一般的事項
(1) 食事は医療の一環として提供されるべきものであり,それぞれ患者の病状に応じて必要とする栄養量が与えられ,食事の質の向上と患者サービスの改善をめざして行われるべきものである.
(2) 食事の提供に関する業務は保険医療機関自らが行うことが望ましいが,保険医療機関の管理者が業務遂行上必要な注意を果たし得るような体制と契約内容により,食事療養の質が確保される場合には,保険医療機関の最終的責任の下で第三者に委託することができる.
(3) 患者への食事提供については病棟関連部門と食事療養部門との連絡が十分とられていることが必要である.
(4) 入院患者の食事摂取基準は,本来,性,年齢,体位,身体活動レベル,病状等によって個々に適正量が算定されるべき性質のものである.従って,一般食を提供している患者の食事摂取基準についても,患者個々に算定された医師の食事せんによる食事摂取基準を用いることを原則とするが,これらによらない場合には,次により算定するものとする.
ア 一般食患者の食事摂取基準については「日本人の食事摂取基準の策定について」(平成16年12月28日健発第1228001号厚生労働省健康局長通知)の別添表中の推定エネルギー必要量及び栄養素(脂質,たんぱく質,ビタミンA,ビタミンB$_1$,ビタミンB$_2$,ビタミンC,カルシウム,鉄,ナトリウム(食塩)及び食物繊維)の食事摂取基準の数値を適切に用いるものとすること.
なお,患者の体位,病状,身体活動レベル等を考慮すること.
また,推定エネルギー必要量は治療方針にそって身体活動レベルや体重の増減等を考慮して適宜増減することが望ましいこと.
イ アに示した食事摂取基準については,あくまでも献立作成の目安であるが,食事の給与に際しても,病状,身体活動レベル等個々の患者の特性について十分考慮すること.
(5) 調理方法,味付け,盛り付け,配膳等について患者の嗜好を配慮した食事提供されており,嗜好品以外の飲食物の摂取(補食)は原則として認められないこと.
なお,果物類,菓子類等病状に影響しない程度の嗜好品を適当量摂取することは差し支えないこと.
(6) 当該保険医療機関における療養の実態,当該地域における日常の生活サイクル,患者の希望等を総合的に勘案し,適切な時刻に食事提供が行われていること.
(7) 適切な温度の食事が提供されていること.
(8) 食事療養に伴う衛生は,医療法(昭和23年法律第205号)及び同法施行規則(昭和23年厚生省令第50号)の基準並びに食品衛生法(昭和22年法律第233号)に定める基準以上のものであること.
なお,食事の提供に使用する食器等の消毒も適正に行われていること.

(9) 食事療養の内容については，当該保険医療機関の医師を含む会議において検討が加えられていること．

(10) 入院時食事療養は一食単位で評価するものであることから，食事提供数は，入院患者ごとに実際に提供された食数を記録していること．

(11) 患者から標準負担額を超える費用を徴収する場合は，あらかじめ食事の内容及び特別の料金が患者に説明され，患者の同意を得て行っていること．

(12) 実際に患者に食事を提供した場合に一食単位で，1日につき3食を限度として算定するものであること．

2 入院時食事療養（I）

入院時食事療養（I）の届出を行っている保険医療機関においては，下記の点に留意する．

(1) 医師，管理栄養士又は栄養士による検食が毎食行われ，その所見が検食簿に記入されている．

(2) 普通食（常食）患者年齢構成表，及び給与栄養目標量については，必要に応じて見直しを行っていること．

(3) 食事の提供に当たっては，喫食調査等を踏まえて，また必要に応じて食事せん，献立表，患者入退院簿及び食料品消費日計表等の食事療養関係帳簿を使用して食事の質の向上に努めること．

(4) 患者の病状等により，特別食を必要とする患者については，医師の発行する食事せんに基づき，適切な特別食が提供されていること．

(5) 適時の食事の提供に関しては，実際に病棟で患者に夕食が配膳される時間が，原則として午後6時以降とする．ただし，病床数が概ね500床以上であって，かつ，当該保険医療機関の構造上，厨房から病棟への配膳車の移動にかなりの時間を要するなどの当該保険医療機関の構造上等の特別な理由により，やむを得ず午後6時以降の病棟配膳を厳守すると不都合を生じると認められる場合には，午後6時を中心として各病棟で若干のばらつきを生ずることはやむを得ない．この場合においても，最初に病棟において患者に夕食が配膳される時間は午後5時30分より後である必要がある．また，全ての病棟で速やかに午後6時以降に配膳できる体制を整備するよう指導に努められたい．

(6) 保温食器等を用いた適温の食事の提供については，中央配膳に限らず，病棟において盛り付けを行っている場合であっても差しつかえないこと．

(7) 医師の指示の下，医療の一環として，患者に十分な栄養指導を行うこと．

3 特別食加算

(1) 特別食加算は，入院時食事療養（I）の届出を行った保険医療機関において，患者の病状等に対応して医師の発行する食事せんに基づき，「入院時食事療養の基準等」（平成18年厚生労働省告示第100号）の第2号に示された特別食が提供された場合に一食単位で1日3食を限度として算定する．なお，当該加算を行う場合は，特別食の献立表が作成されている必要がある．

(2) 加算の対象となる特別食は，疾病治療の直接手段として，医師の発行する食事せんに基づいて提供される患者の年齢，病状等に対応した栄養量及び内容

を有する治療食，無菌食及び特別な場合の検査食をいうものであり，治療乳を除く乳児の人工栄養のための調乳，離乳食，幼児食等並びに治療食のうちで単なる流動食及び軟食は除かれる．

(3) 治療食とは，腎臓食，肝臓食，糖尿食，胃潰瘍食，貧血食，膵臓食，脂質異常症食，痛風食，フェニールケトン尿症食，楓糖尿症食，ホモシスチン尿症食，ガラクトース血症食及び治療乳をいうが，胃潰瘍食については流動食を除くものである．また治療乳とは，いわゆる乳児栄養障害症（離乳を終らない者の栄養障害症）に対する酸乳，バター穀粉乳のように直接調整する治療乳をいい，治療乳既製品（プレミルク等）を用いる場合及び添加含水炭素の選定使用等は含まない．

ここでは努めて一般的な名称を用いたが，各医療機関での呼称が異なっていてもその実質内容が告示したものと同等である場合は加算の対象となる．ただし，混乱を避けるため，できる限り告示の名称を用いることが望ましい．

(4) 心臓疾患，妊娠中毒症等に対して減塩食療法を行う場合は，腎臓食に準じて取り扱うことができるものである．なお，高血圧症に対して減塩食療法を行う場合は，このような取り扱いは認められない．

(5) 腎臓食に準じて取り扱うことができる心臓疾患，妊娠中毒症等の減塩食については，食塩相当量が総量6g未満の減塩食をいう．

(6) 肝臓食とは，肝庇護食，肝炎食，肝硬変食，閉鎖性黄疸食（胆石症及び胆嚢炎による閉鎖性黄疸の場合も含む）等をいう．

(7) 十二指腸潰瘍の場合も胃潰瘍食として取り扱って差し支えない．手術前後に与える高カロリー食は加算の対象としないが，侵襲の大きな消化管手術の術後において胃潰瘍食に準ずる食事を提供する場合は，特別食の加算が認められる．また，クローン病，潰瘍性大腸炎等により腸管の機能が低下している患者に対する低残渣食については特別食として取り扱って差し支えない．

(8) 高度肥満症（肥満度が +70% 以上又は BMI が 35以上）に対して食事療法を行う場合は，脂質異常症食に準じて取り扱うことができる．

(9) 特別な場合の検査食とは，潜血食をいう．

(10) 大腸X線検査・大腸内視鏡検査のために特に残渣の少ない調理済食品を使用した場合は，「特別な場合の検査食」として取り扱って差し支えない．ただし，外来患者に提供した場合は，保険給付の対象外である．

(11) 特別食として提供される高脂血症食の対象となる患者は，空腹時定常状態における LDL コレステロール値が 140 mg/dl 以上である者又は HDL コレステロール値が 40 mg/dl 未満である者若しくは中性脂肪値が 150 mg/dl 以上である者である．

(12) 特別食として提供される貧血食の対象となる患者は，血中ヘモグロビン濃度が 10 g/dl 以下であり，その原因が鉄分の欠乏に由来する患者である．

(13) 特別食として提供される無菌食の対象となる患者は，無菌治療室管理加算を算定している患者である．

(14) 経管栄養であっても，特別食加算の対象となる食事として提供される場合は，当該特別食に準じて算

定することができる.

4　食堂加算

(1)　食堂加算は，入院時食事療養（Ⅰ）の届出を行っている保険医療機関であって，下記(2)の要件を満たす食堂を備えている病棟又は診療所に入院している患者（療養病棟に入院している患者を除く.）について，食堂における食事療養を行った時に1日につき病棟又は診療所単位で算定する.

(2)　他の病棟に入院する患者との共用，談話室等との兼用は差し支えない.　ただし，当該加算の算定に該当する食堂の床面積は，内法で当該食堂を利用する病棟又は診療所に係る病床一床当たり0.5平方メートル以上とする.

(3)　診療所療養型病床群療養環境加算は，精神療養病棟入院料等の食堂の設置が要件の1つとなっている点数を算定している場合は，食堂加算をあわせて算定することはできない.

(4)　食堂加算を算定する病棟を有する保険医療機関は，当該病棟に入院している患者のうち，食堂における食事が可能な患者については，食堂において食事を提供するように努めること.

5　鼻腔栄養との関係

(1)　患者が経口摂取不能のために鼻腔栄養を行った場合は下記のとおり算定する.

　ア　薬価基準に収載されている高カロリー薬を経鼻経管的に投与した場合は，診療報酬の算定方法（平成18年厚生労働省告示92号）医科診療報酬点数表区分「J120」鼻腔栄養の手技料及び薬剤料を算定し，入院時食事療養の費用及び投薬料は別に算定しない.

　イ　薬価基準に収載されていない流動食を提供した場合は，区分「J120」鼻腔栄養の手技料及び入院時食事療養費を算定する.

　　イの場合において，更に特別食の算定要件を満たしているときは特別食の加算を算定して差し支えない.　薬価基準に収載されている高カロリー薬及び薬価基準に収載されていない流動食を併せて投与及び提供した場合は，ア又はイのいずれかのみにより算定する.

(2)　食道癌を手術した後，胃瘻より流動食を点滴注入した場合は鼻腔栄養に準じて取り扱う.

6　特別料金の支払を受けることによる食事の提供

(1)　入院患者に提供される食事に関して多様なニーズがあることに対応して，患者から特別の料金の支払を受ける特別メニューの食事（以下「特別メニューの食事」という.）を別に用意し提供した場合は，下記の要件を満たした場合に妥当な範囲内の患者の負担は差し支えない.

　ア　特別メニューの食事の提供に際しては，患者への十分な情報提供を行い，患者の自由な選択と同意に基づいて行われる必要があり，患者の意に反して特別メニューの食事が提供されることのないようにしなければならない.　また，あらかじめ提示した金額以上に患者から徴収してはならない.　なお，患者の同意がない場合は標準負担額の支払を受けることによる食事（以下「標準食」という.）を提供しなければならない.

　イ　患者への情報提供に資するために，各病棟内等の見やすい場所に特別メニューの食事のメニュー及び料金を掲示するとともに，文書を交付しわかりやすく説明するなど，患者が自己の選択に基づき特定の日にあらかじめ特別のメニューの食事を選択できるようにする.

　ウ　特別メニューの食事は，通常の入院時食事療養の費用では提供が困難な高価な材料を使用し特別な調理を行う場合や標準食の材料と同程度の価格であるが，異なる材料を用いるため別途費用が掛かる場合などであって，その内容が入院時食事療養の費用の額を超える特別の料金の支払を受けるのにふさわしいものでなければならない.　また，特別メニューの食事を提供する場合は，当該患者の療養上支障がないことについて，主治医の確認を得る必要がある.　なお，複数メニューの選択については，あらかじめ決められた基本となるメニューと患者の選択により代替可能なメニューのうち，患者が後者を選択した場合に限り，基本メニュー以外のメニューを準備するためにかかる追加的な費用として，一食あたり17円を標準として社会的に妥当な額の支払を受けることができること.　この場合においても，入院時食事療養に当たる部分については，入院時食事療養費が支給されること.

　エ　当該保険医療機関は，特別メニューの食事を提供することにより，それ以外の食事の内容及び質を損なうことがないように配慮する.

　オ　栄養量については，当該保険医療機関においては，患者ごとに栄養記録を作成し，医師との連携の下に管理栄養士又は栄養士により個別的な医学的・栄養学的管理が行われることが望ましい.　また，食堂の設置，食器への配慮等食事の提供を行う環境の整備についてもあわせて配慮がなされていることが望ましい.

　カ　特別メニューの食事の提供を行っている保険医療機関は，毎年7月1日現在で，その内容及び料金などを入院時食事療養に関する報告とあわせて地方社会保険事務局長に報告する.

7　掲示

　特別のメニューの食事を提供している保険医療機関は，各々次に掲げる事項を病棟内等の患者に見えやすい場所に掲示するものとする.

(1)　当該保険医療機関では毎日，又は予め定められた日に，予め患者に提示したメニューから患者の自己負担により特別メニューの食事を患者の希望により選択できること.

(2)　特別メニューの食事の内容及び特別料金
　　具体的には，例えば1週間分の食事のメニューの一覧表（複数メニューを含む特別のメニューの食事については基本メニューと区分して特別料金を示したもの等），あわせて，文書等を交付しわかりやすく説明すること.

⑫　診療報酬の算定方法の制定等に伴う実施上の留意事項について（抄）

（保医発0306001号）

栄養管理実施加算

⑴　栄養管理実施加算は，入院患者ごとに作成された栄養管理計画に基づき，関係職種が共同して患者の栄養状態等の栄養管理を行うことを評価したものである．

⑵　当該加算は，入院基本料，特定人院料又は短期滞在手術基本料 2 を算定している入院患者に対して栄養管理を行った場合に算定できる．

⑶　管理栄養士をはじめとして，医師，薬剤師，看護師その他の医療従事者が共同して栄養管理を行う体制を整備し，あらかじめ栄養管理手順（栄養スクリーニングを含む栄養状態の評価，栄養管理計画，定期的な評価等）を作成すること．

⑷　栄養管理は，次に掲げる内容を実施するものとする．

ア．入院患者ごとの栄養状態に関するリスクを入院時に把握すること（栄養スクリーニング）．

イ．栄養スクリーニングを踏まえて栄養状態の評価を行い，入院患者ごとに栄養管理計画（栄養管理計画の様式は，別紙様式 4 又はこれに準じた様式とする．）を作成すること．

ウ．栄養管理計画には，栄養補給に関する事項（栄養補給量，補給方法特別食の有無等），栄養食事相談に関する事項（入院時栄養食事指導，退院時の指導の計画等），その他栄養管理上の課題に関する事項，栄養状態の評価の間隔等を記載すること．

エ．栄養管理計画を入院患者に説明し，当該栄養管理計画に基づき栄養管理を実施すること．

オ．栄養管理計画に基づき患者の栄養状態を定期的に評価し，必要に応じて当該計画を見直していること．

⑸　当該栄養管理の実施体制に関する成果を含めて評価し，改善すべき課題を設定し，継続的な品質改善に努めること．

⑹　当該保険医療機関以外の管理栄養士等により栄養管理を行っている場合は，算定できない．

⑬　新診療報酬点数表（平成 6 年 3 月厚生省告示第 54 号）一部改正に伴う実施上の留意事項について（抄）

（最終改正　平成 16 年 12 月 28 日保医発第 1228002 号）

（指導管理等）

9　外来栄養食事指導料

⑴　外来栄養食事指導料は，入院中の患者以外の患者であって，別に厚生労働大臣が定める特別食を医師が必要と認めた者等に対し，管理栄養士が医師の指示せんに基づき，患者ごとにその生活条件，し好を勘案し，食品構成に基づく食事計画案又は少なくとも数日間の具体的な献立を示した栄養食事指導せんを交付し，概ね 15 分以上指導した場合に算定する．

⑵　管理栄養士への指示事項は，当該患者ごとに適切なものとするが，少なくとも熱量・熱量構成，蛋白質量，脂質量・脂質構成（不飽和脂肪酸/飽和脂肪酸比）についての具体的な指示を含まなければならない．

⑶　管理栄養士は常勤である必要はなく，要件に適合した指導が行われていれば算定できる．

⑷　外来栄養食事指導料は初回の指導を行った月にあっては 1 月に 2 回を限度として，その他の月にあっては 1 月に 1 回を限度として算定する．ただし，初回の指導を行った月の翌月に 2 回指導を行った場合であって，初回と 2 回目の指導の間隔が 30 日以内の場合は，初回の指導を行った翌月に 2 回算定することができる．

⑸　特別食には，心臓疾患及び妊娠中毒症等の患者に対する減塩食，十二指腸潰瘍の患者に対する潰瘍食，侵襲の大きな消化管手術後の患者に対する潰瘍食，クローン病及び潰瘍性大腸炎等により腸管の機能が低下している患者に対する低残渣食並びに高度肥満症（肥満度が +40% 以上又は BMI が 30 以上）の患者に対する治療食を含む．なお，高血圧症の患者に対する減塩食（塩分の総量が 6 g 未満以下のものに限る．）及び小児食物アレルギー患者（9 歳未満の小児に限る）に対する小児食物アレルギー食については，入院時食事療養費の特別食加算の場合と異なり，特別食に含まれる．

⑹　医師は，診療録に管理栄養士への指示事項を記載する．また管理栄養士は，患者ごとに栄養指導記録を作成するとともに当該栄養指導記録に指導を行った献立又は食事計画の例についての総カロリー，栄養素別の計算及び指導内容の要点を明記する．

10　入院栄養食事指導料

⑴　入院栄養食事指導料は，入院中の患者であって，別に厚生労働大臣が定める特別食を医師が必要と認めた者に対し，管理栄養士が医師の指示せんに基づき，患者ごとにその生活条件，し好を勘案し，食品構成に基づく食事計画案又は少なくとも数日間の具体的な献立を示した栄養食事指導せん又は食事計画案を交付し，概ね 15 分以上指導した場合に入院中 2 回を限度として算定する．ただし，1 週間に 1 回を限度とする．

⑵　入院栄養食事指導料と退院指導料を同一日にあわせて算定することはできない．

⑶　入院栄養食事指導料を算定するに当たって，上記以外の事項は外来栄養食事指導料における留意事項の例による．

11　集団栄養食事指導料

⑴　集団栄養食事指導料は，別に厚生労働大臣が定める特別食を医師が必要と認めた患者に対し，管理栄養士が医師の指示に基づき，複数の患者を対象に指導を行った場合に，患者 1 人につき月 1 回に限り所定点数を算定する．

⑵　集団栄養指導料は，入院中の患者については，入院期間が 2 か月を超える場合であっても，入院期間中に 2 回を限度として算定する．

⑶　入院中の患者と入院中の患者以外の患者が混在して指導が行われた場合であっても算定できる．

⑷　1 回の指導における患者の人数は 15 人以下を標準とする．

⑸　1 回の指導時間は 40 分を超えるものとする．

⑹　それぞれの算定要件を満たしていれば，集団栄養食事指導料と外来栄養食事指導料又は入院栄養食事指導料を同一日に併せて算定することができる．

⑺　集団栄養指導料を算定する医療機関にあっては，集団による指導を行うのに十分なスペースをもつ指導室を備えるものとする．ただし，指導室が専用で

あることを要しない.

(8) 集団栄養食事指導料を算定するに当たって上記以外の事項は外来栄養食事指導料における留意事項の例による.ただし,小児食物アレルギー患者（9歳未満の小児に限る）に対する特別食の取り扱いを除く.

（在宅医療）

在宅患者訪問栄養食事指導料

(1) 在宅患者訪問栄養食事指導料は,居宅で療養を行っており,疾病,負傷のために通院による療養が困難な患者について医師が当該患者に「特掲診察料の施設基準等」に規定する特別食を提供する必要性を認めた場合であって当該医師の処方せんに基づき管理栄養士が患家を訪問し,患者の生活条件,し好等を勘案した食品構成に基づく食事計画案又は具体的な献立を示した栄養食事指導せんを患者又はその家族等に対して交付するとともに,当該指導せんに従った調理を介して実技を伴う指導を30分以上行った場合に算定する.

(2) 「注2」に規定する交通費は実費とする.

(3) 上記以外の点に関しては,外来栄養食事指導料における留意事項の例による.

⑭ 健康保険法の規定による療養に要する費用の額の算定方法（抄）

（平成6年3月16日厚生省告示第54号）

（改正 平成13年2月26日厚生労働省告示第44号）

1 保険医療機関に係る療養に要する費用の額は,歯科診療以外の診療にあっては別表第1医科診療報酬点数表により,歯科診療にあっては別表第2歯科診療報酬点数表により算定するものとする.ただし,別に厚生大臣が指定する保険医療機関の病棟における療養（健康保険法（大正11年法律第70号）第43条第1項第5号に掲げる療養（同条第2項に規定する食事療養及び選定療養を除く.）及びその療養に伴う同条第1項第1号から第3号までに掲げる療養に限る.）に要する費用の額は,当該療養を提供する保険医療機関の病棟ごとに別に厚生労働大臣が定めるところにより算定するものとする.

2 保険医療機関に係る療養に要する費用の額は,1点の単価を10円とし,別表1又は第2に定める点数を乗じて算定するものとする.

3 保険薬局に係る療養に要する費用の額は,別表第3調剤報酬点数表により,1点の単価は10円とし,同表に定める点数を乗じて算定するものとする.

4 前各号の規定により保険医療機関又は保険薬局が毎月分につき保険者ごとに請求すべき療養に要する費用の額を算定した場合において,その額に1円未満の端数があるときは,その端数金額は切り捨てて計算するものとする.

5 特別の事由がある場合において,都道府県知事が厚生労働大臣の承認を得て別に療養担当手当を定めた場合における療養に要する費用の額は,前各号により算定した額に当該療養担当手当の額を加算して算定するものとする.

6 前各号の規定により保険医療機関又は保険薬局において算定する療養に要する費用の額は,別に厚生労働

大臣が定める場合を除き,介護保険法第62条に規定する要介護被保険者等については,算定しないものとする.

別表第1 医科診療報酬点数表

　第2章 特掲診療科

　　第1部 指導管理等

区分

B 001 特定疾患治療管理料

　　　9 外来栄養食事指導料　　　　　　130点

　　　注 入院中の患者以外の患者であって,別に厚生労働大臣が定める特別食を必要とするものに対して,医師の指示に基づき管理栄養士が具体的な献立によって指導を行った場合に,初回の指導を行った月にあっては1月に2回を限度として,その他の月にあっては1月に1回を限度として算定する.

　　　10 入院栄養食事指導料　　　　　　130点

　　　注 入院中の患者であって,別に厚生労働大臣が定める特別食を必要とするものに対して,医師の指示に基づき管理栄養士が具体的な献立によって指導を行った場合に,入院中2回を限度として算定する.

　　　11 集団栄養食事指導料

　　　注 別に厚生労働大臣が定める特別食を必要とする複数の患者に対して,医師の指示に基づき管理栄養士が栄養指導を行った場合,患者1人につき月1回に限り算定する.

　　第2部 在宅医療

　　　第1節 在宅患者診療・指導料

区分

C 009 在宅患者訪問栄養食事指導料　　　530点

　　　注1 居宅において療養を行っている通院が困難な患者であって,別に厚生労働大臣が定める特別食を必要とするものに対して,診療に基づき計画的な医学管理を継続して行い,かつ,管理栄養士が訪問して具体的な献立によって実技を伴う指導を行った場合は,月2回に限り算定する.

　　　2 在宅患者訪問栄養食事指導に要した交通費は,患家の負担とする.

⑮ 病院,診療所等の業務委託について（抄）

（平成5年2月15日指第14号）

（改正 平成17年12月22日医政経発1222001号）

第1 受託者の選定について

　令第4条の7の各号に掲げられた業務については,財団法人医療関連サービス振興会が医療関連サービスマーク制度を設け,財団法人医療関連サービス振興会が定める認定基準を満たした者に対して,医療関連サービスマークを交付することとしているところであるが,厚生労働省令に定める基準に適合している者であれば,医療機関等が同サービスマークの交付を受けていないものに委託することは差し支えないものであること.

第4 患者等の食事の提供の業務について（令第4条の

7 第3号関係)
1 受託者の業務の一般的な実施方法
 (1) 受託責任者
  ア 備えるべき帳票
    受託責任者が業務を行う場合に備え，開示できるように整えておくべき帳票は，以下のとおりであること．
    ① 業務の標準作業計画書
    ② 受託業務従事者名簿及び勤務表
    ③ 受託業務日誌
    ④ 受託している業務に関して行政による病院への立入検査の際，病院が提出を求められる帳票
    ⑤ 調理等の機器の取り扱い要領及び緊急修理案内書
    ⑥ 病院からの指示と，その指示への対応結果を示す帳票
  イ 講習
    規則第9条の10第1号に規定する厚生大臣が認定する講習については，社団法人日本メディカル給食協会が行う「財団法人医療関連サービス振興会指定患者給食受託責任者資格認定講習」が認定されている（平成5年4月2日付け厚生省告示第107号）ところであるが，その他の講習についても，今後必要に応じて認定するものであること．
    なお，この講習においては，HACCPに関する専門的な知識についても行われるものであること．
 (2) 従事者の研修
    従事者の研修として実施すべき事項である「食中毒と感染症の予防に関する基礎知識」の中には，HACCPに関する基礎知識も含まれるものであること．
    また，「従事者の日常的な健康の自己管理」の中には，A型肝炎，腸管出血性大腸菌等比較的最近見られるようになった食品に起因する疾病の予防方法に関する知識も含まれるものであること．
2 院外調理における衛生管理
 (1) 衛生面での安全確保
    食事の運搬方式について，原則として，冷蔵（3℃以下）若しくは冷凍（マイナス18℃以下）状態を保つこととされているのは，食中毒等，食品に起因する危害の発生を防止するためであること．したがって，運搬時に限らず，調理時から喫食時まで衛生管理には万全を期すべく努める必要があること．
 (2) 調理方式
    患者等の食事の提供の業務（以下「患者給食業務」という．）を病院外の調理加工施設を使用して行う場合の調理方式としては，クックチル，クックフリーズ，クックサーブ及び真空調理（真空パック）の4方式があること．
    なお，院外調理による患者給食業務を行う場合にあっては，常温（10℃以上，60℃未満）での運搬は衛生面での不安が払拭できないことから，クックチル，クックフリーズ又は真空調理（真空パック）が原則であり，クックサーブを行う場合に

は，調理加工施設が病院に近接していることが原則であるが，この場合にあってもHACCPの概念に基づく適切な衛生管理が行われる必要があること．
  ア クックチル
    クックチルとは，食材を加熱調理後，冷水又は冷風により急速冷却（90分以内に中心温度3℃以下まで冷却）を行い，冷蔵（3℃以下）により運搬，保管し，提供時に再加熱（中心温度75℃以上で1分間以上）して提供することを前提とした調理方法又はこれと同等以上の衛生管理の配慮がなされた調理方法であること．
  イ クックフリーズ
    クックフリーズとは，食材を加熱調理後，急速に冷凍し，冷凍（マイナス18℃以下）により運搬，保管のうえ，提供時に再加熱（中心温度75℃以上で1分間以上）して提供することを前提とした調理方法又はこれと同等以上の衛生管理の配慮がなされた調理方法であること．
  ウ クックサーブ
    クックサーブとは，食材を加熱調理後，冷凍又は冷蔵せずに運搬し，速やかに提供することを前提とした調理方法であること．
  エ 真空調理（真空パック）
    真空調理（真空パック）とは，食材を真空包装のうえ低温にて加熱調理後，急速に冷却又は冷凍して，冷蔵又は冷凍により運搬，保管し，提供時に再加熱（中心温度75℃以上で1分間以上）して提供することを前提とした調理方法又はこれと同等以上の衛生管理の配慮がなされた調理方法であること．
 (3) HACCPの概念に基づく衛生管理
  ア HACCP
    HACCP（危害分析重要管理点）とは，衛生管理を行うための手法であり，事業者自らが食品の製造（調理）工程で衛生上の危害の発生するおそれのあるすべての工程を特定し，必要な安全対策を重点的に講じることをいうものであること．
  イ HACCPによる適切な衛生管理の実施
    患者給食業務においては，院外調理に限らず，常に適切な衛生管理が行われている必要があるが，患者給食の特殊性に鑑み，特に大量調理を行う場合については，食中毒の大量発生等も危惧されることから，より厳密な衛生管理が求められるものであること．このため，院外調理においては，HACCPの概念に基づく衛生管理が重要であること．
    なお，院外調理に限らず病院内の給食施設を用いて調理を行う従前の業務形態においても，HACCPの導入による衛生管理の充実は望ましいものであることに留意されたいこと．
    HACCPの概念に基づく衛生管理を行うに当たっては，「大規模食中毒対策等について」（平成9年3月24日付け衛食第85号生活衛生局長通知）が通知されたところであり，これに留意する必要があるが，上記通知に定められた重要管理事項以外に，危害分析の結果，重要管理点

を必要に応じて定めること．この場合には，HACCPの概念に基づき必要な衛生管理を行うこと．

なお，院外調理に限らず，病院内の給食施設を用いて調理を行う従前の業務形態においても，HACCPの導入による衛生管理の充実は望ましいものであることに留意されたいこと．

ウ　標準作業書

適切な衛生管理の実施を図るためには，標準作業書はHACCPの概念に基づいて作成されたものであること．

(4)　食事の運搬及び保管方法

ア　食品の保存

運搬及び保管中の食品については，次の①〜④の基準により保存すること．

①　生鮮品，解凍品及び調理加工後に冷蔵した食品については，中心温度3℃以下で保存すること．

②　冷凍された食品については，中心温度マイナス18℃以下の均一な温度で保存すること．なお，運搬途中における3℃以内の変動は差し支えないものとすること．

③　調理加工された食品は，冷蔵（3℃以下）又は冷凍（マイナス18℃以下）状態で保存することが原則であるが，中心温度が65℃以上に保たれている場合には，この限りではないこと．ただし，この場合には調理終了後から喫食までの時間が2時間を超えてはならないこと．

④　常温での保存が可能な食品については，製造者はあらかじめ保存すべき温度を定め，その温度で保存すること．

イ　包装

十分に保護するような包装がなされていない限り，食品を汚染させる可能性があるもの又は衛生上影響を与える可能性があるものと共に食品を保管又は運搬してはならないこと．

ウ　容器及び器具

食品の運搬に用いる容器及び器具は清潔なものを用いること．容器の内面は，食品に悪影響を与えないよう仕上げられており，平滑かつ洗浄消毒が容易な構造であること．

また，食品を損傷又は汚染するおそれのあるものの運搬に使用した容器及び器具は，十分に洗浄消毒しない限り用いてはならないこと．

エ　車両

食品の運搬に用いる車両は，清潔なものであって，運搬中の全期間を通じて各食品毎に規定された温度を維持できる設備が備えられていること．また，冷却に氷を使用している場合にあっては，解けた氷が食品に接触しないよう排水装置が設けられていること．

3　病院の対応

(1)　担当者

病院は，患者等の食事の提供が治療の一環であり，患者の栄養管理が医学的管理の基礎であることを踏まえた上で，当該業務の重要性を認識し，かつ専門技術を備えた者を担当者に選定し，業務

の円滑な運営のために受託責任者と随時協議させる必要があること．

(2)　献立表の確認

献立表の作成を委託する場合にあっては，病院の担当者は，受託責任者に献立表作成基準を明示するとともに，作成された献立表が基準を満たしていることを確認すること．

4　病院との契約

(1)　契約書

契約書に記載すべき事項については，各病院における個別の事情に応じて，最も適切な内容とすることとし，全国あるいは各都道府県毎に一律に契約書を定める必要はないことに留意すること．

(2)　業務案内書の提示

患者給食業務を行う者は業務案内書を整備し，患者給食業務に関して，病院に対して，契約を締結する前に提示するものとすること．

⑯　医療法（抄）

（昭和23年7月30日法律第205号）
（最終改正　平成14年2月8日法律第1号）

（目的）

第1条　この法律は，病院，診療所及び助産所の開設及び管理に関し必要な事項並びにこれらの施設の整備を推進するために必要な事項を定めること等により，医療を提供する体制の確保を図り，もって国民の健康の保持に寄与することを目的とする．

（医療の基本理念）

第1条の2　医療は，生命の尊重と個人の尊厳の保持を旨とし，医師，歯科医師，薬剤師，看護婦その他の医療の担い手と医療を受ける者との信頼関係に基づき，及び医療を受ける者の心身の状況に応じて行われるとともに，その内容は，単に治療のみならず，疾病の予防のための措置及びリハビリテーションを含む良質かつ適切なものでなければならない．

2　医療は，国民自らの健康の保持のための努力を基礎として，病院，診療所，介護老人保健施設その他の医療を提供する施設（以下「医療提供施設」という．），医療を受ける者の居宅等において，医療提供施設の機能に応じ効率的に提供されなければならない．

（国及び地方公共団体の責務）

第1条の3　国及び地方公共団体は，前条に規定する理念に基づき，国民に対し良質かつ適切な医療を効率的に提供する体制が確保されるよう努めなければならない．

（医師，歯科医師等の責務）

第1条の4　医師，歯科医師，薬剤師，看護婦その他の医療の担い手は，第1条の2に規定する理念に基づき，医療を受ける者に対し，良質かつ適切な医療を行うよう努めなければならない．

2　医師，歯科医師，薬剤師，看護婦その他の医療の担い手は，医療を提供するに当たり，適切な説明を行い，医療を受ける者の理解を得るよう努めなければならない．

3　医療提供施設において診療に従事する医師及び歯科医師は，医療提供施設相互間の機能の分担及び業務の連係に資するため，必要に応じ，医療を受ける者を他

の医療提供施設に紹介し，その診療に必要な限度にお
いて医療を受ける者の診療又は調剤に関する情報を他
の医療提供施設において診療又は調剤に従事する医師
若しくは歯科医師又は薬剤師に提供し，及びその他必
要な措置を講ずるよう努めなければならない．

4　医療提供施設の開設者及び管理者は，医療技術の普
及及び医療の効率的な提供に資するため，当該医療提
供施設の建物又は設備を，当該医療提供施設に勤務し
ない医師，歯科医師，薬剤師，看護婦その他の医療の
担い手の診療，研究又は研修のために利用させるよう
配慮しなければならない．

（病院・診療所の定義）

第1条の5　この法律において，「病院」とは，医師又は
歯科医師が，公衆又は特定多数人のため医業又は歯科
医業を行う場所であって，患者20人以上の収容施設を
有するものをいう．病院は，傷病者が，科学的でかつ
適切な診療を受けることができる便宜を与えることを
主たる目的として組織され，かつ，運営されるもので
なければならない．

2　この法律において，「診療所」とは，医師又は歯科医
師が，公衆又は特定多数人のため医業又は歯科医業を
行う場合であって，患者の収容施設を有しないもの又
は患者19人以下の収容施設を有するものをいう．

3　この法律において，「療養型病床群」とは，病院の病
床（第7条第2項に規定するその他の病床に限る．）又
は診療所の病床のうち1群のものであって，主として
長期にわたり療養を必要とする患者を収容するための
ものをいう．

（介護老人保健施設の定義）

第1条の6　この法律において，「介護老人保健施設」と
は，介護保険法（平成9年法律第123号）の規定によ
る介護老人保健施設をいう．

（病院の法定人員及び施設等）

第21条　病院は，厚生労働省令の定めるところにより，
次に掲げる人員及び施設を有し，かつ，記録を備えて
置かなければならない．

1　当該病院の有する病床の種別に応じ，厚生労働省
令で定める員数の医師，歯科医師，看護婦その他の
従業者

2　各科専門の診察室

3　手術室

4　処置室

5　臨床検査施設

6　エックス線装置

7　調剤所

8　給食施設

9　診療に関する諸記録

10　診療科名中に産婦人科又は産科を有する病院にあ
っては，分べん室及び新生児の入浴施設

11　療養病床を有する病院にあっては，機能訓練室

12　その他厚生労働省令で定める施設

2　療養病床を有する診療所は，厚生労働省令で定める
ところにより，次に掲げる人員及び施設を有しなけれ
ばならない．

1　厚生労働省令で定める員数の医師，歯科医師，看
護婦及び看護の補助その他の業務の従業者

2　機能訓練室

3　その他厚生労働省令で定める施設

⑰　医療法施行規則（抄）

（昭和23年11月5日厚生省令第50号）

（最終改正　平成17年3月7日厚生労働省令25号）

第9条の10　法第15条の2の規定による病院における
患者，妊婦，産婦又はじょく婦の食事の提供の業務を
適正に行う能力のある者の基準は，次のとおりとする．

1　調理業務を受託する場合にあっては，受託業務の
責任者として，別表第1の3の2に掲げる講習を修
了した者又はこれと同等以上の知識を有すると認め
られる者が受託業務を行う場所に置かれているこ
と．

2　調理業務を受託する場合にあっては，受託業務の
指導及び助言を行う者として，次のいずれかの者を
有すること．

イ　病院の管理者の経験を有する医師

ロ　病院の給食部門の責任者の経験を有する医師

ハ　臨床栄養に関する学識経験を有する医師

ニ　病院における患者，妊婦，産婦又はじょく婦の
食事の提供の業務に5年以上の経験を有する管理
栄養士

3　調理業務を受託する場合にあっては，栄養士（献
立表の作成業務を受託する場合にあっては，治療食
（治療又は健康の回復のための食事をいう．）に関す
る知識及び技能を有する栄養士とする．）が受託業務
を行う場所に置かれていること．

4　従事者として，受託業務を行うために必要な知識
及び技能を有する者を有すること．

5　調理業務を受託する場合にあっては，前号の従事
者（調理業務に従事する者に限る．）が受託業務を行
う場所に置かれていること．

6　病院の外部で食器の洗浄業務を行う場合にあって
は，食器の消毒設備を有すること．

7　病院の外部で調理業務又は食器の洗浄業務を行う
場合にあっては，運搬手段について衛生上適切な措
置がなされていること．

8　次に掲げる事項を記載した標準作業書を常備し，
従事者に周知していること．

イ　適時適温の給食の実施方法

ロ　食器の処理方法

ハ　受託業務を行う施設内の清潔保持の方法

9　次に掲げる事項を記載した業務案内書を常備して
いること．

イ　人員の配置

ロ　適時適温の給食の実施方法及び患者がメニュー
を選択できる食事を提供することの可否

ハ　業務の管理体制

10　受託業務を継続的かつ安定的に遂行できる能力を
有すること．

11　病院が掲げる給食に係る目標について，具体的な
改善計画を策定できること．

12　従事者に対して，適切な健康管理を実施している
こと．

13　従事者に対して，適切な研修を実施していること．

（病院の人員等の基準）

第19条　法第21条第1項第1号の規定による病院に置
くべき医師，歯科医師，看護婦その他の従業者の員数
の標準は，次のとおりとする．

6　栄養士　病床数100以上の病院にあっては，1

（病院の施設等の基準）
第20条　法第21条第1項第2号から第6号まで，第8号，第9号及び第11号の規程による記録は，次の各号による．

8　給食施設は，入院患者のすべてに給食することのできる施設とし，調理室の床は耐水材料をもって洗浄及び排水又は清掃に便利な構造とし，食器の消毒設備を設けなければならない．ただし，病院内において食器の洗浄業務が行われない場合にあっては，食器の消毒設備を設けないことができる．

9　前号の規定にかかわらず，給食施設は，法第15条の2の規定により調理業務又は洗浄業務を委託する場合にあっては，当該業務に係る施設を設けないことができる．

⑱　医療法の一部を改正する法律の一部の施行について（抄）

（平成5年2月5日健政発第18号）

（最終改正　平成16年6月21日医政発第0604006号）

4　患者等の食事の提供の業務（新省令第9条の10関係）
(1)　患者等の食事の提供の業務の範囲及び委託方法に関する事項
　ア　業務の範囲
　㋐　患者給食業務の範囲
　新政令第4条の6第3号に規定する食事の提供（以下「患者給食」という．）の業務は，食材の調達，調理，盛付け，配膳，下膳及び食器の洗浄並びにこれらの業務を行うために必要な構造設備の管理に加えて，食器の手配，食事の運搬等をいうものであること．
　㋑　病院が自ら実施しなければならない業務の範囲
　患者給食業務のうち，病院が自ら行わなければならない業務は，別表のとおりとすること．なお，献立表の作成については，病院が定めた作成基準に基づき，病院又は患者給食業者のいずれが作成しても差し支えないが，実際に調理作業に従事する者の意見を十分に聴取し，調理作業に無理や支障を来さないよう配慮する必要があること．
　イ　委託の方法等
　㋐　院外調理
　これまでは病院内の給食施設を使用して調理を行う，いわゆる代行委託のみが認められていたが，今後は病院外の調理加工施設を使用して調理を行う，いわゆる院外調理も認められるものであること．ただし，喫食直前の再加熱については，病院内の給食施設において行うべきものであること．
　㋑　複数業者への委託
　患者給食業務を病院が直接複数の業者に委託することも差し支えないものであること．また，業者は受託した業務のうち，食事の運搬，食器の洗浄等の一部の業務については，新省令第9条の10で定める基準を満たす者に再委託することも差し支えないものであること．
　㋒　受託業務を行う場所
　受託業務を行う場所とは，病院内の給食施設を使用して調理を行う場合にあっては，当該病院の給食施設

のことであり，病院外の調理加工施設を使用して調理を行う場合にあっては，当該調理加工施設のことであること．
　また，受託業務の内容によっては，業務を行う場所が複数箇所の場合もあり得ること．なお，業務を行う場所が複数箇所の場合には，主たる業務を行う場所に受託責任者を配置すること．
　ウ　食品衛生法との関係
　病院外の調理加工施設を使用して患者給食の調理を行う場合には，食品衛生法（昭和22年法律第233号）に基づく営業の許可の対象になること．したがって，これらの調理加工施設は食品衛生法等関係法令を遵守しなければならないものであること．
　なお，「大規模食中毒対策等について」（平成9年3月24日付け衛食第85号生活衛生局長通知）が通知されたところであるが，病院外の調理加工施設を使用して患者の給食の調理を行う場合については，通知に十分留意し，適切な衛生管理を行うこと．
　また，通知で定められた以外にも，必要に応じ重要管理点を定める場合には，HACCP（危害分析重要管理点）の概念に基づく適切な衛生管理を行うこと．
　エ　調理方法
　病院外の調理加工施設を使用して調理を行う場合には，患者給食の特殊性に鑑みその調理加工方式として，クックチル，クックフリーズ，クックサーブ及び真空調理（真空パック）の4方式があるが，これらの調理方法には食味の面からそれぞれ適した食品があり，いずれか1つの調理方式に限定することは好ましいものではないこと．したがって，これらの調理方式を適切に組み合わせて，患者給食業務を行うことが望ましいこと．
　ただし，いずれの調理方式であっても，HACCPの概念に基づく適切な衛生管理が行われている必要があること．
　オ　食事の運搬方法
　病院外の調理加工施設から病院へ食事を運搬する場合には，患者給食の特殊性に鑑み原則として，冷蔵（3℃以下）若しくは冷凍（マイナス18℃以下）状態を保って運搬すること．ただし，調理・加工後の食品を，2時間以内に喫食する場合にあっては，65℃以上を保って運搬しても差し支えないものであること．この場合であっても，食中毒の発生等がないよう，衛生管理に十分配慮を行う．
　なお，缶詰め等常温での保存が可能な食品については，この限りではないこと．
　カ　労働関係法令の遵守
　患者給食業務の委託に際しては，病院，患者給食業者双方とも，労働者派遣事業の適正な運営の確保及び派遣労働者の就業条件の整備等に関する法律（昭和60年法律第88号），職業安定法（昭和22年法律第141号），労働基準法（昭和22年法律第49号），労働安全衛生法（昭和47年法律第57号）等労働関係法令を遵守すること．特に，複数業者への委託や受託した業務の一部を再委託する場合には十分留意すること．
　キ　食材
　患者給食において使用される食材については，栄養面及び衛生面に留意して選択されたものであることが当然の前提であるが，食味についての配慮もなされた

ものであること.

(2) 人員に関する事項

　ア　受託責任者

　(ア)　受託責任者の業務

　受託責任者は，従事者の人事・労働管理，研修・訓練及び健康管理，業務の遂行管理，施設設備の衛生管理等の業務に責任を負う者であること.また，病院の管理者，担当者等と患者給食業務の円滑な運営のために随時協議するとともに，必要な帳票を業務を行う場所に備え，開示できるように整えておくこと.

　(イ)　食品衛生責任者との関係

　食品衛生責任者の配置が義務付けられている場合には，受託責任者は，これを兼務しているか，あるいは食品衛生責任者と密接に連携することができる者であること.

　(ウ)　複数の病院における患者給食業務の兼務

　病院外の調理加工施設を使用して調理を行い，複数の病院から業務を受託する場合にあっては，受託責任者を調理加工施設に設置し，同一人が兼務することも差し支えないこと.

　イ　指導助言者

　「医療法施行規則の一部を改正する省令」（平成 8 年厚生省令第 13 号）による改正後の医療法施行規則（以下「改正後の省令」という.）第 9 条の 10 第 2 号に規定する指導助言者が日常的に指導及び助言を行うことができる体制を整備しておくこと.特に，委託者である病院から食事の内容に関して必要な改善措置を求められた場合に対応することができる体制を整備しておくこと.

　ウ　栄養士

　受託業務の責任者が栄養士である場合には，改正後の省令第 9 条の 10 第 3 号の規定を満たすものであること.

　エ　従事者

　改正後の省令第 9 条の 10 第 4 号に規定する必要な知識及び技能とは，食中毒の予防等受託業務の衛生水準を確保するために必要な知識及び技能をいい，調理業務に従事する者は，常勤の調理師であることが望ましいこと.

(3) 施設，設備及び食器に関する事項

　ア　施設，設備及び食器の衛生管理

　患者給食に係る施設，設備及び食器については，病院内の給食施設及び病院外の調理加工施設いずれにおいても，HACCP の概念に基づく適切な衛生管理が行われ，衛生状態が常に良好に保たれている必要があること.

　イ　必要な給食施設

　病院内の給食施設において調理のすべてを行う必要はないが，病院外の調理加工施設を使用して調理を行う場合であっても，加熱等の病院内での調理作業は残ると考えられるので，病院内の給食施設のすべてが不要となることはないと考えられること.

　ウ　病院と老人保健施設等とを併設する場合における病院の給食施設

　病院と老人保健施設とを併設する場合（同一敷地内にある場合又は公道を挟んで隣接している場合をいう.）においては，併設施設の給食施設を病院の給食施設として共用することが認められること.

　ただし，病院又は老人保健施設等のそれぞれの患者又は入所者等への食事の提供に支障を来すことがないよう十分に配慮されていなければならないこと.また，食事の運搬については，衛生管理に特段の留意が図られていること.

　エ　食器の清潔保持

　食事を盛り付ける食器は洗浄後に消毒されたものを用いること.また，食器は食事の提供に支障を生じることがないよう必要数を備えていること.なお，食器を運搬する場合には，食器が細菌等に汚染されることがないよう専用の保管庫又は保管容器を用いること.

(4) 運営に関する事項

　ア　業務内容書

　改正後の省令第 9 条の 10 第 9 号に規定する業務案内書には，次に掲げる事項が記載されていること.また，求めに応じて，常時開示することができるようにすること.

　①受託責任者，食品衛生責任者，栄養士，調理師の氏名，配置場所等

　②適切な時刻に適切な温度の食事を提供することの可否，患者がメニューを選択できる食事を提供することの可否並びにこれらが可能な場合にあっては，その具体的な内容及び方法.

　③衛生管理方法，従事者の研修，指導助言体制，緊急時の対処方法等の業務の管理体制

　イ　患者給食の継続的な提供

　患者給食については，その業務の特殊性にかんがみ，継続的な提供が特に重要であることから，病院及び患者給食業者は患者給食の継続的かつ安定的な提供に最大限の努力を行う必要があること.したがって，何らかの事由により患者給食業者が当該業務を遂行することが困難となった場合に備えて，患者給食が滞ることがないよう必要な措置を講じておくこと.なお，必要な措置としては，複数の調理加工施設を有する患者給食業者と業務委託契約を結ぶこと，複数の患者給食業者と業務委託契約を結ぶこと，あらかじめ代行業者を定めて代行契約を結ぶこと，病院が自ら調理を行うことができる施設及び人員を確保しておくこと等が考えられること.

　また，患者給食業務においては厳に衛生管理を徹底すべきであり，食中毒の発生により，患者給食業務の遂行が困難になるということはあってはならないものであること.

(5) 従事者の健康管理及び研修に関する事項

　ア　従事者の健康管理

　改正後の省令第 9 条の 10 第 12 号に規定する健康管理とは，従事者に対する健康教育の実施によって，従事者の日常的な健康の自己管理を促し，食中毒の発生と感染症の流行を予防することをいうものであること.

　イ　従事者の研修

　改正後の省令第 9 条の 10 第 13 号に規定する研修は，患者給食業務を適切に行うために必要な知識及び技能を修得することを目的としたものであり，次に掲げる事項を含むものであること.

①　標準作業書の記載事項

②　患者の秘密の保持

③　食中毒と感染症の予防に関する基礎知識

④ 従事者の日常的な健康の自己管理

別表　病院が自ら実施すべき業務

区　分	業務内容	備　考
栄養管理	病院給食運営の総括	
	栄養管理委員会の開催，運営	受託責任者等の参加を求めること．
	院内関係部門との連絡・調整	
	献立表作成基準の作成	治療食等を含む．
	献立表の確認	
	食数の注文・管理	
	食事せんの管理	
	嗜好調査・喫食調査等の企画・実施	受託責任者等の参加を求めること．
	検食の実施・評価	
	関係官庁等に提出する給食関係の書類等の確認・提出・保管管理	
調理管理	作業仕様書の確認	治療食の調理に対する指示を含む．
	作業実施状況の確認	
	管理点検記録の確認	
材料管理	食材の点検	病院外の調理加工施設を用いて調理する場合を除く．
	食材の使用状況の確認	
施設等管理	調理加工施設，主要な設備の設置・改修	病院内の施設，設備に限る．
	使用食器の確認	
業務管理	業務分担・従事者配置表の確認	
衛生管理	衛生面の遵守事項の作成	
	衛生管理簿の点検・確認	
	緊急対応を要する場合の指示	
労働衛生管理	健康診断実施状況等の確認	

⑲　労働基準法（抄）

（昭和 22 年 4 月 7 日法律第 49 号）

（最終改正　平成 13 年 4 月 25 日法律第 35 号）

第 42 条　労働者の安全及び衛生に関しては，労働安全衛生法（昭和 47 年法律第 57 号）の定めるところによる．

（寄宿舎生活の秩序）

第 95 条　事業の附属寄宿舎に労働者を寄宿させる使用者は，左の事実について寄宿舎規則を作成し，行政官庁に届け出なければならない．これを変更した場合においても同様である．

　1　起床，就寝，外出及び外泊に関する事項

　2　行事に関する事項

　3　食事に関する事項

　4　安全及び衛生に関する事項

　5　建設物及び設備の管理に関する事項

②　使用者は，前項第 1 号乃至第 4 号の事項に関する規定の作成又は変更については，寄宿舎に寄宿する労働者の過半数を代表する者の同意を得なければならない．

③　使用者は，第 1 項の規定により届出をなすについて，前項の同意を証明する書面を添附しなければならない．

④　使用者及び寄宿舎に寄宿する労働者は，寄宿舎規則を遵守しなければならない．

（寄宿舎の設備及び安全衛生）

第 96 条　使用者は，事業の附属寄宿舎について，換気，採光，照明，保温，防湿，清潔，避難，定員の収容，就寝に必要な措置その他労働者の健康，風紀及び生命の保持に必要な措置を講じなければならない．

②　使用者が前項の規定によって講ずべき措置の基準は，厚生労働省令で定める．

⑳　事業附属寄宿舎規程（抄）

（昭和 22 年 10 月 31 日労働省令第 7 号）

（最終改正　平成 11 年 3 月 31 日労働省令第 25 号）

第 1 条　この省令は，事業の附属寄宿舎（労働基準法（昭和 22 年法律第 49 号，以下「法」という．）別表第 1 第 3 号に掲げる事業であって事業の完了の時期が予定されるものの附属寄宿舎を除く．以下「寄宿舎」という．）について適用する．

第 24 条　常時 30 人以上の労働者を寄宿させる寄宿舎には，食堂を設けなければならない．但し，寄宿舎に近接した位置に労働安全衛生規則（昭和 47 年労働省令第 32 号）第 629 条の規定による事業所の食堂がある場合においては，この限りでない．

第 25 条　食堂又は炊事場を設ける場合においては，次の各号による外，常に清潔を保持するため，必要な措置を講じなければならない．

　1　照明及び換気が十分であること．

　2　食器及び炊事用器具をしばしば消毒するととも

に，これらを清潔に保管する設備を設けること．

3　はえその他のこん虫，ねずみ等の害を防ぐための措置を講ずること．

4　食堂には，食卓を設け，且つ，ざ食をする場合以外の場合においては，いすを設けること．

5　食堂には，寒冷時に，適当な採暖の設備を設けること．

6　炊事場の床は，洗浄及び排水に便利な構造とすること．

7　炊事従業員には，炊事専用の清潔な作業衣を着用させること．

8　炊事従業員の専用の便所を設けること．

第25条の2　飲用水及び炊事用水は，地方公共団体の水道から供給されるものでなければならない．但し，地方公共団体等の行う水質検査を受け，これに合格した水と同質の水を用いる場合においては，この限りでない．

②　汚水及び汚物は，寝室，食堂及び炊事場から隔離された一定の場所において露出しないようにしなければならない．

第26条　1回300食以上の給食を行う場合には，栄養士をおかなければならない．

第31条　寄宿舎に寄宿する労働者については，毎年2回以上次の各号の検査を行わなければならない．

1　体重測定による発育及び栄養状態の検査

2　トラホームその他の伝染性眼疾患及びかいせんその他の伝染性皮膚疾患の有無の検査

②　労働安全衛生法（昭和47年法律第57号）第66条第1項の規定による健康診断を受けた者については，その受けた回数に応じて前項の規定による検査の回数を減ずることができる．

㉑　**労働安全衛生法（抄）**

（昭和47年6月8日法律第57号）
（最終改正　平成17年7月26日法律第87号）

（目的）

第1条　この法律は，労働基準法（昭和22年法律第49号）と相まって，労働災害の防止のための危害防止基準の確立，責任体制の明確化及び自主的活動の促進の措置を講ずる等その防止に関する総合的計画的な対策を推進することにより職場における労働者の安全健康を確保するとともに，快適な職場環境の形成を促進することを目的とする．

第23条　事業者は，労働者を就業させる建設物その他の作業場について，通路，床面，階段等の保全並びに換気，採光，照明，保温，防湿，休養，避難及び清潔に必要な措置その他労働者の健康，風紀及び生命の保持のため必要な措置を講じなければならない．

（健康診断）

第66条　事業者は，労働者に対し，厚生労働省令で定めるところにより，医師による健康診断を行なわなければならない．

2　事業者は，有害な業務で，政令で定めるものに従事する労働者に対し，厚生労働省令で定めるところにより，医師による特別の項目についての健康診断を行なわなければならない．有害な業務で，政令で定めるものに従事させたことのある労働者で，現に使用してい

るものについても，同様とする．

3　事業者は，有害な業務で，政令で定めるものに従事する労働者に対し，厚生労働省令で定めるところにより，歯科医師による健康診断を行なわなければならない．

4　都道府県労働基準局長は，労働者の健康を保持するため必要があると認めるときは，労働衛生指導医の意見に基づき，厚生労働省令で定めるところにより，事業者に対し，臨時の健康診断の実施その他必要な事項を指示することができる．

5　労働者は，前各項の規定により事業者が行なう健康診断を受けなければならない．ただし，事業者の指定した医師又は歯科医師が行なう健康診断を受けることを希望しない場合において，他の医師又は歯科医師の行なうこれらの規定による健康診断に相当する健康診断を受け，その結果を証明する書面を事業者に提出するときは，この限りでない．

（自発的健康診断の結果の提出）

第66条の2　午後10時から午前5時まで（厚生労働大臣が必要であると認める場合においては，その定める地域又は期間については午後11時から午前6時まで）の間における業務（以下この条及び第66条の5第1項において「深夜業」という．）に従事する労働者であつて，その深夜業の回数その他の事項が深夜業に従事する労働者の健康の保持を考慮して厚生労働省令で定める要件に該当するものは，厚生労働省令で定めるところにより，自ら受けた健康診断（前条第5項ただし書の規定により健康診断を除く．）の結果を証明する書面を事業者に提出することができる．

（健康診断の結果の記録）

第66条の3　事業者は，厚生労働省令で定めるところにより，第66条第1項から第4項まで及び第5項ただし書並びに前条の規定により健康診断の結果を記録しておかなければならない．

（健康診断の結果についての医師等からの意見聴取）

第66条の4　事業者は，第66条第1項から第4項まで若しくは第5項ただし書又は第66条の2の規定による健康診断の結果（当該健康診断の項目に異常の所見があると診断された労働者に関わる者に限る．）に基づき，当該労働者の健康を保持するために必要な措置について，厚生労働省令で定めるところにより，医師又は歯科医師の意見を聴かなければならない．

（健康診断実施後の措置）

第66条の5　事業者は，前条の規定による医師又は歯科医師の意見を勘案し，その必要があると認められるときは，当該労働者の実情を考慮して，就業場所の変更，作業の転換，労働時間の短縮深夜業の回数の減少等の措置を講ずるほか，作業環境測定の実施，施設又は設備の設置又は整備その他の適切な措置を講じなければならない．

2　厚生労働大臣は，前項の規定により事業者が講ずべき措置の適切かつ有効な実施を図るため必要な指針を公表するものとする．

3　厚生労働大臣は，前項の指針を公表した場合において必要があると認めるときは，事業者又はその団体に対し，当該指針に関し必要な指導等を行うことができる．

（一般健康診断の結果の通知）

第66条の6 事業者は，第66条第1項の規定により行う健康診断を受けた労働者に対し，厚生労働省令で定めるところにより，当該健康診断の結果を通知しなければならない．

（保健指導等）

第66条の7 事業者は，第66条第1項の規定による健康診断若しくは当該健康診断に係る同条第5項ただし書の規定による健康診断の結果，特に健康の保持に努める必要があると認める労働者に対し，医師，保健婦又は保健士による保健指導を行うように努めなければならない．

2 労働者は，前条の規定により通知された健康診断の結果及び前項の規定による保健指導を利用して，その健康の保持に努めるものとする．

（病者の就業禁止）

第68条 事業者は，伝染性の疾病その他の疾病で，厚生労働省令で定めるものにかかった労働者については，厚生労働省令で定めるところにより，その就業を禁止しなければならない．

（健康教育等）

第69条 事業者は，労働者に対する健康教育及び健康相談その他労働者の健康の保持増進を図るため必要な措置を継続的かつ計画的に講ずるように努めなければならない．

2 労働者は，前項の事業者が講ずる措置を利用して，その健康の保持増進に努めるものとする．

（事業者の講ずる措置）

第71条の2 事業者は，事業場における安全衛生の水準の向上を図るため，次の措置を継続的かつ計画的に講ずることにより，快適な職場環境を形成するように努めなければならない．

1 作業環境を快適な状態に維持管理するための措置

2 労働者の従事する作業について，その方法を改善するための措置

3 作業に従事することによる労働者の疲労を回復するための施設又は設備の設置又は整備

4 前3号に掲げるもののほか，快適な職場環境を形成するため必要な措置

㉒ **労働安全衛生規則（抄）**

（昭和47年9月30日労働省令第32号）

（最終改正 平成17年6月1日厚生労働省令第98号）

（雇入時の健康診断）

第43条 事業者は，常時使用する労働者を雇い入れるときは，当該労働者に対し，次の項目について医師による健康診断を行わなければならない．ただし，医師による健康診断を受けた後，3月を経過しない者を雇い入れる場合において，その者が当該健康診断の結果を証明する書面を提出したときは，当該健康診断の項目に相当する項目については，この限りでない．

1 既往歴及び業務歴の調査

2 自覚症状及び他覚症状の有無の検査

3 身長，体重，視力，色覚及び聴力（千ヘルツ及び4千ヘルツの音に係る聴力をいう．次条第1項第3号において同じ．）の検査

4 胸部エックス線検査

5 血圧の測定

6 血色素量及び赤血球数の検査（次条第1項第6号において「貧血検査」という．）

7 血清グルタミックオキサロアセチックトランスアミラーゼ（GOT），血清グルタミックピルビックトランスアミラーゼ（GPT）及びガンマーグルタミルトランスペプチダーゼ（γ-GTP）の検査（次条第1項第7号において「肝機能検査」という．）

8 血清総コレステロール，高比重リポ蛋白コレステロール（HDLコレステロール）及び血清トリグリセライドの量の検査（次条第1項第8号において「血中脂質検査」という．）

9 血糖検査

10 尿中の糖及び蛋白の有無の検査（次条第1項第10号において「尿検査」という．）

11 心電図検査

（定期健康診断）

第44条 事業者は，常時使用する労働者（第45条第1項に規定する労働者を除く．）に対し，1年以内ごとに1回，定期に，次の項目について医師による健康診断を行わなければならない．

1 既往歴及び業務歴の調査

2 自覚症状及び他覚症状の有無の検査

3 身長，体重，視力及び聴力の検査

4 胸部エックス線検査及び喀痰検査

5 血圧の測定

6 貧血検査

7 肝機能検査

8 血中脂質検査

9 血糖検査

10 尿検査

11 心電図検査

（給食従業員の検便）

第47条 事業者は，事業に附属する食堂又は炊事場における給食の業務に従事する労働者に対し，その雇入れの際又は当該業務への配置替えの際，検便による健康診断を行なわなければならない．

第3節 病者の就業禁止

第61条 事業者は，次の各号のいずれかに該当する者については，その就業を禁止しなければならない．ただし，第1号に掲げる者について伝染予防の措置をした場合は，この限りでない．

1 病毒伝ばのおそれのある伝染性の疾病にかかった者

2 心臓，腎臓，肺等の疾病で労働のため病勢が著しく増悪するおそれのあるものにかかった者

3 前各号に準ずる疾病で厚生労働大臣が定めるものにかかった者

2 事業者は，前項の規定により，就業を禁止しようとするときは，あらかじめ，産業医その他専門の医師の意見をきかなければならない．

（休憩設備）

第613条 事業者は，労働者が有効に利用することができる休憩の設備を設けるように努めなければならない．

（有害作業場の休憩設備）

第614条 事業者は，著しく暑熱，寒冷又は多湿の作業場，有害なガス，蒸気又は粉じんを発散する作業場その他有害な作業場においては，作業場外に休憩の設備

を設けなければならない．ただし，坑内等特殊な作業場でこれによることができないやむを得ない事由があるときは，この限りでない．

（給水）

第627条 事業者は，労働者の飲用に供する水その他の飲料を，十分供給するようにしなければならない．

2 事業者は，水道法（昭和32年法律第177号）第3条第8項に規定する給水装置以外の給水に関する設備を設けて飲用し，又は食器の洗浄に使用する水を供給するときは，当該水について次に定めるところによらなければならない．

　1　地方公共団体等の行なう水質検査により，水道法第4条の規定により水質基準に適合していることを確認すること．

　2　給水せんにおける水に含まれる遊離残留塩素の含有率を100万分の0.1（結合残留塩素の場合は，100万分の0.4）以上に保持するようにすること．ただし供給する水が病原性物に著しく汚染されるおそれのあるとき又は病原性物に汚染されたことを疑せせるような生物若しくは物質を多量に含むおそれのあるときは，100万分の0.2（結合残留塩素の場合は，100万分の1.5）以上とすること．

　3　有害物，汚水等によって水が汚染されないように，適当な汚染防止の措置を講ずること．

（食堂）

第629条 事業者は，第614条本文に規定する作業場においては，作業場外に適当な食事の設備を設けなければならない．ただし，労働者が事業場内において食事をしないときは，この限りでない．

（食堂及び炊事場）

第630条 事業者は，事業場に附属する食堂又は炊事場については，次に定めるところによらなければならない．

　1　食堂と炊事場とは区別して設け，採光及び換気が十分であって，そうじに便利な構造とすること．

　2　食堂の床面積は，食事の際の1人について，1平方メートル以上とすること．

　3　食堂には，食卓及び労働者が食事をするためのいすを設けること（いすについては，坐食の場合を除く．）

　4　便所及び廃物だめから適当な距離のある場所に設けること．

　5　食器，食品材料等の消毒の設備を設けること．

　6　食器，食品材料及び調味料の保存のために適切な設備を設けること．

　7　はえその他のこん虫，ねずみ，犬，猫等の害を防ぐための設備を設けること．

　8　飲用及び洗浄のために，清浄な水を十分に備えること．

　9　炊事場の床は，不浸透性の材料で造り，かつ，洗浄及び排水に便利な構造とすること．

　10　汚水及び廃物は，炊事場外において露出しないように処理し，沈でん槽を設けて排出する等有害とならないようにすること．

　11　炊事従業員専用の休憩室及び便所を設けること．

　12　炊事従業員には，炊事に不適当な伝染性の疾病にかかっている者を従事させないこと．

　13　炊事従業員には，炊事専用の清潔な作業衣を使用させること．

　14　炊事場には，炊事従業員以外の者をみだりに出入りさせないこと．

　15　炊事場には，炊事場専用の履物を備え，土足のまま立ち入らせないこと．

（栄養の確保及び向上）

第631条 事業者は，事業場において労働者に対し給食を行なうときは，当該給食に関し，栄養の確保及び向上に必要な措置を講ずるように努めなければならない．

（栄養士）

第632条 事業者は，事業場において，労働者に対し，1回100食以上又は1日250食以上の給食を行なうときは，栄養士を置くように努めなければならない．

2 事業者は，栄養士が，食品材料の調査又は選択，献立の作成，栄養価の算定，廃棄量の調査，労働者のし好調査，栄養指導等を衛生管理者及び給食関係者と協力して行なうようにさせなければならない．

㉓　**児童福祉法（抄）**

（最終改正　平成16年12月3日法律第153号）

（国民の責務と児童福祉の理念）

第1条 すべて国民は，児童が心身ともに健やかに生まれ，且つ，育成されるように努めなければならない．

② すべて児童は，ひとしくその生活を保障され，愛護されなければならない．

（国及び地方公共団体の責任）

第2条 国及び地方公共団体は，児童の保護者とともに，児童を心身ともに健やかに育成する責任を負う．

（福祉保障の原理）

第3条 前2条に規定するところは，児童の福祉を保障するための原理であり，この原理は，すべての児童に関する法令の施行にあたって，常に尊重されなければならない．

（児童）

第4条 この法律で，児童とは，満18歳に満たない者をいい，児童を左のように分ける．

　1　乳児　満1歳に満たない者

　2　幼児　満1歳から，小学校就学の始期に達するまでの者

　3　少年　小学校就学の始期から，満18歳に達するまでの者

（児童福祉施設）

第7条 この法律で，児童福祉施設とは，助産施設，乳児院，母子生活支援施設，保育所，児童厚生施設，児童養護施設，知的障害児施設，知的障害児通園施設，盲ろうあ児施設，肢体不自由児施設，重症心身障害児施設，情緒障害児短期治療施設，児童自立支援施設及び児童家庭支援センターとする．

㉔　**児童福祉施設の設備及び運営に関する基準（抄）**

（昭和23年12月29日厚生省令第63号）
（最終改正　平成24年5月31日厚生労働省令第88号）

第1章　総則

給食管理関係法規

（この省令の趣旨）

第1条 児童福祉法（昭和22年法律第164号．以下「法」という．）第45条第2項の厚生労働省令で定める基準（以下「設備運営基準」という．）は，次の各号に掲げる基準に応じ，それぞれ当該各号に定める規定による基準とする．

（以下略）

（最低基準の目的）

第2条 法第45条第1項の規定により都道府県が条例で定める基準（以下「最低基準」という．）は，都道府県知事の監督に属する児童福祉施設に入所している者が，明るくて，衛生的な環境において，素養があり，かつ，適切な訓練を受けた職員の指導により，心身ともに健やかにして，社会に適応するように育成されることを保障するものとする．

（衛生管理等）

第10条 児童福祉施設に入所している者の使用する設備，食器等又は飲用に供する水については，衛生的な管理に努め，又は衛生上必要な措置を講じなければならない．

2 児童福祉施設は，当該児童福祉施設において感染症又は食中毒が発生し，又はまん延しないように必要な措置を講ずるよう努めなければならない．

3 児童福祉施設（助産施設，保育所及び児童厚生施設を除く．）においては，入所している者の希望等を勘案し，清潔を維持することができるよう適切に，入所している者を入浴させ，又は清拭しなければならない．

4 児童福祉施設には，必要な医薬品その他の医療品を備えるとともに，それらの管理を適正に行わなければならない．

（食事）

第11条 児童福祉施設（助産施設を除く．以下この項において同じ．）において，入所している者に食事を提供するときは，当該児童福祉施設内で調理する方法（第8条の規定により，当該児童福祉施設の調理室を兼ねている他の社会福祉施設の調理室において調理する方法を含む．）により行わなければならない．

2 児童福祉施設において，入所している者に食事を提供するときは，その献立は，できる限り，変化に富み，入所している者の健全な発育に必要な栄養量を含有するものでなければならない．

3 食事は，前項の規定によるほか，食品の種類及び調理方法について栄養並びに入所している者の身体的状況及び嗜好を考慮したものでなければならない．

4 調理は，あらかじめ作成された献立に従つて行わなければならない．ただし，少数の児童を対象として家庭的な環境の下で調理するときは，この限りでない．

5 児童福祉施設は，児童の健康な生活の基本としての食を営む力の育成に努めなければならない．

（入所した者及び職員の健康診断）

第12条 児童福祉施設（児童厚生施設及び児童家庭支援センターを除く．第4項を除き，以下この条において同じ．）の長は，入所した者に対し，入所時の健康診断，少なくとも1年に2回の定期健康診断及び臨時の健康診断を，学校保健安全法（昭和33年法律第56号）に規定する健康診断に準じて行わなければならない．

2 児童福祉施設の長は，前項の規定にかかわらず，次の表の上欄に掲げる健康診断が行われた場合であつ

て，当該健康診断がそれぞれ同表のト欄に掲げる健康診断の全部又は一部に相当すると認められるときは，同欄に掲げる健康診断の全部又は一部を行わないことができる．この場合において，児童福祉施設の長は，それぞれ同表の上欄に掲げる健康診断の結果を把握しなければならない．

児童相談所等における児童の入所前の健康診断	入所した児童に対する入所時の健康診断
児童が通学する学校における健康診断	定期の健康診断又は臨時の健康診断

3 第1項の健康診断をした医師は，その結果必要な事項を母子健康手帳又は入所した者の健康を記録する表に記入するとともに，必要に応じ入所の措置又は助産の実施，母子保護の実施若しくは保育の実施を解除又は停止する等必要な手続をとることを，児童福祉施設の長に勧告しなければならない．

4 児童福祉施設の職員の健康診断に当たつては，特に入所している者の食事を調理する者につき，綿密な注意を払わなければならない．

第3章 乳児院

（職員）

第21条 乳児院（乳児10人未満を入所させる乳児院を除く．）には，小児科の診療に相当の経験を有する医師又は嘱託医，看護師，個別対応職員，家庭支援専門相談員，栄養士及び調理員を置かなければならない．ただし，調理業務の全部を委託する施設にあつては調理員を置かないことができる．（第2項以下，略）

第5章 保育所

（職員）

第33条 保育所には，保育士，嘱託医及び調理員を置かなければならない．ただし，調理業務の全部を委託する施設にあつては，調理員を置かないことができる．（第2項以下，略）

第7章 児童養護施設

（職員）

第42条 児童養護施設には，児童指導員，嘱託医，保育士，個別対応職員，家庭支援専門相談員，栄養士及び調理員並びに乳児が入所している施設にあつては看護師を置かなければならない．ただし，児童40人以下を入所させる施設にあつては栄養士を，調理業務の全部を委託する施設にあつては調理員を置かないことができる．（第2項以下，略）

第8章 福祉型障害児入所施設

（職員）

第49条 主として知的障害のある児童（自閉症を主たる症状とする児童（以下「自閉症児」という．）を除く，次項及び第3項において同じ．）を入所させる福祉型障害児入所施設には，嘱託医，児童指導員，保育士，栄養士，調理員及び児童発達支援管理責任者（障害児通所支援又は障害児入所支援の提供の管理を行う者として厚生労働大臣が定めるものをいう．以下同じ．）を置かなければならない．ただし，児童40人以下を入所させる施設にあつては栄養士を，調理業務の全部を委託する施設にあつては調理員を置かないことができる．（第2～3項略）

4 主として自閉症児を入所させる福祉型障害児入所施設には，第1項に規定する職員並びに医師及び看護師

を置かなければならない．ただし，児童 40 人以下を入所させる施設にあつては栄養士を，調理業務の全部を委託する施設にあつては調理員を置かないことができる．（第 5〜8 項略）

9　主として盲ろうあ児を入所させる福祉型障害児入所施設については，第 1 項の規定を準用する．（第 10〜11 項略）

12　主として肢体不自由のある児童を入所させる福祉型障害児入所施設には，第 1 項に規定する職員及び看護師を置かなければならない．ただし，児童 40 人以下を入所させる施設にあつては栄養士を，調理業務の全部を委託する施設にあつては調理員を置かないことができる．（第 13〜15 項略）

第 8 章の 2　医療型障害児入所施設

（職員）

第 58 条　主として自閉症児を入所させる医療型障害児入所施設には，医療法に規定する病院として必要な職員のほか，児童指導員，保育士及び児童発達支援管理責任者を置かなければならない．（第 2 項略）

3　主として肢体不自由のある児童を入所させる医療型障害児入所施設には，第 1 項に規定する職員及び理学療法士又は作業療法士を置かなければならない．（第 4〜5 項略）

6　主として重症心身障害児（法第 7 条第 2 項に規定する重症心身障害児をいう．以下同じ．）を入所させる医療型障害児入所施設には，第 3 項に規定する職員及び心理指導を担当する職員を置かなければならない．（第 7 項略）

第 8 章の 3　福祉型児童発達支援センター

（職員）

第 63 条　福祉型児童発達支援センター（主として難聴児を通わせる福祉型児童発達支援センター及び主として重症心身障害児を通わせる福祉型児童発達支援センターを除く．次項において同じ．）には，嘱託医，児童指導員，保育士，栄養士，調理員及び児童発達支援管理責任者のほか，日常生活を営むのに必要な機能訓練を行う場合には，機能訓練担当職員（日常生活を営むのに必要な機能訓練を担当する職員をいう．以下同じ．）を置かなければならない．ただし，児童 40 人以下を通わせる施設にあつては栄養士を，調理業務の全部を委託する施設にあつては調理員を置かないことができる．（第 2〜3 項略）

4　主として難聴児を通わせる福祉型児童発達支援センターには，第 1 項に規定する職員及び言語聴覚士を置かなければならない．ただし，児童 40 人以下を通わせる施設にあつては栄養士を，調理業務の全部を委託する施設にあつては調理員を置かないことができる．（第 5〜6 項略）

7　主として重症心身障害児を通わせる福祉型児童発達支援センターには，第 1 項に規定する職員及び看護師を置かなければならない．ただし，児童 40 人以下を通わせる施設にあつては栄養士を，調理業務の全部を委託する施設にあつては調理員を置かないことができる．（第 8〜9 項略）

第 8 章の 4　医療型児童発達支援センター

（職員）

第 69 条　医療型児童発達支援センターには，医療法に規定する診療所として必要な職員のほか，児童指導員，保育士，看護師，理学療法士又は作業療法士及び児童発達支援管理責任者を置かなければならない．

第 9 章　情緒障害児短期治療施設

（職員）

第 73 条　情緒障害児短期治療施設には，医師，心理療法担当職員，児童指導員，保育士，看護師，個別対応職員，家庭支援専門相談員，栄養士及び調理員を置かなければならない．ただし，調理業務の全部を委託する施設にあつては，調理員を置かないことができる．（第 2 項以下，略）

第 10 章　児童自立支援施設

（職員）

第 80 条　児童自立支援施設には，児童自立支援専門員（児童自立支援施設において児童の自立支援を行う者をいう．以下同じ．），児童生活支援員（児童自立支援施設において児童の生活支援を行う者をいう．以下同じ．），嘱託医及び精神科の診療に相当の経験を有する医師又は嘱託医，個別対応職員，家庭支援専門相談員，栄養士並びに調理員を置かなければならない．ただし，児童 40 人以下を入所させる施設にあつては栄養士を，調理業務の全部を委託する施設にあつては調理員を置かないことができる．（第 2 項以下，略）

㉕　知的障害者援護施設の設備及び運営に関する基準（抄）

（平成 2 年 12 月 19 日厚生省令第 57 号）

（最終改正　平成 15 年 3 月 12 日厚生労働省令第 22 号）

（趣旨）

第 1 条　知的障害者福祉法（昭和 35 年法律第 37 号．以下「法」という．）第 21 条第 1 項の規定による知的障害者援護施設（以下「援護施設」という．）の設備及び運営に関する基準は，この省令の定めるところによる．

（基本方針）

第 2 条　援護施設の設置者は，入所者又は利用者（以下この章において「入所者等」という．）に対し，良好な環境のもとで，社会福祉事業に関する熱意及び能力を有する職員による適切な処遇を行うよう努めなければならない．

（職員の配置の基準）

第 11 条　更生施設には，次の各号に掲げる職員を置かなければならない．ただし，通所施設にあっては，第 3 号及び第 6 号に掲げる職員を，入所人員（通所による入所者の数を除く．）が 40 人以下の施設にあっては，第 6 号に掲げる職員を，調理業務の全部を委託する施設にあっては，第 7 号に掲げる職員を置かないことができる．

1　施設長
2　医師
3　保健婦又は看護婦
4　生活指導員
5　作業指導員
6　栄養士
7　調理員

（給食）

第 16 条　給食は，食品の種類及び調理方法について栄養並びに入所者の身体的状況及び嗜好を考慮したものでなければならない．

2　調理は，あらかじめ作成された献立に従って行わなければならない．

3　栄養士を置かない更生施設にあっては，献立の内容，栄養価の算定及び調理の方法について栄養改善法（昭和27年法律第248号）第9条に規定する栄養指導員の指導を毎月1回以上受けなければならない．

（健康管理等）

第17条　入所者については，その入所時及び毎年2回以上定期に健康診断を行わなければならない．

2　入所者（通所による入所者を除く．）については，1週間に2回以上入浴をさせ，又は清拭を行わなければならない．

（衛生管理）

第18条　入所者の使用する設備，食器等又は飲用に供する水については，衛生的な管理に努め，又は衛生上必要な措置を講じなければならない．

㉖　老人福祉法（抄）

（昭和38年7月11日法律第133号）

（最終改正　平成17年6月29日法律第77号）

（目的）

第1条　この法律は，老人の福祉に関する原理を明らかにするとともに，老人に対し，その心身の健康の保持及び生活の安定のために必要な措置を講じ，もって老人の福祉を図ることを目的とする．

（基本的理念）

第2条　老人は，多年にわたり社会の進展に寄与してきた者として，かつ，豊富な知識と経験を有する者として敬愛されるとともに，生きがいを持てる健全で安らかな生活を保障されるものとする．

第3条　老人は，老齢に伴って生ずる心身の変化を自覚して，常に心身の健康を保持し，又は，その知識と経験を活用して，社会的活動に参加するように努めるものとする．

2　老人は，その希望と能力とに応じ，適当な仕事に従事する機会その他社会的活動に参加する機会を与えられるものとする．

（老人福祉増進の責務）

第4条　国及び地方公共団体は，老人の福祉を増進する責務を有する．

2　国及び地方公共団体は，老人の福祉に関係のある施策を講ずるに当たっては，その施策を通じて，前二条に規定する基本的理念が具現されるように配慮しなければならない．

3　老人の生活に直接影響を及ぼす事業を営む者は，その事業の運営に当たっては，老人の福祉が増進されるように努めなければならない．

第5条の3　この法律において，「老人福祉施設」とは，老人デイサービスセンター，老人短期入所施設，養護老人ホーム，特別養護老人ホーム，軽費老人ホーム，老人福祉センター及び老人介護支援センターをいう．

第8条　保健所は，老人福祉に関し，老人福祉施設等に対し，栄養の改善その他衛生に関する事項について必要な協力を行うものとする．

（施設の設置）

第15条　都道府県は，老人福祉施設を設置することができる．

2　国及び都道府県以外の者は，厚生労働省令の定めるところにより，あらかじめ，厚生労働省令で定める事項を都道府県知事に届け出て，老人デイサービスセンター，老人短期入所施設又は老人介護支援センターを設置することができる．

3　市町村は，厚生労働省令の定めるところにより，あらかじめ，厚生労働省令で定める事項を都道府県知事に届け出て，養護老人ホーム又は特別養護老人ホームを設置することができる．

4　社会福祉法人は，厚生労働省令の定めるところにより，都道府県知事の認可を受けて，養護老人ホーム又は特別養護老人ホームを設置することができる．

5　国及び都道府県以外の者は，社会福祉法の定めるところにより，経費老人ホーム又は老人福祉センターを設置することができる．

6　都道府県知事は，第4項の認可の申請があつた場合において，当該申請に係る養護老人ホーム若しくは特別養護老人ホームの所在地を含む区域（介護保険法第118条第2項第1号の規定により当該都道府県が定める区域とする．）における養護老人ホーム若しくは特別養護老人ホームの入所定員の総数が，第20条の9第1項の規定により当該都道府県が定める都道府県老人福祉計画において定めるその区域の養護老人ホーム若しくは特別養護老人ホームの必要入所定員総数に既に達しているか，又は当該申請に係る養護老人ホーム若しくは特別養護老人ホームの設置によつてこれを超えることになると認めるとき，その他当該都道府県知事老人福祉計画の達成に支障を生ずるおそれがあると認めたときは，第4項の認可をしないことができる．

（変更）

第15条の2　前条第2項の規定による届出をした者は，厚生労働省令で定める事項に変更を生じたときは，変更の日から1月以内に，その旨を都道府県知事に届け出なければならない．

2　前条3項の規定による届出をし，又は同条第4項の規定による認可を受けた者は，厚生労働省令で定める事項を変更しようとするときは，あらかじめ，その旨を都道府県知事に届け出なければならない．

（施設の基準）

第17条　厚生労働大臣は，審議会の意見を聞き，養護老人ホーム及び特別養護老人ホームの設備及び運営について，基準を定めなければならない．

2　養護老人ホーム及び特別養護老人ホームの設置者は，前項の基準を遵守しなければならない．

（届出等）

第29条　有料老人ホーム（常時10人以上の老人を入所させ，食事の提供その他日常生活上必要な便宜を供与することを目的とする施設であつて，老人福祉施設でないものをいう．以下同じ．）を設置しようとするものは，あらかじめ，その施設を設置しようとする地の都道府県知事に，次の各号に掲げる事項を届け出なければならない．

1　施設の名称及び設置予定地

2　設置しようとする者の氏名及び住所又は名称及び所在地

3　条例，定款その他の基本約款

4　事業開始の予定年月日

5　施設の管理者の氏名及び住所

6 施設において供与される便宜の内容
7 その厚生労働省令で定める事項
2 前項の規定による届出をした者は，前項各号に掲げる事項に変更を生じたときは，変更の日から1月以内に，その旨を当該都道府県知事に届け出なければならない．その事業を休止し，又は廃止したときも，同様とする．
3 厚生労働大臣又は都道府県知事は，この法律の目的を達成するため，有料老人ホームの設置者若しくは管理者に対して，その運営の状況に関する事項その他必要と認める事項の報告を求め，又は当該職員をして，その施設の設備若しくは運営について調査させることができる．
4 厚生労働大臣又は都道府県知事は，有料老人ホームの設置者が当該有料老人ホームに入所している者（以下「入所者」という．）の処遇に関し不当な行為をし，又はその運営に関し入所者の利益を害する行為をしたと認めるときは，入所者の保護のため必要な限度において，当該有料老人ホームの設置者に対して，その改善に必要な措置を採るべきことを命ずることができる．

㉗ 特別養護老人ホームの設備及び運営に関する基準（抄）

（昭和41年7月1日厚生省令第19号）

（最終改正 平成16年7月9日厚生省令第112号）

（この省令の趣旨）
第1条 老人福祉法（昭和38年法律第133号）第17条第1項の規定による特別養護老人ホームの設備及び運営に関する基準は，この省令の定めるところによる．

（基本方針）
第2条 特別養護老人ホームは，入所者に対し，健全な環境のもとで，社会福祉事業に関する熱意及び能力を有する職員による適切な処遇を行うよう努めなければならない．
2 特別養護老人ホームは，入所者の処遇に関する計画に基づき，可能な限り，居宅における生活への復帰を念頭に置いて，入浴，排せつ，食事等の介護，相談及び援助，社会生活上の便宜の供与その他の日常生活上の世話，機能訓練，健康管理及び療養上の世話を行うことにより，入所者がその有する能力に応じ自立した日常生活を営むことができるようにすることを目指すものでなければならない．
3 特別養護老人ホームは，入所者の意思及び人格を尊重し，常にその者の立場に立って処遇を行うように努めなければならない．
4 特別養護老人ホームは，明るく家庭的な雰囲気を有し，地域や家庭との結び付きを重視した運営を行い，市町村（特別区を含む．以下同じ．），老人の福祉を増進することを目的とする事業を行う者その他の保健医療サービス又は福祉サービスを提供する者との密接な連携に努めなければならない．

（職員の配置の基準）
第12条 特別養護老人ホームには，次の各号に掲げる職員を置かなければならない．ただし，入所定員が40人を超えない特別養護老人ホームにあっては，他の社会福祉施設等の栄養士との連携を図ることにより当該特

別養護老人ホームの効果的な運営を期待することができる場合であって，入所者の待遇に支障がないときは，第5号の栄養士を置かないことができる．
1 施設長 1
2 医師 入所者に対し健康管理及び療養上の指導を行うために必要な数
3 生活指導員 入所者の数が100またはその端数を増すごとに1以上
4 介護職員又は看護婦，看護十，准看護婦若しくは準看護士（以下「看護職」という．）
イ 介護職員及び看護職員の総数は，常勤換算方法で，入所者の数が3又はその端数を増すごとに1以上とすること．
ロ 看護職員の数は，次のとおりとすること．
⑴ 入所者の数が30を超えない特別養護老人ホームにあっては，常勤換算方法で，1以上
⑵ 入所者の数が30を超えて50を超えない特別養護老人ホームにあっては，常勤換算方式で，2以上
⑶ 入所者の数が50を超えて130を超えない特別養護老人ホームにあっては，常勤換算方式で，3以上
⑷ 入所者の数が130を超える特別養護老人ホームにあっては，常勤換算方式で，3に，入所者の数が130を超えて50又はその端数を増すごとに1を加えて得た数以上
5 栄養士 1以上
6 機能訓練指導員 1以上
7 調理員，事務員その他の職員 当該特別養護老人ホームの実情に応じた適当数
2 前項の入所者の数は，前年度の平均値とする．ただし，新規設置又は再開の場合は，推定数による．
3 第1項の常勤換算方法とは，当該職員のそれぞれの勤務延時間数の総数を当該特別養護老人ホームにおいて常勤の職員が勤務するべき時間数で除することにより常勤の職員の数に換算する方法をいう．
4 第1項第1号の施設長及び同項第3号の生活指導員は，常勤の者でなければならない．
5 第1項第四号の看護職員のうち，1人以上は，常勤の者でなければならない．
6 第1項第6号の機能訓練指導員は，当該特別養護老人ホームの他の職務に従事することができる

（食事の提供）
第17条 食事の提供は，栄養並びに入所者の身体の状況及び嗜好を考慮したものとするとともに，適切な時間に行わなければならない．
2 食事の提供は，入所者の自立の支援に配慮して，可能な限り，離床して食堂で行うよう努めなければならない．

（健康管理）
第21条 特別養護老人ホームの医師又は看護職員は，常に入所者の健康の状況に注意し，必要に応じて健康保持のための適切な措置を採らなければならない．
2 特別養護老人ホームの医師は，その行った健康管理に関し，入所者の健康手帳（老人保健法（昭和57年法律第80号）第13条の健康手帳をいう．以下この項において同じ．）に必要な事項を記載しなければならない．ただし，健康手帳を有しない者については，この

限りでない.

（衛生管理等）

第 26 条　特別養護老人ホームは,入所者の使用する食器その他の設備又は飲用に供する水について,衛生的な管理に努め,又は衛生上必要な措置を講ずるとともに,医薬品及び医療用具の管理を適正に行わなければならない.

2　特別養護老人ホームは,当該特別養護老人ホームにおいて感染症が発生し,又はまん延しないように必要な措置を講ずるよう努めなければならない.

㉘　養護老人ホームの設備及び運営に関する基準（抄）

（昭和 41 年 7 月 1 日厚生省令第 19 号）

（改正　前略　平成 15 年 12 月 26 日厚生省令第 181 号）

（この省令の趣旨）

第 1 条　老人福祉法（昭和 38 年法律第 133 号）第 17 条第 1 項の規定による養護老人ホームの設備及び運営に関する基準は,この省令の定めるところによる.

（基本方針）

第 2 条　養護老人ホームは,入所者に対し,健全な環境のもとで,社会福祉事業に関する熱意及び能力を有する職員による適切な処遇を行うよう努めなければならない.

（職員の配置の基準）

第 12 条　養護老人ホームには,次の各号に掲げる職員を置かなければならない.ただし,特別養護老人ホームに併設する入所定員 50 人未満の養護老人ホーム（併設する特別養護老人ホームの栄養士との連携を図ることにより当該養護老人ホームの効果的な運営を期待することができ,かつ,入所者の処遇に支障がないものに限る.）にあっては第 6 号に掲げる職員を,調理業務の全部を委託する養護老人ホームにあっては第 7 号に掲げる職員を置かないことができる.

1　施設長
2　医師
3　生活指導員
4　介護職員
5　看護婦,看護士,准看護婦又は准看護士
6　栄養士
7　調理員

2　生活指導員,介護職員及び看護婦,看護士,准看護婦又は准看護士の総数は,通じておおむね入所者の数を 9.3 で除して得た数以上とする.

（給食）

第 14 条　給食は,あらかじめ作成された献立に従って行うこととし,その献立は,栄養並びに入所者の身体的状況及び嗜好を考慮したものでなければならない.

（健康管理）

第 15 条　入所者については,その入所時及び毎年定期に 2 回以上健康診断を行わなければならない.

（衛生管理）

第 16 条　入所者の使用する設備,食器等又は飲用に供する水については,衛生的な管理に努め,又は衛生上必要な措置を講じなければならない.

㉙　軽費老人ホーム設置運営要綱（抄）

（昭和 47 年 2 月 26 日社老第 17 号）

（最終改正　平成 14 年 8 月 29 日老発第 0829001 号）

（目的）

　軽費老人ホームは,低額な料金で家庭環境,住宅事情等の理由により居宅において生活することが困難な老人を入所させ,日常生活上必要な便宜を供与し,もって老人が,健康で明るい生活を送れるようにすることを目的とすること.

（職員）

(1)　職員数

　次の基準による職員を置くものとすること.ただし,施設長,事務員,栄養士,調理員等,医師については,特別養護老人ホームのうち定員 40 人未満の特別養護老人ホームと有機的な連携を図ることにより,入所者の処遇に支障がない限りにおいて特別養護老人ホームの職員と兼務することができること.また,調理員等については,調理業務の全部を委託する場合にあっては,これを置かないことができること.

（処遇）

(3)　給食

ア　利用者に対して 3 食を給し,老人に適した食生活を営ませること.

イ　栄養士による献立表及び実施献立表を作成すること.

ウ　食糧を貯蔵する設備を設け,これを清潔かつ,安全に管理すること.

(4)　保健衛生と介護

ア　利用者の入所に際しては,健康診断を行なうとともに,入所後も 1 年に 2 回以上健康診断を行ない,その記録を保存しておくこと.

イ　利用者の健康の保持に努め,老人特有の疾病の予防に努めること.

ウ　利用者の状態に応じ,身の廻りの世話を行なうとともに,必要な診療を行なうこと.

エ　入院を必要とする者に対しては,入院の措置を講ずるとともに,安んじて療養に専念できるよう,健康保険,生活保護法等関連諸制度の活用に配慮すること.

㉚　身体障害者福祉法（抄）

（昭和 24 年 12 月 26 日法律第 283 号）

（最終改正　平成 14 年 12 月 20 日法律第 192 号）

（法の目的）

第 1 条　この法律は,身体障害者の自立と社会経済活動への参加を促進するため,身体障害者を援助し,及び必要に応じて保護し,もって身体障害者の福祉の増進を図ることを目的とする.

（身体障害者）

第 4 条　この法律において,「身体障害者」とは,別表に掲げる身体上の障害がある 18 歳以上の者であって,都道府県知事から身体障害者手帳の交付を受けたものをいう.

（施設）

第 5 条　この法律において,「身体障害者更生援護施設」

とは，身体障害者更生施設，身体障害者療護施設，身体障害者福祉ホーム，身体障害者授産施設，身体障害者福祉センター，補装具製作施設及び視聴覚障害者情報提供施設をいう．

㉛　身体障害者更生援護施設基準（抄）

（昭和 32 年 11 月 27 日発社第 201 号）

（健康管理）

　　入所者の健康管理は，保健所等と連絡のうえ次により行うこと．

1　健康管理の責任者を定め，医師，保健婦又は看護婦その他適当な者が常時その任に当ること．

2　医師を置かない施設にあっては，嘱託医師を定めておくこと．

3　健康診断を年 2 回以上実施すること．

4　入所者の健康状態に応じて訓練，休けい等について考慮すること．

5　その他入所者の環境を常に清潔に保ち，その衛生管理に留意すること．

（給食）

1　給食は，入所者の更生に極めて重要な影響を与えるものであるから，当該施設において直接これを実施すること．

2　入所者の食事はできるだけ変化に富み，必要な熱量及び蛋白質を含有するものでなければならない．

3　こん立は，なるべく栄養士により作成されることが望ましいが，栄養士のおかれていない施設にあっては，保健所等の指導を受けること．

4　伝染性疾患，化のう性創傷を有する者は，入所者の食事を調理してはならないこと．

5　入所者の食事を調理する者は，常に身体の清潔に留意すること．

㉜　建築基準法（抄）

（昭和 25 年 5 月 24 日法律第 201 号）

（最終改正　平成 6 年 6 月 29 日法律第 62 号）

〔居室の採光及び換気〕

第 28 条　住宅，学校，病院，診療所，寄宿舎，下宿その他これらに類する建築物で政令で定めるものの居室には採光のための窓その他の開口部を設け，その採光に有効な部分の面積は，その居室の床面積に対して，住宅にあっては 7 分の 1 以上，その他の建築物にあっては 5 分の 1 から 10 分の 1 までの間において政令で定める割合以上としなければならない．ただし，地階若しくは地下工作物内に設ける居室その他これらに類する居室又は温湿度調整を必要とする作業を行なう作業室その他用途上やむを得ない居室については，この限りでない．

2　居室には換気のための窓その他の開口部を設け，その換気に有効な部分の面積は，その居室の床面積に対して，20 分の 1 以上としなければならない．ただし，政令で定める技術的基準に従って換気設備を設けた場合においては，この限りでない．

3　別表第㈠欄 1 項（略）に掲げる用途に供する特殊建築物の居室又は建築物の調理室，浴室その他の室でかまど，こんろその他火を使用する設備若しくは器具を設けたもの（政令で定めるものを除く．）には，政令で定める技術的基準に従って，換気設備を設けなければならない．

4　ふすま，障子その他随時開放することができるもので仕切られた 2 室は，前 3 項の規定の適用については，1 室とみなす．

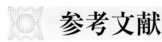 **参考文献**

1) 厚生省保健医療局地域保健・健康増進栄養課生活習慣病対策室監修：栄養調理六法．新日本法規，1998．

2) 山口和子・中村丁次編著：栄養指導シリーズ4改訂給食管理．樹村房，1996．

3) 鈴木久乃・羽田明子・太田和枝編著：改訂新版給食管理．第一出版，1998．

4) 半沢真喜子：陸上自衛隊の給食と演習における栄養管理．栄養日本，vol.39，1996．

5) 富岡和夫編：現代栄養科学シリーズ8給食管理．朝倉書店，1996．

6) 藤沢良知・他：新エスカ21給食管理．同文書院，1997．

7) 殿塚婦美子：大量調理．学建書院，1997．

8) 沼尻幸吉：労働科学叢書7労働の強さと適正作業量．労働科学研究所，1970．

9) 荒井光雄訳：大量調理施設のマネジメント．柴田書店，1972．

10) 定司哲夫：すぐに役立つ給食管理のすべて．プロ・フーズ，1980．

11) 東京都衛生局健康推進部健康づくり推進室：集団給食管理運営ハンドブック．東京都施設給食協会，1992．

12) 新看護等講習会資料：東京都福祉局社会保険指導部門，1998．

13) （社）日本栄養士会全国福祉栄養士協議会：福祉栄養士のための食生活ガイドブック，1996．

14) 東京都社会福祉協議会：福祉栄養士知りたいシーンの知識と情報おいしい館，1996．

15) 杉橋啓子：実践介護食事論．第一出版，1997．

16) 小田喜善重・他：集団給食管理．建帛社，1993．

17) 山城雄一郎・他：改訂・離乳の基本理論編．（財）母子衛生研究会，1997．

18) 中原澄男・他：栄養・健康科学シリーズ給食管理．南江堂，1995．

19) 二木　武・他：保育講座小児栄養．医歯薬出版，1997．

20) 厚生省：第五次改定日本人の栄養所要量，1994．

21) 富岡和夫編著：給食管理理論—第3版．医歯薬出版，1999．

22) 中村丁次編著：栄養食事療法必携．医歯薬出版，1999．

23) 厚生労働省：日本人の食事摂取基準（2005年版），2005．

24) 栄養関係法規集編集委員会編：栄養関係法規集，建帛社，2002．

25) 国立健康・栄養研究所監修：日本人の食事摂取基準（2005年版）の活用，第一出版，2005．

索　引

194

索引

【監修者略歴】

八倉巻 和子（やぐらまき かずこ）

1956 年	大妻女子大学家政学部卒業
1956 年～	大妻女子大学食物学科に勤務
1960 年～1970 年	国立栄養研究所調査統計部　研修生
1976 年～1979 年	昭和大学医学部公衆衛生学教室　特別研究生
1976 年～	国立公衆衛生院母性小児衛生部　客員研究員
1981 年～2006 年	大妻女子大学教授
2007 年	大妻女子大学名誉教授

管理栄養士　医学博士

給食経営管理　第 3 版　　　　　　ISBN978-4-263-70752-4

2000 年 3 月 15 日　第 1 版第 1 刷発行（給食管理）
2002 年 4 月 10 日　第 2 版第 1 刷発行（改題）
2017 年 1 月 10 日　第 2 版第 13 刷発行
2020 年 2 月 25 日　第 3 版第 1 刷発行

監修者　八倉巻　和 子
発行者　白 石　泰 夫

発行所　医歯薬出版株式会社

〒113-8612　東京都文京区本駒込 1-7-10
TEL.（03）5395-7626（編集）・7616（販売）
FAX.（03）5395-7624（編集）・8563（販売）
https://www.ishiyaku.co.jp/
郵便振替番号 00190-5-13816

乱丁，落丁の際はお取り替えいたします　　　　　印刷・あづま堂印刷／製本・榎本製本
© Ishiyaku Publishers, Inc., 2000, 2020. Printed in Japan